JN051095

「暮らしの保健室」北から南から

2011年に訪問看護師の秋山正子さんが東京・新宿の団地で開設した「暮らしの保健室」。全国各地に飛んで行ったタンポポの種が芽を出したかのように地域の中でいきいきと動き出した保健室活動は、今、全国に広がり、多くの「暮らしの保健室」ができています。本書に登場する35の保健室を、その開設母体別にグループ分けして紹介します。

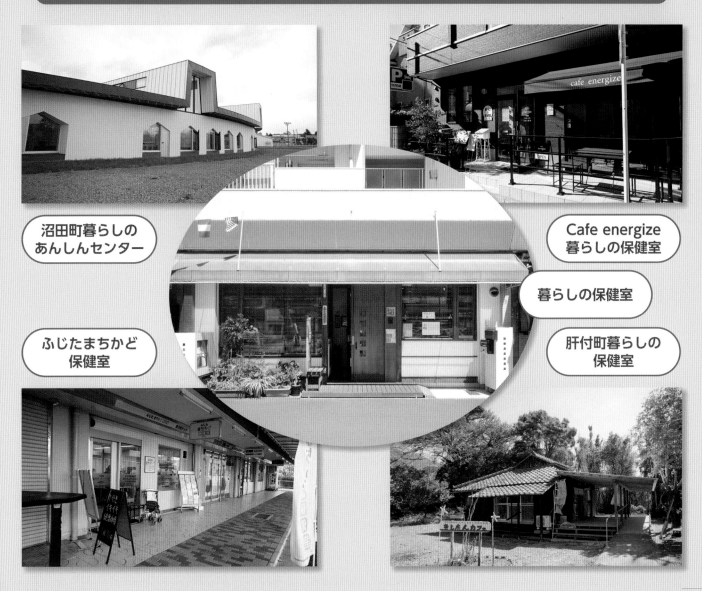

沼田町暮らしの
あんしんセンター

Cafe energize
暮らしの保健室

暮らしの保健室

ふじたまちかど
保健室

肝付町暮らしの
保健室

全国の「暮らしの保健室」ブロック別一覧

「暮らしの保健室」は全国にすでに 50 カ所以上、開設されているようですが、その正確な数はわかりません。本書に登場する 35 の保健室について、全国ブロック別に示したのが下の地図です。残念ながら、四国・沖縄ブロックの「暮らしの保健室」は登場していませんが、「私たちも開設している」という声があれば、ぜひ 024 ページをご覧ください。

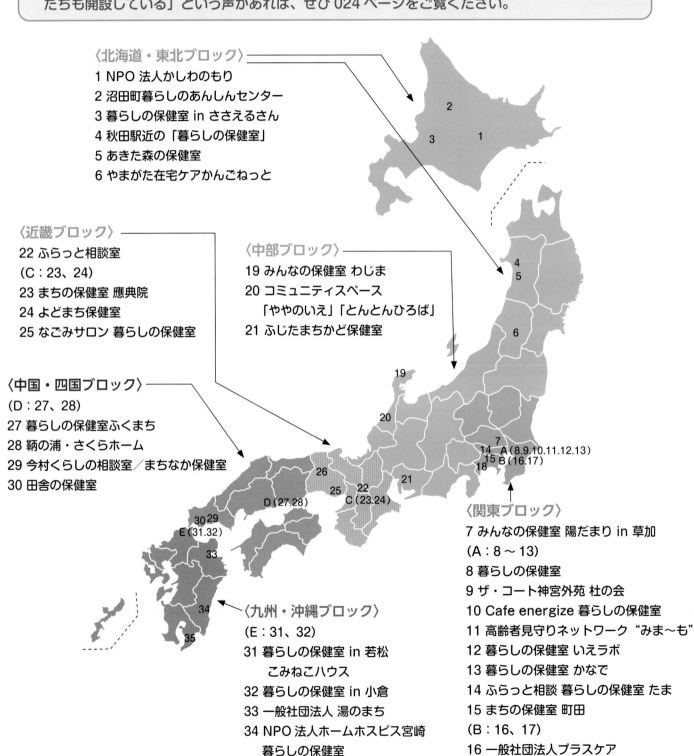

〈北海道・東北ブロック〉
1 NPO 法人かしわのもり
2 沼田町暮らしのあんしんセンター
3 暮らしの保健室 in ささえるさん
4 秋田駅近の「暮らしの保健室」
5 あきた森の保健室
6 やまがた在宅ケアかんごねっと

〈近畿ブロック〉
22 ふらっと相談室
（C：23、24）
23 まちの保健室 應典院
24 よどまち保健室
25 なごみサロン 暮らしの保健室

〈中部ブロック〉
19 みんなの保健室 わじま
20 コミュニティスペース
　「ややのいえ」「とんとんひろば」
21 ふじたまちかど保健室

〈中国・四国ブロック〉
（D：27、28）
27 暮らしの保健室ふくまち
28 鞆の浦・さくらホーム
29 今村くらしの相談室／まちなか保健室
30 田舎の保健室

〈九州・沖縄ブロック〉
（E：31、32）
31 暮らしの保健室 in 若松
　こみねこハウス
32 暮らしの保健室 in 小倉
33 一般社団法人 湯のまち
34 NPO 法人ホームホスピス宮崎
　暮らしの保健室
35 肝付町暮らしの保健室

〈関東ブロック〉
7 みんなの保健室 陽だまり in 草加
（A：8 ～ 13）
8 暮らしの保健室
9 ザ・コート神宮外苑 杜の会
10 Cafe energize 暮らしの保健室
11 高齢者見守りネットワーク "みま～も"
12 暮らしの保健室 いえラボ
13 暮らしの保健室 かなで
14 ふらっと相談 暮らしの保健室 たま
15 まちの保健室 町田
（B：16、17）
16 一般社団法人プラスケア
17 暮らしの保健室よこはま
18 暮らしの保健室 あつぎ

〈喫茶店と協力〉→p.56

みんなの保健室
陽だまり in 草加
(埼玉県草加市)

プラチナナースが喫茶店などの協力で、市民と協力して運営

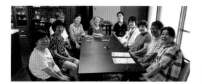

〈日本で最初〉→p.42

暮らしの保健室
(東京都新宿区)

すべての始まりはここから。訪問看護とNPOの協力で開始

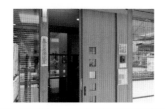

〈カフェに併設〉→p.48

Cafe energize
暮らしの保健室
(東京都中野区)

ナースが地域の協力者たちと自宅敷地内でカフェと保健室

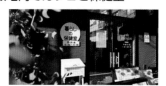

〈訪問看護〉→p.70

ふらっと相談
暮らしの保健室 たま
(東京都昭島市)

高齢化の進む団地の近くで、訪問看護ステーションが協力

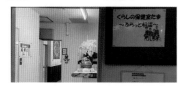

ナースが
さまざまな形で
(カフェなど)
運営している
「暮らしの保健室」

〈病院の地域医療〉→p.72

一般社団法人
プラスケア
(神奈川県川崎市)

社会的処方のイメージで、医師と看護師が地域で保健室を開催

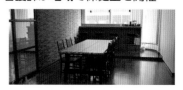

〈カフェに併設〉→p.76

暮らしの保健室
よこはま
(神奈川県横浜市)

看護と福祉と家族介護の視点から、自宅改装でアートなカフェ

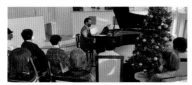

「暮らしの保健室」を開設する方法はさまざまです。運用資金の面では母体があれば安心ですが、母体がなくても元気な「保健室」はいっぱいあります。本書に登場する「保健室」では、カフェを併設し、そこで「保健室」の運用資金をまかなっているところも目立ちます。

〈カフェに併設〉→p.74

暮らしの保健室
あつぎ
(神奈川県厚木市)

ジェラート屋さんの2階で、誰でもどうぞの保健室

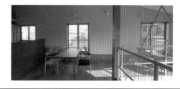

〈福祉避難所〉→p.110

みんなの保健室 わじま
(石川県輪島市)

雪国の複合施設内「地域交流スペース」活用の保健室で食支援

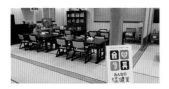

〈カフェに併設〉→p.150

田舎の保健室
(山口県防府市)

田園地帯にカフェ新設。ランチタイム後にゆったり相談

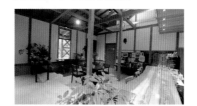

〈空き家を提供〉→p.160

暮らしの保健室 in 若松
こみねこハウス
(福岡県北九州市)

築90年の住宅を地域の"居場所"にと提供されて運営

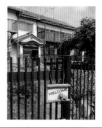

〈ケアカフェで準備中〉→p.80

NPO 法人
かしわのもり
(北海道鹿追町)

訪問看護ステーションが呼びか
け、ケアカフェで保健室を準備中

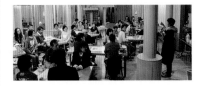

〈診療所〉→p.96

暮らしの保健室
in ささえるさん
(北海道岩見沢市)

雪国で「ささ
える医療研究
所」が地域の
人と楽しく活
動

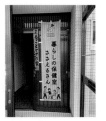

〈診療所〉→p.91

あきた森の保健室
(秋田県由利本荘市)

豪雪地の高齢
者の拠り所に
と診療所が新
築。専任ナー
ス室長

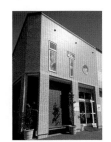

〈訪問看護〉→p.112

コミュニティスペース
「ややのいえ」
「とんとんひろば」
(石川県小松市)

訪問看護ステーション・助産院が
併設。育児から高齢者まで

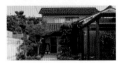

訪問看護ステーション
看護協会
診療所
が主体で運営している
「暮らしの保健室」

〈看護協会と訪問看護〉→p.116

ふらっと相談室
(京都市右京区)

京都府看護協会の事業で、老舗訪
問看護ステーションが運営

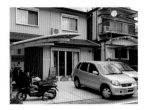

〈看護協会と寺〉→p.122

まちの保健室 應典院
(大阪市天王寺区)

大阪府看護協会とお寺が"看仏連
携"で、育児から終活まで

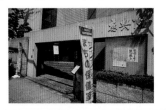

訪問看護ステーションや診療
所が併設する「保健室」も多
くみられます。また、地域の
看護を重視する都道府県看護
協会の事業や支援も「保健室」
の継続には役立ちます。いず
れも看護・医療職が「保健室」
の必要性に気づいて地域貢献
しています。

〈元喫茶店で〉→p.131

なごみサロン
暮らしの保健室
(兵庫県神戸市)

訪問看護・ホームホスピスの経験
を生かし、元喫茶店で活動

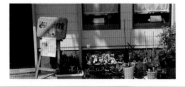

〈看護協会と県〉→p.137

兵庫方式
まちの保健室
(兵庫県全域)

災害支援をきっかけに兵庫県と兵
庫県看護協会で全県下に展開

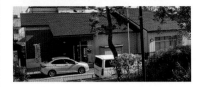

〈診療所〉→p.166

暮らしの保健室
in 小倉
(福岡県北九州市)

歴史のある団地内診療所の改築を
契機に誕生。高齢者を守る

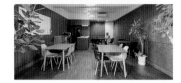

〈訪問看護〉→p.180

一般社団法人 湯のまち
(大分県別府市)

ログハウス調の民家に、訪問看護
ステーションが保健室を併設

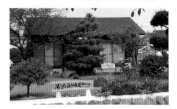

〈行政直営〉→p.86
沼田町暮らしの
あんしんセンター
（北海道沼田町）

豪雪地のコンパクトな公的サービ
ス複合施設の中に保健室

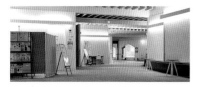

〈秋田版CCRC〉→p.98
秋田駅近の
「暮らしの保健室」
（秋田県秋田市）

銀行と建設会
社が、雪国の
便利な高齢者
住宅に保健室
を誘致

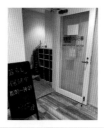

〈ネットワーク〉→p.100
やまがた在宅ケア
かんごねっと
（山形県山形市）

大学看護教員が、仲間のネット
ワークを生かして相談機能

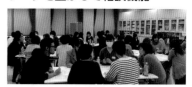

〈大学主体〉→p.66
暮らしの保健室
いえラボ
（東京都大田区）

東邦大学地域連携教育支援セン
ターが地域医療教育と連動

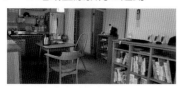

行政（自治体など）
大学（教育機関）
施設（高齢者施設等）
NPO等
が運営主体となっている
「暮らしの保健室」

〈大学・市・UR〉→p.104
ふじたまちかど保健室
（愛知県豊明市）

藤田医科大学
と市とUR（住
宅公団）が連
携して団地で
保健室

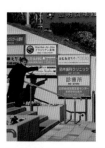

〈施設主体〉→p.142
暮らしの保健室
ふくまち
（広島県福山市）

地域密着型特養の地域交流スペー
スで、子どもも大人も活動

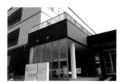

「暮らしの保健室」を開設する
に当たって、自治体などの行政
や大学などの教育機関、さらに
施設やNPO等が主体となって
いるところがあります。運営基
盤がしっかりしているところが
多いため、地域への積極的な働
きかけもしやすい「暮らしの保
健室」といえるでしょう。

〈社協と協力〉→p.156
鞆の浦・さくらホーム
（広島県福山市）

人口減少地区で、社協のサロン活
動に施設スタッフが参加協力

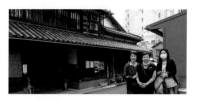

〈NPO主体〉→p.170
NPO法人ホームホスピ
ス宮崎 暮らしの保健室
（宮崎県宮崎市）

ホームホスピスの実績を元に、市
の助成で在宅療養相談支援

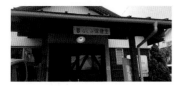

〈行政直営〉→p.176
肝付町暮らしの保健室
（鹿児島県肝付町）

人口減少の中山間地で行政保健師
が、住民主体の巡回型保健室

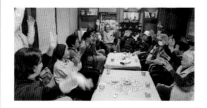

このほかの掲載

GRAPH part 2

メイキング オブ 暮らしの保健室

今や全国に50カ所以上開設されている「暮らしの保健室」。秋山正子さんが開設した日本で最初の「暮らしの保健室」ができあがるまでの日々を、当初からスタッフとしても関わってきた神保康子さんが記録に残していてくれました。「メイキング オブ 暮らしの保健室」をお楽しみください。

[写真と文]
神保 康子
Jimbo Yasuko

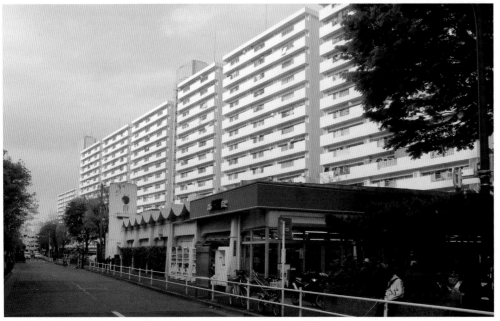

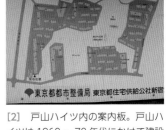

[2] 戸山ハイツ内の案内板。戸山ハイツは1960～70年代にかけて建設された35号棟まである広大な都営の団地です。案内板左下の赤い文字「現在位置」にある棟が「暮らしの保健室」をつくることになった33号棟です。

[1] 2011年、「暮らしの保健室」がオープンすることとなった都営戸山ハイツ33号棟。いよいよ工事が始まる段になり、戸山ハイツを訪れたときに撮ったものです。場所が決まり、図面もできていましたが「お金がない！」ということで、2010～2011年初めまでは地域医療・福祉のための建物改装への助成金に応募しようと検討していました。話し合いを重ねるうちに、当時、厚生労働省が取り組みを始めた「在宅医療連携拠点事業」で選定される全国10拠点のモデルの1つとなり、「運営費だけはなんとかなりそう」と、一気に話が進みました。(2011年4月26日撮影)

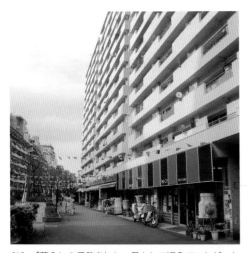

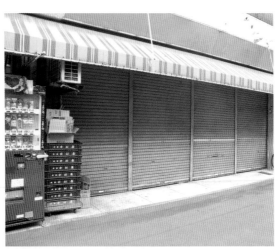

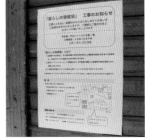

[5] 近隣に向けて「工事のお知らせ」を掲示。オープン予定日、連絡先のほか、名称だけではおそらく意味がわからないので、どんな場所になるのか、簡単な説明も入れました。「暮らしの保健室」は当初は「団地の保健室プロジェクト」と呼んでいましたが、「団地の人以外にも気軽に利用してほしい」「敷居が低くなるように」と、その頃気になっていたキーワードでもあった「暮らし」を提案。その場で「いいね」となったのです。(2011年4月28日撮影)

[3] 「暮らしの保健室」も一員として迎えていただいた「戸山ハイツ33号棟西通り商店街」。お昼時には近隣で働く人たちも訪れているということが、後になってわかりましたが、このときには、人があまりいなかったのが印象的でした。

[4] 初めて来るとき、秋山正子室長から「お菓子屋さんと雑貨屋さんの間で、赤いコカコーラの自販機が目印」と聞いていました。この場所は、かつては本屋さんで、その後、ガラス屋さんの倉庫になっていましたが、この頃には使われておらず、シャッターが降りたままでした。

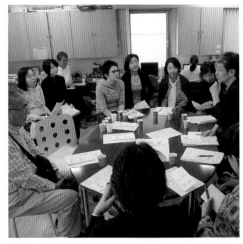

[6]　工事はゴールデンウィーク明けから無事にスタートして一安心。続いて、中で一緒に活動してくれるボランティア希望者へ向けた説明会を開くと、「白十字在宅ボランティアの会」（白十字訪問看護ステーションを利用されていた方を中心に結成された会）の皆さんが集まってくれました。在宅介護や看取りの経験もある皆さんです。（2011年6月1日撮影）

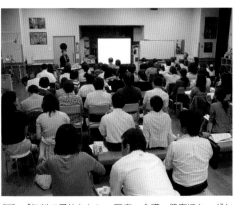

[7]　「無料で予約なしに、医療・介護・健康ほか、どんなことでも相談できる」という、今までにない試みであるため、地域の医療・介護専門職へも知っていただく必要がありました。これはオープンを2週間後に控えた地域の勉強会の様子。オープンすることが決まってから、秋山室長は、こうした機会や自分の講演会などで、必ず「暮らしの保健室」を紹介してきました。地域の自治会や民生委員などにも早期に挨拶にまわりました。その順番も重要で、地域の社会福祉協議会で教えていただきました。（2011年6月15日撮影）

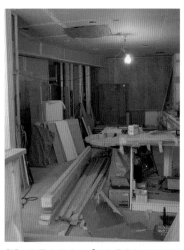

[8]　7月1日オープンと公表していましたが、オープン10日前の改装工事中の室内はこんな様子……。（2011年6月20日撮影）

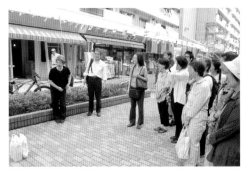

[9]　6月20日には先日の説明会（[6]の写真）を経て「暮らしの保健室でもボランティアをしたい！」と手を挙げてくれた方々に、現地を紹介しました。

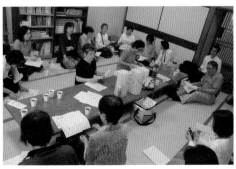

[10]　現地紹介の後は、戸山ハイツ内の集会所を借りて、オープン直前の「ボランティア説明会」と打ち合わせ。このときには、ボランティアさんたちの中で、誰がシフト表をパソコンで管理してくれるか、ということまで決まっていました。すごい！

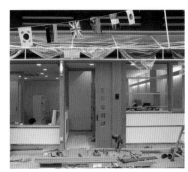

[11]　オープン3日前。なんとなく、今の姿が見えてきました。（2011年6月27日撮影）

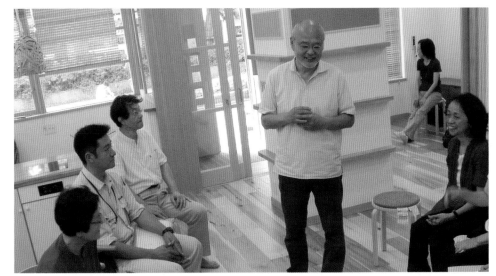

[12]　オープン前日。設計者である建築家の浦口醇二さんによる説明です。ボランティアさんや大家さんも来てくれました。建築の意図や鍵の開け閉め方法をお聞きし、鍵を受け取りました。（2011年6月30日撮影）

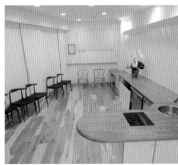

[13]　センターテーブルはまだありませんが、形はほぼ整ったので、予定どおり7月1日にオープンしました。壁の塗料や壁紙には天然素材を使っているため、工事直後ですが独特の匂いもなく、気持ちのよい空間となっていました。（2011年7月1日撮影）

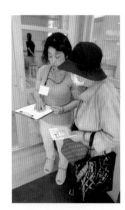

[14] 「オープンしたら来ようと思っていたの」と、戸山ハイツにお住いの方が立ち寄られました。初めての利用者さんです。この日は遠慮して玄関先で相談して帰られましたが、この後、何かあれば立ち寄って、お茶を飲みながら相談や世間話をされる関係になりました。

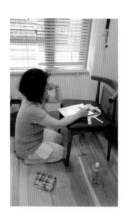

[15] 初日はまだ相談室にテーブルがなかったため、こんな風景も……。その後、見かねた建築の方々が、残りの木を使って小さな机をつくってくれ、長く活躍しました。

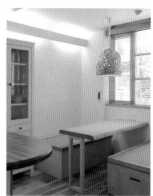

[16] 木をふんだんに使った室内の窓際には、畳を使った小上がりがあります。来室者には高齢者が多いと考えて、畳が取り入れられました。ランプシェードは房総の竹を使った手づくりのものだそうです。

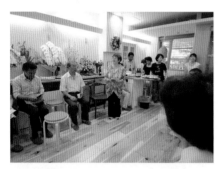

[17] 初日の夕方には、ささやかな記念パーティを開催。開設に協力をしてくれた医療・介護の関係者や、最寄りの地域包括支援センタースタッフ、商店会の方、自治会長さん、大家さん、地区の民生委員さんたちがいらしてくださいました。

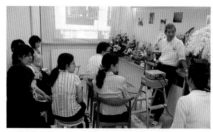

[18] オープンから2日、お披露目も兼ねた「オープン記念講演会」を開催。ニューヨーク在住のスピリチュアルケア・カウンセラー（チャプレン）である岡田圭さんに講演していただきました。（2011年7月3日撮影）。また、周知のために近隣住民に向けた「熱中症・脱水予防講座」も連日、開催しました。

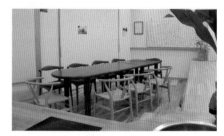

[19] 8月にはセンターテーブルが寄贈されました。2008年に秋山室長が出会い、「日本にも絶対必要！」と感じた英国発祥のマギーズセンターのように、キッチンがあり、自由にお茶を飲んでくつろげる大きなテーブルがある空間ができました。（2011年8月撮影）

[20] 11月には、趣味で陶芸をされている方が「暮らしの保健室」と彫った陶版を何パターンも焼いてきてくださいました。実はそれまで、きちんとした看板や表札はなく、紙にプリントアウトして、入り口脇に掲示していたのです。縦書きバージョンの予備は、後日できた、盛岡の「暮らしの保健室」にお嫁に行きました。

（2011年11月4日撮影）

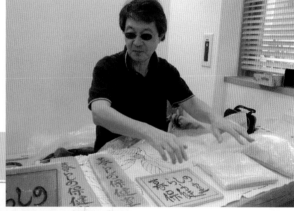

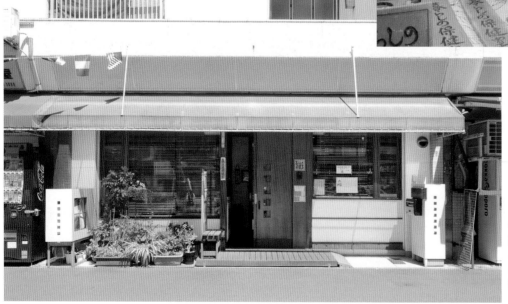

[21] こうしてできあがった「暮らしの保健室」の今。8年近くたちましたが、「どうぞ」と人を迎え入れるかのような趣は変わっていません。「表札はどのへんがいいかな？」といろいろ調整したのが昨日のことのようです。

（2019年5月8日撮影）

地域の中で "もう一歩" 先へ

「暮らしの保健室」ガイドブック

「相談／学び／安心／交流／連携／育成」の場

総編集

秋山 正子

企画・編集

神保 康子・村上 紀美子
森 さとこ・米澤 純子

　2011年に訪問看護師の秋山正子さんが東京・新宿の団地で開設した「暮らしの保健室」。誰でも無料でさまざまなことを相談でき、そこにいるだけでホッと安心できる場所として、その活動はすっかり定着し、今では全国に多くの「暮らしの保健室」ができています。「暮らしの保健室」へのニーズは、環境ごとに少しずつ違ってきますが、開設・運営に当たっては "6つの機能" が求められます。

　本書は好評で入手困難になった月刊『コミュニティケア2019年6月臨時増刊号「暮らしの保健室のはじめかた」』の内容を大幅に修正・追加してバージョンアップしたものです。"6つの機能" を手がかりに、あらためて「暮らしの保健室」とは何か？　開設するために必要なものは？　運営を続けていくために工夫することは？　などを考えていきます。さまざまなタイプ（開設経緯・運営方法など）の「暮らしの保健室」35施設からの報告も参考になるでしょう。

　この「ガイドブック」を参考にして、あなたも「暮らしの保健室」をはじめてみませんか？

日本看護協会出版会

「暮らしの保健室」ガイドブック

「相談／学び／安心／交流／連携／育成」の場

CONTENTS ●目次

北海道・東北ブロック

企画・編集委員（50音順）

秋山 正子　Akiyama Masako
株式会社ケアーズ 白十字訪問看護ステーション・白十字ヘルパーステーション 統括所長
NPO法人白十字在宅ボランティアの会 理事長
暮らしの保健室 室長
認定NPO法人マギーズ東京共同代表・マギーズ東京 センター長

神保 康子　Jimbo Yasuko
ライター・カメラマン／暮らしの保健室事務局

森 さとこ　Mori Satoko
編集者／暮らしの保健室事務局

村上 紀美子　Murakami Kimiko
医療ジャーナリスト／暮らしの保健室事務局

米澤 純子　Yonezawa Junko
文京学院大学保健医療技術学部看護学科 教授／暮らしの保健室事務局

※本誌では薬品名などの®記号は省略しています。

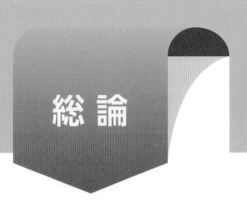
「暮らしの保健室」が
コミュニティで果たす役割

安心を生み、力を引き出し、新たなものへつなげる

「暮らしの保健室」創設者の秋山正子さんに、
「暮らしの保健室」を研究する文京学院大学教授の米澤純子さんが、
「暮らしの保健室」の意義、開設から今にかけての思いなどを尋ねます。

「暮らしの保健室」がコミュニティで果たす役割
安心を生み、力を引き出し、新たなものへつなげる

秋山 正子 ◦ Akiyama Masako

株式会社ケアーズ白十字訪問看護ステーション・
白十字ヘルパーステーション統括所長
NPO法人白十字在宅ボランティアの会理事長
暮らしの保健室室長／マギーズ東京センター長

■ 秋田県出身。1973年聖路加看護大学卒業後、臨床及び看護教
育に従事。実姉の末期がんの看取りを経験したことで、1992
年から東京都新宿区にて訪問看護を開始。2011年高齢化の進
む巨大団地に「暮らしの保健室」を開設。2015年四谷坂町に
看護小規模多機能「ミモザの家」を開設。2016年がん患者と
家族のための相談支援の場「マギーズ東京」を開設。著書に『在
宅現場の地域包括ケア』（医学書院）など。

2011年に東京都新宿区に開設された「暮らしの保健室」。今では、全国各地で多数の保健室が、それぞれの地域特性や運営者の専門性に合わせて展開されています。ここでは「暮らしの保健室」創設者の秋山正子さんに「暮らしの保健室」にかける思いをお聞きしました。 （聞き手：米澤純子）

地域共生社会に向けた「未来型のコミュニティ再生」の資源

「暮らしの保健室」は、母体となる訪問看護ステーションの訪問活動エリア内にあります。エレベーターのある高層棟から階段のみの5階建ての棟もある全35棟の大規模団地で、約5300人・3300世帯が住んでいます。開設当時の高齢化率は46.3％でしたが、2020年現在、57.0％と年々高齢化が進んでいます。

◉「暮らしの保健室」から見える地域ニーズ
——利用者の相談は地域からの孤立が原因

「暮らしの保健室」を開設して10年、訪問看護から見えたニーズ、連携の中から見えたニーズ、地域住民から見えたニーズ、時代の流れの中で求められているニーズ——それぞれのニーズに対し、必要だと思った活動を実践してきました。そして、「暮らしの保健室」を利用される人の様子は少しずつ変化してきています。

「暮らしの保健室」は、医療に不安を持つ人、認知症の人、がんの人、発達障害の人など、いろいろな人が訪れます。その人々に対応するために、多くの人の知恵を借りながら支援につなげます。そのようにして課題解決の糸口をみつけていくうちに「地域」が見えてきました。

「暮らしの保健室」を訪れる人の相談や困りごとは「地域とつながっていない」「孤立している」ことから起きています。これは、まさに「地域のつながりの衰退」です。

その困りごとを1つずつ洗い出し、つながったほうがよいものと出会ってつなげていくようにしていく。そうすると、コミュニティがつながり、コミュニティの絆が強くなっていくのです。

◉「暮らしの保健室」は「高齢者の元気アップ」と「コミュニティの再生」への入り口

2017年4月から、区市町村では「介護予防・日常生活支援総合事業」が開始され、2019年3

暮らしの保健室 の概要

［スタッフ数］　常勤看護師1人、スタッフ3人、
　　　　　　　　登録ボランティア30人
［利用者数］　平均300人／月
［設置主体］　NPO法人白十字在宅ボランティアの会
［開設日］　2011年7月

［所在地等］
〒162-0052 東京都新宿区戸山2-33
　戸山ハイツ33号棟125（1階 商店街）
TEL：03-3205-3114
https://www.hakujuji-net.com

月には、厚生労働省老健局から「これからの地域づくり戦略」が提示されました。

そのテーマは「高齢者が集えば、地域が変わる」。わが国の抱える地域の課題として、「高齢化による介護・福祉の問題」「地域のつながりの衰退」「増え続ける保険料」が示されています。それらを解決するきっかけは「高齢者」にあり、地域を変える起点として「住民の元気アップ」「地域コミュニティの再生」「保険料の伸びの抑制」が提示されているのです。

「暮らしの保健室」では、相談窓口として訪れた場所が"安心な居場所"になり、孤独でつながりが切れていた人も"つながり"が生まれ、コミュニティが再生していきます。まさに「未来型の地域再生の資源」として大きな意義があります。

「暮らしの保健室」では、気軽に参加できるアクティビティも開催していますが、高齢者が参加して"楽しい"気持ちになる、"楽しい"は交流を生む。そうすると、また「通いたい場」となる。

ボランティアさんも最初は頼まれて通い始めたけれど、「暮らしの保健室」で過ごす時間は"楽しい"、人の役に立てて少し誇らしい気持ちになれる、そういう場であるから、お友達を誘いたくなる。"楽しい"が循環し、集いの場になり、集う人の元気になり、支え合いにつながるのです。

「暮らしの保健室」を開設したころは、「誰もやったことがない」「行政がやるべきことを何故民間が行うのか」などと言われましたが、今では同じ介護認定審査会で同席の開業医師から「本当に"暮らしの保健室"は住民の人になじんで、なくてはならない場所ですね」と声をかけていただけるようになりました。

「暮らしの保健室」の活動について粘り強く語り、多くの人に利用していただいてきて、「"暮らしの保健室"に行ってみたら」とかかりつけ医が患者さんにも言われるようになりました。そのフィードバックを医師も受けるので、このようなつながりが生まれるのだと思います。

地域にこのようにつながりを拡げていくことで、「暮らしの保健室」の見守り機能を地域全体に波及させることができる。「暮らしの保健室」は、"地域の人々がつながる起点"となる力を持っています。

「暮らしの保健室」の根幹となる相談支援
──その人の「力を引き出す」

▶「外来以上、在宅未満」の人の聴き役

近隣の地域包括支援センターは、常時300～400件の相談を受けている状態で、十分に検討する時間が取れず、後手に回ることもあります。

一方、「暮らしの保健室」の相談事例にも地域包括支援センターが関わる必要がある内容もあり

ます。ならば互いの利点を生かし、じっくり話を聞いてもらったほうがよい人は、「暮らしの保健室」を利用してもらえばいい。重なる部分があるからこそ上手な連携が必要です。「暮らしの保健室」の相談支援で見えたことは「外来以上、在宅未満」の状態の介護予防のレベルの人が多いということでした。

例えば、1人暮らしで基礎疾患を持っている人からは、「今はセルフメディケーションができているが、後期高齢者になってやっていけるか心配だ」といった、将来に関する心配・不安が多く寄せられました。その基礎疾患としては糖尿病が想像以上に多いのです。

また、独居で認知症があり、そこに糖尿病のコントロールが悪く、問題行動が多発しだした状態で、医療と介護両方の問題があるというパターンや、病院・クリニックと介護スタッフ側の認識やお互いへの情報不足で連携しにくいケースなど、本人の意志確認がしっかりできていない状況が多いことも明らかになりました。

国民病である糖尿病に対する保健指導で「怖いことが起こるから予防しよう」という意識づけがされ、頑張って生活を続けてきた後期高齢者たちは、「いつか怖いことが起こる」という恐れを不安として持ち、独り暮らしをしていく自信をなくしています。

この人々が、これから地域で安心して暮らしていくために必要なのは「安心を感じられるつながり」であり、自分の"今"を認めてくれる聴き役なのです。

◉「引き算の保健指導」の見直しを

さまざまな人の個別の人生の物語に耳を傾け、今まで病気を持ちながら生きてこられたことを賞賛し、「これから何があれば安心して暮らせるか」を共に考えていく。「ここができていない、これが足りないという引き算の保健指導」ではなく、できていることを認め、自信を取り戻してもらい、自分のこれからをきちんと設計していける、それこそがこれから求められている保健指導ではないでしょうか。

「暮らしの保健室」に相談に来られる方はたいてい孤独・独りぼっちですが、ここに来て、いろいろな人と話す、安心できる居場所になる。そして、新たに自分の力を発揮して何かをしようとして、学んだり、何かをやろうと新たなものにつながっていくのです。

「自立して物を考えられる人を、どう支えていくか」に尽きるように思います。今までの人生経験をよく聴き取り、少しの情報を足すことで、自分で決めていくことのできる1人暮らしの高齢者たちや、病気と共に生きていける人々を見るにつけ、まだまだ人間の持つ力を引き出し切れていなかった自分に気づかされます。

「暮らしの保健室」の6つの機能
──相談・学び・安心・交流・連携・育成

これまでの実践から「暮らしの保健室」の機能を6つに整理できました（図）。

①健康に関する「相談窓口」
②在宅医療や病気予防について「市民との学びの場」
③受け入れられる「安心な居場所」
④世代を超えてつながる「交流の場」
⑤医療や介護・福祉の「連携の場」
⑥地域ボランティアの「育成の場」

図に示すように、この6つの機能は重なり合う輪になっていて、［①相談窓口］から始まって重層的に一体化しています。

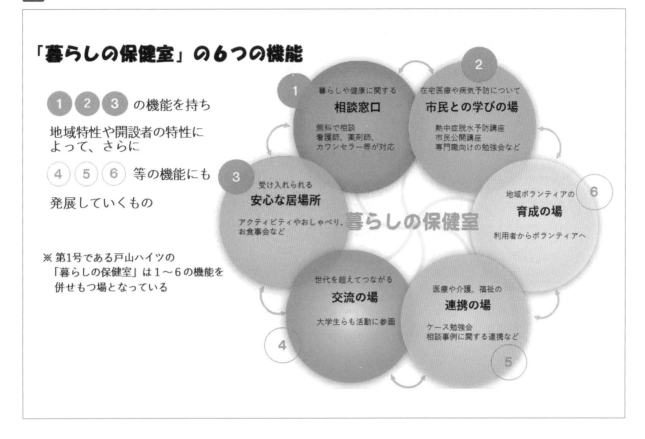

「暮らしの保健室」の6つの機能

1 2 3 の機能を持ち
地域特性や開設者の特性に
よって、さらに

4 5 6 等の機能にも

発展していくもの

※ 第1号である戸山ハイツの
「暮らしの保健室」は1～6の機能を
併せもつ場となっている

1 暮らしや健康に関する
相談窓口
無料で相談
看護師、薬剤師、
カウンセラー等が対応

2 在宅医療や病気予防について
市民との学びの場
熱中症脱水予防講座
市民公開講座
専門職向けの勉強会など

3 受け入れられる
安心な居場所
アクティビティやおしゃべり、
お食事会など

暮らしの保健室

6 地域ボランティアの
育成の場
利用者からボランティアへ

4 世代を超えてつながる
交流の場
大学生らも活動に参画

5 医療や介護、福祉の
連携の場
ケース勉強会
相談事例に関する連携など

　特に大事なのは［③安心な居場所］です。いつ行っても受け入れられる安心な居場所がベースにあった上での［①相談窓口］であり、［②学びの場］であるということです。

　［①相談窓口］［②学びの場］［③安心な居場所］を基本として、［④交流の場］［⑤連携の場］［⑥育成の場］が展開していきます。

● 医療・介護・福祉の連携の場「勉強会」

　［⑤連携の場］について具体的にみてみましょう。「暮らしの保健室」では、毎月1回、医療・介護関係者が集い、事例検討を中心とした勉強会を継続しています。

　これは開設当初に厚生労働省の「在宅医療連携拠点のモデル事業」に位置付けて開始された勉強会で、毎月約40人もの専門職が参加し、2020年には100回を超えました。在宅医療・介護の連携上の課題を共有し、それぞれの専門性を理解する場、顔を合わせられる場となっています。

　「暮らしの保健室」に相談にみえる1人ひとりの課題を参加者と一緒に検討していく中から、地域の課題が見えてきます。「その課題はその人1人の課題ではなく、地域にはこういう人がたくさんいるだろう」と、視点を拡げて捉えることから見えてくるのです。

　事例として皆に「こういうことがあったときに皆はどうするのか」「似たような事例はないのか」と問いかけてみます。そうすると、いろいろな知恵が拡がり、地域に同じような課題を持った方の姿が見えてくるのです。

●「世代を超えてつながる交流」から発展した "地域ボランティア"の育成

　東京家政大学とのコラボで「暮らしの保健室」

のある団地の全戸調査を実施したこともあります。学生も参画して、井戸端会議を繰り返す中から、住民自らの「この地域のために何かしたい」というニーズを掘り起こし、住民の自主グループへと発展しました。2018年には「介護予防・日常生活支援総合事業」の住民主体による通所型サービスBも立ち上がりました。これは［④世代を超えてつながる交流の場］が［⑥地域ボランティアの育成］につながったケースです。

「暮らしの保健室」における相談は、課題を解決したことで終わりではなく、その後も継続して観察し見守る「看護」の機能も発揮されています。利用者を継続して見守っていけることで、その人の状態の変化にも早く気づくことができ、定点観測ができる場なのです。ですから、必要な支援に早く結び付けることもできるのです。

▶ 安心な居場所が「やりがい」を育てる

「暮らしの保健室」という安心できる場があることで、交流したり、新たな関係が生まれたりします。前期高齢者の人が後期高齢者の人を自宅まで送って行ったり、認知機能低下が始まった方も普通に来ているし、皆も受け入れています。

例えば、実習の大学生に何かを問いかけられた高齢者は、その問いに答えることで若い学生に「ありがとうございました」と言われます。そして、「自分の話も若い人に役に立った」と自信につながります。

「暮らしの保健室」という場に出向くことで、交流が生まれ、そのコミュニケーションによって"自分の居場所"となっていくのです。

開設当初、地域の人に「暮らしの保健室」を知っていただくために、ラジオ体操会場に出向いて、熱中症・脱水予防講座をしました。当時は珍しい活動でしたので、新聞・テレビ等の取材もありま

した。地域の人々は自分が載った記事や写真は好きで、自慢の場にもなるし、口コミで広がる。「暮らしの保健室」が困りごとに対応してくれる場であると周辺地域に理解が拡がる。ここがあることで安心が生まれる。安心が生まれると、商店街も団地の皆さんも優しい人たちに変化していき、このような地域に見守る場があることで、地域の皆さん自身にも見守る力が育っていることを実感しています。

「暮らしの保健室」の創設まで
―― 情報発信から生まれた行政との連携と場の提供

▶ 地域特性を捉えた「訪問看護」実践の先に

訪問看護は、1992年の老人保健法の改正で生まれ、当時は「老人訪問看護ステーション」でした。私は、制度が始まった初年度から東京都新宿区にて訪問看護活動を実践してきました。「自宅で最期まで暮らし続けたい人々を、たとえ1人暮らしであっても支え続けられるような地域になれたら」との願いは、叶えられてきていると手ごたえを感じています。

東京都新宿区は2021年1月現在、人口約34万5000人で高齢化率19.6%です。大規模な急性期病院が区内に7カ所あり、そのうち3カ所は大学病院という医療資源が豊富な地域です。しかし、大きな病院の在院日数は短いので、退院後の在宅医療の受け皿が比較的早くに整備された地域でもあります。

私は、そのような環境の中で訪問看護を実践してきたので、地域に住む高齢者のエンドオブライフケアも担うようになり、90歳を超えた超高齢者の看取りにも関わることも多くなりました。特

に2000年を超えて、2005〜2006年あたりからでしょうか。がん末期の方が私たち訪問看護と出逢う時期があまりに遅いのです。その人たちは、それまで在宅医療、在宅看護というものが「情報」として入らないまま、最後の最後で「あきらめなければいけない、放り出された」かのように感じながら、在宅に移行する。そんな人たちに沢山出逢うようになってきました。なぜかというと、がん医療の様子が変わってきていて、外来中心になって最後まで治療にかけることが多くなったからです。

● 訪問看護の予防の視点を持てば……

そんなときに「何かもう少し早めに在宅医療の情報に出逢えるような仕掛けはないだろうか」ということで、住民向けの「在宅療養推進シンポジウム」を企画し開催してきました。

私は、「訪問看護の予防的な関わり」について理解が広まり、かつ、住み慣れた自宅や、暮らしの場で最期まで過ごすことができることを、ケアサービス利用者となりうる市民に理解してもらう必要性を感じていました。そのため、シンポジウムでは、当事者である介護家族が遺族の立場で、経験談を語る場を組み込みました。

このシンポジウムは、2007年からNPO法人の「白十字在宅ボランティアの会」の自主企画で毎年行い、行政の方にもお声をかけ、聴きに来ていただいている中で、「これは大切だ」ということで、2010年には新宿区主催となりました。行政がその重要性を認め、行政主催となり、企画運営を任される形でずっと続いています。

2014年からは、地域包括ケアシステムの構築が全国的に進められるようになり、全ての区市町村で、住民向けの教育・啓発活動が必要となりました。シンポジウムはこれを先き取りした形にな

りました。

● シンポジウムが「暮らしの保健室」の場所を得られるきっかけに

そして、2010年11月に行われたこのシンポジウムを聴きに来た聴衆の1人から「あなた方のような活動をしている人に自分の持っているお店を安く貸したい」という申し出があったのです。それが今の「暮らしの保健室」の場所でした。

訪問看護師として地域で活動する中で「私たちが直接関わった人は自宅で最期を迎えられ、"訪問看護を使ってよかった"と言ってくださるけれど、地域のニーズとしてはどうなのだろう？」という思いから、情報発信を始めました。そうしたら、"お互い様の善意"というか、「家賃を安くする分の差額は自分が社会貢献するのと一緒だから」というありがたい申し出を受けることになったのです。

マギーズセンターのコンセプトを「暮らしの保健室」で実現

● 高齢者が自分の考えを表出できる場を

高齢者自らが医療や介護に対する選択を表明できるように意思決定を支援する重要性が説かれ始めています。しかし、現実には、本人の意思決定よりも家族の意向が優先される場面も多く見られます。

自分の考えを表出できる高齢者を育てるためには、日頃から「意思表明しても大丈夫だ」という環境づくりが必要です。そのためにも「もっと身近に相談支援の窓口があり、当事者である高齢者の考えを傾聴し、表明できる場を地域の中につくりたい」と思い、それが「暮らしの保健室」の取り組みとなりました。

◉マギーズキャンサーケアリングセンターの コンセプトをモデルに

実は、「暮らしの保健室」の場所提供を申し出ていただいたシンポジウムの2年前の2008年に、私は、イギリスで始まった「マギーズキャンサーケアリングセンター」（以下：マギーズセンター）との出逢いがありました。それ以来、「日本にもマギーズセンターがあったら」と、ずっと頭の中をめぐっていたので、申し出ていただいた場所に「マギーズセンターのような環境を整えたい」という夢をかぶせたのです。

ちょっとした相談が気軽にできる、誰かに出会えて会話が弾む、相談料は無料で予約なしに行ける、内装には木材や和紙を使い、小さなキッチンのあるカウンター、大きなセンターテーブルを配置し、くつろげる環境を整えました。

これは、マギーズセンターのコンセプトをモデルにしたものです。

◉高齢者の暮らしを支える「予防」の入り口

学校に保健室があるように、町の中に大人が行ける保健室があってもいい。高齢化の進んだ地域で始めた「暮らしの保健室」で重要なのは、前述した「予防」の視点です。

相談窓口があって、予約の必要もなく、無料という敷居の低さで、ゆっくりと話を聞き、本人が自分の考えをまとめて、必要なところに自分で行けるようになる。けれども、高齢になると少しお手伝いが必要なので、連携の役割を担う。「人生の終わりに向かって、これから先いろいろなことが必要となる入り口」のところ、元気なうちは「"元気アップの入り口"であり、"必要な支援の入り口"」にもなる。

そういう意味で「暮らしの保健室」は、予防への一歩を踏み出す場でもあるのです。

開設のための準備は？

開設までの経緯を振り返ったところで、実際に「暮らしの保健室」を開設するにはどうするか、具体的なところをお話しします。

◉行政の助成金の活用

事業運営に必要な費用については、厚生労働省の「在宅医療連携拠点」モデル事業に始まり、東京都のモデル事業や、新宿区のがん療養相談窓口事業などに大いに手上げして事業助成を受けて、人件費等を捻出しています。

◉ボランティアの活用は「傾聴」から

「暮らしの保健室」オープンに当たっては、ボランティアを募り、来室者の傾聴も含め、保健室の運営に協力してもらいました。

ボランティアの核となる人々は、かつて母体の訪問看護ステーションの利用者さんで、自宅で家族を看取ったご遺族です。この方たちは、かつては支援を受けたけれども、今度は支える立場へと立場を変え、地域の新たな人的資源になり、活躍の場を見いだしています。

◉地域活動の始まりに抑えておくこと

活動を開始するに当たっては、地域にお知らせすることが重要です。民生委員のリーダーへのご挨拶に始まり、地区の自治会の役員さんの集まりにご挨拶を行った上で、案内のちらしを地元の大規模団地3300世帯に全戸配布しました。

周辺の地域を調査しながら、地域の皆さんに「暮らしの保健室」を知っていただき、利用していただけるよう、いろいろな人のところを訪ね歩きました。シルバー人材向けの健康講座などにも出かけました。このように、地域とつながりを大事にしながら、「暮らしの保健室」はスタートしたのです。

「暮らしの保健室」での看護職の役割

次に「暮らしの保健室」における看護の役割についても述べたいと思います。

健康に関するちょっとした変化を気軽に会話できること。この"ちょっとした変化"という段階で相談できる敷居の低さは「暮らしの保健室」ならではの大切な点です。「隣のおじさん、おばさん」というか、友人のようなフラットな関係。その上で、"ちょっとした変化"を観察し、相談内容と合わせてアセスメントできる医療的知識を持ち、気軽な会話で本音の相談ができるコミュニケーション技術を持つ専門職であるということでしょうか。

「暮らしの保健室」開設によって、高齢者がまだ要介護状態ではないときに、ちょっとした相談に、ゆっくりと、しっかり聴いてもらえる居場所があることで、高齢者には情報を整理し、自分自身でいろいろなことを決めていける余裕が生み出されます。このプロセスを踏めるということは、まさに「自分の考えを表出できる地域高齢者」の姿と重なっていきます。

そこを支えるためには、安心して集える居場所を確保し、そこに行けば、決して押し付けることなく、医療的知識を持った友人のように傾聴し、自分で考えて答えを出せるまで伴走してくれる看護職が居ることが必須であるということです。

「暮らしの保健室」の本質的な機能と社会的な意義

◉ 看護職が持つ社会に対する予防的な役割

今、超高齢社会に向け、「希薄になった人々のつながりを新たに取り戻さねば」という皆の危機意識があります。

地縁が希薄になった地域の中で、「暮らしの保健室」には、こういう居場所を開けることで、ハブの機能を果たし、人々の健康を定点観測ができ、予防的な機能も果たし、「何かあったときには、あそこに行って聞ける」という"安心の灯台"のような機能があります。それは「看護職が持つ社会に対する予防的な役割」そのものではないかと思うのです。

◉ やりたいことは「手の届くところ」にある

社会的な意義としては、ここでさまざまな自分の能力を発揮できた人が、今度は別の場所に行って何かを始めたり、住民自らが立ち上がっていく起点になる。自分たちが地域で何かやってみようと思う、その背中を押す。

「一歩踏み出すモデル」でしょうか。その人の意欲を引き出し、実践に結び付いていく。新しい分野への挑戦ではあるけれど、私たちの実践は、実は「手の届くところにある」ことを示せたのではないかと思います。

地域には現役を退いた看護職や、子育て中の看護職の多くの力が眠っているのではないでしょうか。看護職にとっても、自身の看護の力を「わが町の安心を生み出す力」として貢献できる場、生きがいにもつながる場として、「暮らしの保健室」を活用してほしいと思います。

(談)

「暮らしの保健室」
という名のもとに

ゆるやかにつながりませんか

「暮らしの保健室」という名前のもとに、ゆるやかにつながりながら活動しませんか？
名前も活動スタイルも、各地のニーズやスタッフの得意に合わせて、さまざま自由に。
以下の共通要素を備え、ステップを踏めば「暮らしの保健室」の仲間です。

● 「暮らしの保健室」であるために共通する要素

- 運営主要メンバーに、その地域での経験豊富な看護や保健医療福祉の専門家がいる。
- 相談は「無料」で「予約なし」。
- 「暮らしの保健室」の6つの機能（p.019 参照）のうち、以下の3つを備えている。
  - ①暮らしや健康に関する「相談窓口」
  - ②在宅医療や病気予防について「市民との学びの場」
  - ③受け入れられる「安心な居場所」
- 名前や活動スタイルは、地域のニーズやスタッフの持ち味を生かして自由に！

● 「私たち、暮らしの保健室です！」へのステップ

- 東京・東新宿（戸山ハイツ）の「暮らしの保健室」の見学に来て、あなたの計画を教えてください。
- 必要に応じて「暮らしの保健室」から、あなたの暮らしの保健室を訪問します（オープンの集まりに参加など）。
- 全国の「暮らしの保健室」の仲間で切磋琢磨し、協力して前に進みましょう。「暮らしの保健室★全国フォーラム」を年1回、開催しています（写真）。また、九州・関西・北海道などで「ブロック別フォーラム」も開催されるようになりました。どこかに参加して各地の仲間と交流したり、活動を発表しましょう。

ご連絡をお待ちしています！

東新宿の「暮らしの保健室」にご連絡ください。

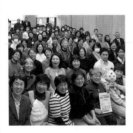

〒 162-0052
東京都新宿区戸山 2-33　戸山ハイツ 33 号棟 125
電話 03-3205-3114
FAX 03-3205-3115
E-MAIL：hokenshitu@kjc.biglobe.ne.jp

写真　全国フォーラムの会場にて（2020 年 2 月 8 日）

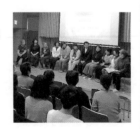

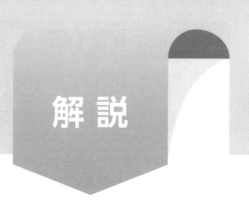

「暮らしの保健室」
開設・運営の７つの知恵袋

『暮らしの保健室のはじめかた』が世に出てから約２年、私たち編集チームは、
各地でそれぞれの地元にねざした、いろいろな名前の「暮らしの保健室」を訪ねました。
全国フォーラムや、関西・九州・北海道のブロック別フォーラムでの交流も重ねています。
そして「私たちも"暮らしの保健室"をやってみたい」という方たちが、
東新宿の「暮らしの保健室」の見学に来られて、ディスカッションを深めています。
また、公式ホームページ（p.040）ができ、全国調査（p.102）も行われました。

「暮らしの保健室」の開設・運営の知恵や工夫は、ますます充実・進化し続けています。
そのエッセンスをまとめた「７つの知恵袋」をご紹介しましょう。
「保健室を始めたい」「どうしたらいいんだろう」というとき、ヒントになりますように。

［知恵袋❶］	動機・成果　なぜ保健室なのか
［知恵袋❷］	事業コンセプト
［知恵袋❸］	資金・今あるモノを活かして
［知恵袋❹］	居心地のよい場づくり
［知恵袋❺］	人のたたずまい
［知恵袋❻］	楽しい活動メニュー
［知恵袋❼］	リスク・地元ネットワーク

構成：「暮らしの保健室」企画・編集委員

動機：何のために？　何を？　誰が？
成果：期待できることは？

「暮らしの保健室」に関わりたい、始めてみたい、と思ったのはなぜでしょう。「地域の困りごとを何とかできないか」「役立てることがあれば」「週2〜3日なら」など。成果を見通しながら、保健室に関わりたいと思った動機を確かめておきましょう。

「暮らしの保健室」を始めてみたいと思った最初の動機やめざしたい姿を見つめることは重要です。そこから、誰と、どこで、何をしたいのか、いつがいいのか、が浮かんできます。また、始めた後でなにか困ったり迷ったりしたときに、そこに立ち戻れる"拠り所"にもなります。

実際に始めた人たちの動機は、こんなふうです。

- 自分のできる力と技を生かして役立ちたい
- 地域の高齢者に気軽に立ち寄ってもらえるサロンのような場所をつくりたい
- 地域の方々が幸せに生きるために役に立ちたい
- 田舎の町に、役所とは別の、気軽に相談できる場所が必要
- 訪問看護を続ける中で、法律や制度にとらわれない看護活動の必要性を感じた
- よくなって退院しても、生活習慣が改善されず前より悪化して再入院を繰り返しながら悪くなっていく患者さんをなんとかしたい
- 最期まで安心して暮らせる地域づくりをしたい
- 病気や障害を持つ前から、その人の生活の中で専門職が関わる機会をつくりたい
- 自分たちも一住民として地域に出たい

など、公的サービスでは手が届きにくい地域のニーズを捉えて、何かできないかという思いが、保健室開設の動機となっています。

🏠 どんな方法やスタイルが合っている？

したいことを実現するには、どんな方法やスタイルがマッチするか、から考えましょう。保健室ではない他のやり方が合っているかもしれませんので、比べながら吟味します。

暮らしの保健室には、単体で運営するところ、訪問看護ステーションやクリニック、福祉施設、看護系の大学などの母体事業が併設する形、さらには看護協会の「まちの保健室」とつながるなど、いろいろな可能性があります。近くの保健室を見学したり、ボランティアで手伝わせてもらえると、参考になりますね。

保健室を「これから準備したい」「考えている」という方たちに動機を尋ねたときのやりとりを、ご紹介しますね。

Aさん：「保健室にちょうどよい場所が空いてるので、生かしたいと思います。でも本業の訪問看護ステーションが忙しくて……」と話すうち、訪問看護の依頼が多くて強いニーズがあるので、今はそちらを頑張る、という結論に。

Bさん：「病院の理事長が保健室をつくりたいと熱心で、私は担当になりました」。トップの思いと同時に、担当者自身の動機も大切ですね。後日、Bさんは「全国フォーラム」に参加して交流を深めています。

Cさん：「法人が地域密着型特養を立ち上げるので、保健室を地域密着事業として提案したい」チャンス到来、頑張り時ですね。

🏠**期待できそうな成果**

〈来訪者や地域の住民にとっての成果〉

・通い、話し、活動することで生活リズムが整い、自然な生活リハビリになり、介護予防になる

・健康問題に気づき、適切な受診につながれる

・がんサバイバーの困りごと、独居高齢者の術後の暮らしなど相談して、自宅療養を継続できる

・うまく説明できない状況の人も、リラックスしてゆっくり語るうちに、困りごとを整理できて対応につながることができる

・家庭でも医療機関などでも話しにくい、愚痴や困りごとや最期のことなどを、遠慮なく話し、今の生活を維持するのに役立つ

・閉じこもりがちの人も、自由に好きなときに行きやすく、温かく迎えられる場となる

・支えられていた人が、他の人を支える人になる

・気軽に相談ができる場があることで（実際に利用しなくても）地域の人々の安心感につながる

コロナ禍で実際に集まれない期間も「みんなで食事をしたときの写真を見ていると、1人で食べても寂しくない」という声も寄せられています。

〈運営する看護・医療職にとっての成果〉

・退職後も、自分のペースで地域社会に役だち、生きがい・楽しさを感じ、自身の介護予防に

・忙しい職場とは異なるペースで、じっくり相談支援できる満足感

・医療機関や施設では見えにくい「地域の人たちの暮らし」への対応を経験できる

・多世代が共に活動することで、ベテランの技や経験知を後輩に継承できる

〈地域包括ケアにとっての成果〉

・看護・介護・保健・医療職（以下：看護・医療職）が、退職後も地域で実力を発揮し、人材活用できる

・来室者への対応を通して、地域包括支援センターと病院などの地域連携のきっかけになる

・地域の専門職のケース勉強会や自由な交流を通して、地域連携が深まり、強化される

・公的な制度内サービスにつながりにくい人（介護保険の対象外、内気、自由にしたいなど）に紹介しやすい選択肢が広がる

・それまで見えなかった地域の健康課題を発見（精神科患者支援、子育ての孤立への支援など）

〈運営母体の事業所にとっての成果〉

・社会に貢献する事業所として信頼される

・本業の地域ネットワークが広がる

＊

このように暮らしの保健室は、介護予防、引きこもり対策、健康長寿、地域連携、人材活用などの面での成果がみられます。安心できる居場所で、気心が知れた専門職が継続して関わる支援により、人々の今の暮らしが維持でき、支えたり支えられたりの相互関係が育まれていました。

🏠**地域性や暮らしのニーズに即して**

「暮らし」の環境条件は、気候・風土や市街地・大規模団地・農村・中山間地域・雪国・離島などの地域性によって大きく異なります。また、子育て世代・中間世代・高齢世代などライフステージによって、楽しみや困りごと、健康課題やニーズは変化します。

地元の〈ニーズ〉と〈自分たちの得意〉なことが重なるところで、現実的な事業コンセプトをうまく探していきましょう。

「成果」は、厚労省令和元年度老人保健健康増進等事業「専門職による健康相談・保健指導の提供を行う地域に根付いた窓口に関する調査研究事業」を参考に作成

地域ニーズと自分たちの得意が重なる現実的な事業を計画

「暮らしの保健室」ができたら、こんなことをしたいと夢は広がるのでは？　現実的には「地域に暮らす人のニーズ」と「自分たちの得意なこと」が重なるところに"事業コンセプト"が見つかるはず。場、人、モノ、お金、頻度など無理ないところで着実に！

「暮らしの保健室」の活動の基本は、必要なときに気軽に利用できるよう敷居は低く「**相談支援は無料**」、そして「**看護・介護・保健・福祉・医療職**（以下：看護・医療職）**がいる**」の2つです。また、6つの機能（p.019）のうちの3つ［相談窓口］［市民との学びの場］［安心な居場所］は、スタート時から確保しましょう。

[相談窓口]

保健室にいる看護・医療職は、暮らしの中での健康について本人の力を引き出す力が必須です。訪ねてきた人が、顔見知りの人に会えるという安心感を持てるよう、なるべく同じ人（または少人数のチーム）が継続的に対応できるといいですね。

[市民との学びの場]

保健室を、看護・医療職が市民と一緒になって開設・運営するプロセス自体が、学びの場となり、経験知を蓄積していくことができます。

[安心な居場所]

なじみやすく気軽に行けて落ち着ける場所。特定の場を持たない場合でも、電話・メール・イベント会場・巡回など、いろいろな工夫ができます。

🏠**地元が求め、自分たちが得意なことを**

コアメンバーの専門性や「何か手伝いたい」と集まる人などの得意なことを、実際に何ができそうかを冷静に見極め、生かしましょう。

そして、地域の暮らしの中の困りごとや楽しみのニーズアセスメントも忘れずに。自分たちの得意とニーズが重なるところで、「暮らしの保健室」のコンセプト（事業の枠組み）が見つかるはず。

保育園や小学校が近ければ、若いお母さんの育児相談を行ったり、母子家庭へのサポートや、こども食堂などへの展開、フードバンクで食支援。

カフェを開き、保健室を併設しておいしいものを楽しみながら健康の話もできる場、若者のシェアオフィス的な居場所など、いろいろな可能性が広がっています。

🏠**ネーミング**

どんな名前にするかで「行ってみようかな」と思えるので意外に重要です。各地の保健室では、地元の人たちの気風にあった親しまれやすい名前を上手につけています。「みんなの保健室」「森の保健室」「ふらっと相談室」「なごみサロン」「ややの家」など。

新宿の「暮らしの保健室」はやわらかな響きで、人々の暮らし全般を支える相談の窓口であり、特別な用事がなくてもちょっと寄ってみようかと思ってもらえるように、という願いでつけられました。

🏠**場を選ぶ──気楽に寄りやすい立地で**

立地条件としては、何かのついでにちょっと寄れる場所、暮らしの中で人が自然に行きかうとこ

ろ。逆に医療アクセスが不便な地域に出向いて開催などもあります。

- 商店街の空き店舗を借りた「暮らしの保健室」なら、通りがかりの人が覗いたり、「よかったら、どうぞ」と声もかけやすい
- 豪雪地帯で、行政サービスの集合した建物に保健室を開けば、用事のついでに立ち寄りやすい
- クリニックや地域密着型介護施設の新築や建てかえの際に、保健室を地域交流の場に
- 住宅展示場のモデルハウスを使わせてもらい、素敵なインテリアの「暮らしの保健室」を実現
- 医療アクセスが不便な地域や、高齢者の多い団地に出向いて定期開催（毎週、毎月、季節ごと）

特定の場を持たない、という選択もあります。

- 電話とメールだけで相談に対応する「ネットワーク型」。これは自宅や入院先など「自分の場所」からも相談できるのがメリット
- スーパーマーケット、道の駅、図書館、温泉施設、お寺などを定期的に巡回するスタイル
- ショッピングセンター・道の駅・喫茶店などとタイアップして定期開催
- 健康イベントの一画にコーナーを出して
- 公民館や図書館などの会議室を借りて
- 公園やマンションなどの公開空地で（体操など）

他方で「不向きな立地」もあるので要注意です。大きなビルの上の階、広大な敷地の奥まった所、交通の便が悪い所など、来室者が行きにくい立地は「暮らしの保健室」には向きません。

🏠オープン日時とスケジューリング

どの程度の頻度で、保健室をオープンできそうでしょうか。健康相談ができる看護・医療職が確保でき、地域の人たちの利用しやすい時間帯で無理ないスケジュールにします。

頻度は「毎日」がベストですが、週に複数日、週末だけ、週1回、月1回や、季節ごとなど。時間帯は、1日中、午前のみ、午後のみ、夜のみ、など定期的にします。

🏠経費の算出、収入の確保

「暮らしの保健室」の相談は"無料"です。費用がかからない工夫をしつつ、「相談以外の収入」の可能性を探ります（詳しくは「知恵袋3：資金・今あるモノを活かして」で）。

🏠話しながらネットワークを育む

場所のめどが立ったら、その隣近所（お店でも学校でも住宅でも）や、コアメンバーの縁のある団体はどこでも（自治会・町内会・公民館・こども会・PTA等）、お話に行きましょう。

そこでは「暮らしの保健室」のこと（動機やめざしたい姿）を知っていただくのはもちろん、地元情報やモノや知恵や人を紹介してもらえたり、「ネットワークづくりの宝の山」です。

さらには地域包括支援センターや自治体の行政の場にいる保健師や、社会福祉協議会や民生委員や警察などにも連絡しましょう。情報や人の紹介、地元への広報、長期的な見守り支援をいただけたりするので、おすすめします。

いずれにせよ、地域活動に理解と興味を持つ人と巡り会えることが肝心です。そのためには、今すでに地元で活動している人に会ったら「よく来てくれたり、相談できる人はいますか？」と聞いてみるのも1つの方法。「あの人よいですよ」と名前が挙がったら、連絡して縁をつなぎます。

🏠法人化は慌てないで、慎重に

「保健室を始めるには、まずは法人をつくらなければ」と言う人もいますが、任意団体で始めて大丈夫ですし、慌てることはありません。法人もいろいろあるので、法人化が必要になった時点で、適切な法人形態を判断するのが賢明です。

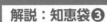

持ち寄り活用、お金がかからない運営
相談以外で、収入確保の知恵

「相談無料」のためには、運営費用はどう確保するのでしょう？ 「暮らしの保健室」の先輩たちは、お金のかからない運営や相談以外の収入を工夫しています。各種の助成金は、活動実績や社会的信頼などが問われ、事務作業も多いので慎重な検討を。

「暮らしの保健室」の相談は無料ですから、収入が入るわけではありません。とはいえ現実問題として、場所の確保や家具などモノの確保、保健室のスタッフ、そして日々の運営費など、最少限の資金は必要です。来室者向けのお茶代などの雑費も意外とかかりますから。

経済の心構えとして「入るを量り、出ずるを制す」と言われます。収入を計算して、それに見合うように支出をコントロールするということですね。資金問題に関して先輩保健室は、いろいろな知恵を絞っています。

第1に、お金のかからない工夫

第2に、相談以外で独自収入を探る

第3に、行政や団体や企業などの助成金を検討

今ある地元の人・モノ・知恵を最大活用

まずは「お金のかからない」運営を工夫します。今、自分たちが何を持っているのか、を振り返って、それをフル活用して、なるべく新たな費用がかからずにできることを始めましょう。一緒に活動するメンバーが得意なことを活かし、モノや知恵や情報を持ち寄って。

費用がかからずにできることは、意外とあります。「暮らしの保健室」への思いやコンセプトを周囲の人たちに話していると、いろいろ集まってきたりもします。「自宅で余っている品物を提供

しますよ」「ボランティアできますよ」など、持ちつ持たれつ、お互い様の助け合いです。

例えば、場所については、費用が安い公民館や行政の集会所を借りる、喫茶店のすいている時間に集まる、住宅展示場の素敵なモデルハウスを使わせてもらう、などいろいろな工夫があります。

母体事業所からの支援

訪問看護ステーションやクリニック、ホームホスピス、地域密着型介護施設、お寺や薬局など、母体となる事業所が「暮らしの保健室」を併設するケースも多くなっています。

地域密着・社会貢献活動として施設内に保健室スペースを確保でき、職員の中で保健室担当を置け、催しの広報もできるなど、たくさんのメリットがあります。また母体事業所としても当初は「無料の不採算部門で持ち出し」と思っていたのが、実際に運営が軌道に乗ると、「社会に貢献する事業所」として評判が上がる、思わぬネットワークが広がるなど、よい影響もあるのです。

ただし、母体事業の経営状態や方針転換のあおりを受けて、スタッフの配置転換や活動休止になるなどの可能性も伴います。

相談以外の独自収入を探る

相談は無料なので、相談以外のところで収入の工夫が行われています。例えば下記のように。

- お茶（100円程度）やランチの実費（300円～500円）、催しの材料費や実費を、参加者負担にする
- 募金箱やバザーなどで寄付を呼びかける
- 「暮らしの保健室」への見学や学生の実習を有料にする
- 副業を持つ。カフェや思い出のジェラートショップなどの併設として運営する
- 保健室のスペースを有料で時々、貸し出す。町内会の会合、幼児教室、子育てサークル、勉強会やセミナーなどの会場に。壁面は展示スペースにして絵画や手芸の作品展に提供

⌂ 社会福祉協議会の支援

全国組織で社会の福祉を推進する社会福祉協議会（以下：社協）は、「住民同士の交流の場、相談支援や居場所づくり、ひきこもり防止、介護予防や健康づくり」など「暮らしの保健室」のような活動にも支援しています。

具体的な支援方法としては、

- 活動費の一部助成：「ふれあい・いきいきサロン支援事業」や「高齢者居場所づくり事業」他
- 地元の町内会や適切な団体や人につなぐ：町内の回覧板や掲示板などで広報も
- 生活支援コーディネーター：地域の集まりに参加して専門家としてアドバイス
- レクリエーションの道具貸し出しや、寄付された日用品の提供など
- 出前講座の講師を紹介

などで、対象法人だけでなく、少人数の会でも相談できるそうです。「ふれあい・いきいきサロン」「サロン活動」「高齢者居場所づくり」などのキーワードで、市町村社協のホームページで調べたり、電話で社協の職員に相談してみましょう。

社協の職員の中で、地域活動やサロンに理解と興味を持つ人を探して知り合いになることが大切です。今すでに地元で活動している人に「社協でよく来てくれたり、相談できる職員はいますか」と聞くのも1つの方法です。

⌂ 行政や公的団体の補助金・助成金や企業助成

今は、自治体や法人や企業などで、コミュニティ活動支援のための助成が増えており、申請することも考えられます。

これらの助成や委託事業は、活動実績や安定的な継続見通しや運営基盤が整っていることが条件です。申請時には、募集の意図に沿った詳細な書類が必要になり、助成決定後は会計基準に沿った会計処理と報告書の提出など、かなりの事務量が必要になります。メリットと負担などを総合的・慎重に吟味したほうがよいでしょう。

コミュニティ活動への公的な助成金については、自治体の保健師が把握していることが多いので、相談してみましょう。例えば「地域包括ケアシステムを実現する生活支援・介護予防の入り口の活動」「研修会開催の補助」「『これからの地域づくり戦略』に関連する事業」「地域で外出機会の少ない高齢者向けに交流を促すサロンなどの委託事業（各地の社会福祉協議会等）」など。また住宅確保が難しい人への国土交通省「居住支援法人活動支援事業」の補助金を受託している保健室もあります（いずれも2020年時点）。

⌂ 保健室事業の必要性や効果を理解してもらう

どのような運営方法にせよ、保健室が無料で相談を継続するためには、人や知恵や資金が集まってくることが必要です。

そのためには「保健室がそこにあることが、地域の安心感につながり役立っていること」を、どんな形でもいいので、常に発信し続けて、広く納得してもらうと効果があります。

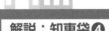

アットホームな空間・環境づくり
今あるものを並べ替えて、くつろぎを

 できたばかりでお客さんが少ないお店を覗くのは、誰しもちょっと勇気がいりますね。「暮らしの保健室」も同じ。来室者になったつもりで一度、表通りから歩いてみましょう。歓迎され、くつろげる感じになってますか？　少しの工夫で雰囲気が変わります。

⌂来室者になったつもりで歩く

さあ、表通りから「暮らしの保健室」へ向かって歩いてみましょう。来室者になったつもりで、まず目に入る外の看板や外壁、窓や入り口はどんな感じでしょうか。

〈外の看板〉

ここは「暮らしの保健室」で、何をするところかが外からわかるようにするのは、とても大切です。通りがかりに見える位置に、何かお知らせになるようなものを出しておきたいですね。

例えば、外壁や入り口の玄関脇などに看板を。もし「看板がない」とか「表に立て看板は出しにくい」ときは、外に椅子を出して案内板を載せるだけで、かわいい目印になります（写真1）。

〈窓や入り口〉

窓の外から中の様子が少し見えると、自然に興味が引かれます。

また、入り口のドアをちょっと開けておくと、気軽に覗いたり、声をかけやすくなります。「ここは何だろう？」と、ちょっと足を止めてみたり、来室のきっかけになりそうです。

〈スタッフが座る位置〉

外を通る人から中の人影が見える位置に、座ってみましょう。すると、通りかかった人と目が合ったりします。そうしたら「にっこり」したり、ちょ

っと立ち上がってドアか窓を開けて声をかけてみたり……。コミュニケーションのきっかけにすることができます。

⌂居心地のよい室内空間づくり

室内に入ったら、ホッとくつろげ、「歓迎されている」と感じられるアットホームな空間づくりをめざしたいですね。小物を使って色を足す、今あるものを少し動かすくらいでも、居心地がよくなります。

〈小物で色を少し足す〉

室内に“色を足す”ことで、簡単に雰囲気が和らぎます。草花をコップに飾る、テーブルにきれいな布をかける、クッションを置く、膝掛けを用意する、壁面に布を貼る（押しピンが使えれば、きれいな大判スカーフや、風呂敷を留める）など。

ただ、色があまりにたくさんになると雑然としてしまって落ち着かなくなるので要注意です。色を足すのは1色か2色にすると、すっきり整うでしょう。

〈何が見えるかを意識して〉

部屋にある椅子、そのすべてに一度、座ってみましょう。そこから何が見えますか？

自然に目に入る光景を確かめながら、椅子とテーブルの位置や角度を少しずつずらしてみます。よい感じに落ち着いて座っていられる場所や向き

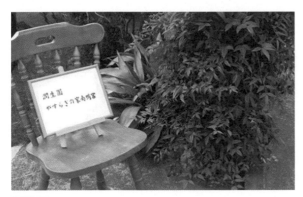

写真1

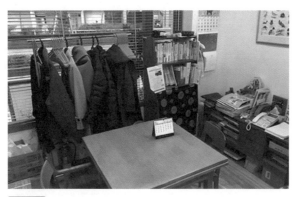

写真2

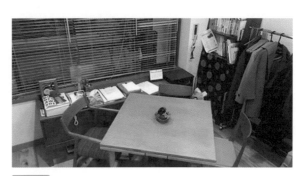

写真3

を探しましょう。

　壁に額をかけたり、室内に草花を置くときは、入り口の対角線の位置が、入ってきた人の目線が自然に向かうので効果的です。

　窓辺をすっきりさせて光や風が通るようにしておくと、軽快な印象になります。

〈椅子やテーブルを少し動かしてみる〉

　新宿の「暮らしの保健室」で、今、備わっている家具を少し動かして、実際に雰囲気の変化を試してみました。

　まず、本棚とコート掛けが窓辺をふさいでいました（写真2）。これらを壁際に移動し、背の低い家具と入れ替えたことで、窓が全部見えるようになりました（写真3）。

　テーブルの向きにも注意。45度回して角度をつけたら、スタッフと来室者が横に座りやすくなり、目線が外を向き、話しやすくなりました。

🏠感染防止もしっかりと

　2020年から続く新型コロナウイルスのため、「保健室」をお休みしているところも多いかと思います。そういうウィズコロナの時代に、安心して利用者に足を運んでもらうには、推奨されている感染防止策が必須です。

　まず、入り口で、体温測定や手洗いができるようにします。手洗い設備がなければ、アルコール

などでシュッと一吹き消毒。

　部屋ごとに風の「入り口」と「出口」をそれぞれ1カ所を確保して常時換気します。暖房・冷房中は効きが悪くなるので、寒いようなら膝掛け、暑いようなら扇風機やうちわを。

🏠大きな部屋・事務的な空間・会議室などでは

　公民館などの会議室を借りて「保健室」を開く場合は、特に居心地のよい空間づくりの工夫が大切です。空間が大きすぎたりしないように、事務的ではなく、アットホームに居心地よく。

　椅子・テーブルの置き方、クッションや、テーブルかけや草花など小物で色を足す工夫が、ここでも生きます。

　部屋が大きすぎて落ち着かない場合は、その部屋にある家具類を少し動かして仕切ったりしてコーナーをつくるなどの工夫で、雰囲気がずいぶん変わります。

人が集まって来やすい迎え方 ふるまい、たたずまい、間合いと声かけ

 気軽に立ち寄ってもらえる「保健室」になるには、「場づくり」と同じように「人」のたたずまい——出迎える姿勢・態度・温かなさりげない声かけなどが大切です。一度言葉を交わして、どんなところかわかって、顔なじみになると、おつきあいが始まります。

⌂「保健室」の運営には多くの人の協力が必要

「暮らしの保健室」を運営するには、次に挙げるように、実に多くのいろいろな人の力が必要になります。

- 暮らしの中での健康について相談支援できる（経験豊富な看護・医療職）
- 居心地のよい環境整備や清潔なキッチンまわりをいつも整えておける（家事が好きな人）
- 電話対応が上手
- 書類作成や経理ができる
- 興味をひき、よく伝わるお知らせチラシやフェイスブックなどの広報が得意
- 趣味や得意を活かして、催しを企画したりアクティビティをリードできる

⌂身近でさまざまなマンパワーを活かして

地域の人と交流していくうちに「私も○○ができますよ」と言われることもあります。適材適所で、それぞれの得意なことを生かして動けるとよいですね。最初しばらくは、お互いを知り合う"お試し期間"とすることが、トラブル防止にも役立ちます。

「活動時間」については、その人の体力や都合に合わせて「半日」「週2～3日」など、無理のない範囲で。

「何か手伝いたい」とやって来た人が、実は「相談したい人」だったということはよくあります。そして、相談に来た人が後で手伝うメンバーになっていくことも……。これが「暮らしの保健室」の醍醐味です。

⌂スタッフへのお礼のこと

「暮らしの保健室」は無料で利用できる場、収入はない、となると、活動する人へのお礼はどう考えればよいのでしょうか？

余暇の時間を生かしたボランティアベースの活動も少なくありません。「保健室」の活動で役割をもって、自分のしたかったことができる面白さ、誰かに何かに役立てるうれしさ、活動自体の楽しさなどを"その人"が感じてくれたとき、それは1つの報酬と、多くの「保健室」では考えられているようです。

その上で経済的な報酬も何らか、例えば「交通費」くらいでも捻出できれば何よりです。

母体に事業所があり、そこの職員が「暮らしの保健室」で活動する場合は、業務内か、業務外かの線引きも考えましょう。

⌂コミュニケーションのコツ

こうして、いよいよ「暮らしの保健室」がスタート！ でも、「相談に来てください、無料です」といくら待っても、すぐに毎日、わんさか人がやってきて、スタッフもフル回転でヘトヘト……と

いうことは、ほぼ起こりません（絶対とは言いませんが……）。どこの誰に相談するかは、来室者が決めることですし、今は、詐欺や怪しい治療なども多いので用心されます。大抵は「興味はあるんだけど、チラッ」「覗いてみようかな、チラッ」という、来室者予備軍からのスタートです。

「暮らしの保健室」は「とくに用事がなくてもやって来られる」「来る人をだれでも歓迎する」場所。だから、「あなたをお待ちしていましたよ」「大切な人として歓迎します」ということが自然に伝わる接し方をしたいものですね。

〈どこにどう座るか〉

さて、「保健室」のスタッフとなったあなたは、「保健室」のどこに座って、なにをしていればよいのか……意外と戸惑いますね。

座る位置は、外の道を行く人の様子が見えて、誰かが立ち止まったら、ちょっと声をかけやすい、そして、外の人からも中の様子がおぼろげに見える場所。例えば〈知恵袋④〉でも述べたように、椅子とテーブルを窓に向かって少し斜めに置くとソフトな感じになり、来室者予備軍の方は入ってきやすくなるようです。

〈はじめの声かけ、挨拶〉

"歓迎"を伝えるコミュニケーションは、初めの声かけから始まります。落ち着いて明るい声の挨拶は、歓迎の気持ちが伝わり、くつろぎを誘います。相手の目を見て、ゆっくり丁寧に。

言葉は「こんにちは、暑いですね」「寒いですね。でも、いいお天気ですね」「お茶をいかがですか」「休んでいかれますか」など、ケースバイケースで。

〈声のトーンや話すテンポ、間合い〉

声をかけるタイミングやトーン、話すテンポ、話の間合いなどが、親しみやすさ、近寄りやすさを醸し出します。相手の話し方のトーンに合わせ

るのもコツです。「そういうの、あまり得意じゃない……」という方は、職場やお店や近所で「感じがいいな」と思える人を探して、様子をよく観察して真似てみては？

〈急かさない〉

ちょっと覗いた人（来室者予備軍）を気持ちよく迎えるには、"隣のおじさん・おばさん"が話すような、さりげないよもやま話から。お茶を飲んで一息つくだけでもよいですし、おしゃべりするうちに心がほぐれて「実はね……」と心配ごとを話していた、なんてこともあります。

話したいことがまとまっていない様子なら、静かに見守り、相手が切り出すまで待てばいいのです。来室者が話し始めたり、相談したいことが出てきたら、ゆっくり聞きながら対応します。

〈放置しない、見守る〉

来室者同士でのおしゃべりやコミュニケーションが始まったら、そのペースを尊重しながらも、目と耳と意識は離さず、見守ります。その場で起きることは、運営者に責任がありますからね。

「これは関わったほうがよい」と判断したら、ためらわずに「お茶入れましょうか」などとさりげなく話しかけて、場の雰囲気を変えましょう。

〈対応力を磨くための研修〉

「保健室」での対応力を磨くために「マギーズ流サポート研修」に参加する人が少なくありません。これは、来室者が話したくなるような聴く力を養い、支えたり支えられたりを体験するユニークな研修で、認定NPO法人マギーズ東京が毎年12月頃に開催しています（詳細は「マギーズ東京ホームページで　https://maggiestokyo.org/）。

また、運営力をつけるために起業を応援する行政のセミナーや業務支援を活用してから「暮らしの保健室」を開いたケースもあります。

なじみのある地元紙のクイズやトランプ
違和感なく入れて楽しく、尊厳を保つ

 各地の「保健室」は、なじみやすくて違和感のない活動メニューを揃えていて、イベントも上手。簡単にできて費用もかからず、楽しく過ごすうちに少し元気を取り戻したり、世間話をするうちに心を開いて「実は……」と、スタッフと相談になったりします。

⌂なじんだことで、入りやすく、自然に交流

各地の「暮らしの保健室」では、さりげなく配慮のある楽しい活動メニューを工夫しています。そのポイントは「気軽に人が集まりやすく、会話が生まれる」「交流することで活気づいて、自然な健康増進・介護予防になる」「地元の力を生かして、費用がかからず準備も簡単」「自然に健康や暮らしの気がかりの相談になっていく」こと。

認知症が少々あっても、違和感なく参加できて「自分（の尊厳）が保たれる」と感じられることも重要なポイント。自宅で読んでいたなじみのある地元新聞のクイズや幼い頃に楽しんだトランプなど、慣れていることなら自信を持って参加できるし、他の人に教える場面も生まれたりします。

⌂具体的な活動メニュー

［持ち寄りランチ会］［持ち寄りカフェ］

各自がお昼やおやつを持参して「保健室」でスタッフも一緒に食べるだけ。1人よりも誰かと食べれば自然に話し、笑い声も出るでしょう。

近くのお店に一緒に買いに行けば、ミニ散歩や買い物支援にもなります。地元商店との顔見知りのネットワークづくりになり、お店の売り上げ協力にもなり……、よいことばかりです。

［散歩・公園ランチ］

コロナ禍で、人が集まること自体が困難になっ

ています。「外出を控えてステイホーム」しすぎると、家にこもって誰とも話さず、食欲も落ちてしまい、フレイルが心配です。

本当は、こんなときこそ「保健室」が必要なのに……。各地の「保健室」は悩みましたが「3密を避けるには、戸外で、少人数で、距離をとればいい」という結論になり、散歩やウオーキング、体操などが、活動メニューに加わりました。持ち寄りランチ会や持ち寄りカフェも公園などでできますし、お花見や紅葉狩りも楽しみです。感染防止策をとっての安全な外出や人との交流に知恵を絞っています。

［ボードゲームの会］

家にあるゲーム類を持ち寄り、テーブルに並べれば準備完了です。幼いころになじみのある、かるた・トランプ（七並べや神経衰弱）・ダイヤモンドゲーム・コリントゲーム・花札・オセロゲーム・人生ゲームなどなど。

［新聞のクイズなどをみんなで解く］

なじみのある地元新聞のクイズ（クロスワードパズルや間違い探しなど）をホワイトボードに大きく書いて、みんなで知恵を集めます（写真1）。

クイズ「なんでも漢字」なら「次回は節分なので"節"と"分"のつく熟語を調べてきてください」と季節のテーマを出したり、ナンプレ（数

独）ゲームなども。

[お楽しみ]

　ハーモニカの上手な人の演奏会、体操で体を動かし、CD・DVD・楽器など、好きなものを持ってきて、みんなでいっしょに楽しみます。

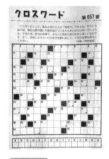

写真1

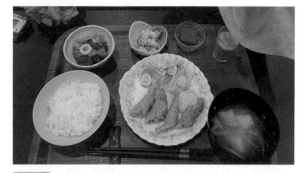

写真2　食支援としてカフェでランチを提供（みんなの保健室わじま）

地元とコラボで、催し企画や広報協力

　「暮らしの保健室」の隣近所・町内・商店・学校などとの交流は、情報や人を教えてもらったり、催しを一緒に企画したり、参加者募集やお知らせなどの協力を依頼する糸口になります。

　話し上手そうな人に「なにかお話ししていただけませんか？」と声をかければ、それがミニ講座の最初の一歩（宣伝ではなく、業界の知恵など）。まずは1回、お試し開催をして、手ごたえを確かめながら進めると確実です。各地の例は……。

・ドラッグストアの協力で、薬剤師のおくすり相談や化粧品のおしゃれセミナー
・行政書士の協力で、行政手続きや遺言ミニ講座
・歯科医院の協力で、口腔ケアや口腔体操
・眼鏡店の協力で、眼鏡の手入れや補聴器の話
・福祉ショップの協力で、車いす試乗会や摂食嚥下食・介護食の試食会
・保険会社や葬儀社の協力で、生命保険と医療保険の話、遺言書の話など
・趣味を生かして、香りでリラックス、ミニコンサート（音楽教室の生徒さんたちで）、レンタルスペース（壁面利用で作品展示）
・地元劇団の協力で、寸劇やミニ劇場など
・看護教員や大学院生の協力で、健康な暮らしや看病の知恵、病院のかかり方、賢い患者の話
・近隣の医療福祉系の学校とのコラボで、理学療法士学科の実習を兼ねてオリジナル体操教室

・子どもたちの夏休みの宿題をする寺子屋、子育てママ・パパが気楽に語り合えるカフェ
・みんなで語り合うアルコール付き夜の居酒屋

得意なことを生かした展開

　自分たちは何が得意で、何を利用できるかによって対応は違ってきます。「1人暮らしや食事がとりにくい人向け食支援」を例にとると……。

Ａ：近くにお弁当が買えるお店がある→一緒に買いに行き、選ぶのを支援

Ｂ：キッチンが使えて料理上手の人がいる→みんなで簡単な調理

Ｃ：調理師・栄養士がいる→ランチをつくって提供（営業の場合は保健所等に飲食店の届けが必要）。そして、みんなで食事を楽しみます。ただし、新型コロナウイルス感染防止のため、少人数で静かめにどうぞ（写真2）。

地元への「広報」「お知らせ」

　活動を考えるのといっしょに、案内や参加者募集の広報も考えます。チラシやポスターをつくって外に張り出せば、通りかかりの人が見てくれるでしょう。ホームページやフェイスブックがあればもちろんそこでPR。

　近所のお店にチラシを置いてもらったり、町内会の掲示板・回覧板などに入るといいですね。ツテを探すには、地区社協に相談して紹介してもらうこともできそうです。

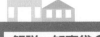

困った事態が起きることも想定して　頼りになるのは"地元ネットワーク"

 どんなことでも、多少のリスクが伴うのは自然なこと。「暮らしの保健室」も同じです。スタッフ間や周囲との関係でのトラブル、母体事業所の事情が変わって活動が難しくなる、また困難な状況にある来室者への対応なども。頼りは"地元ネットワーク"です。

🏠スタッフ間で

「暮らしの保健室」の活動が長く続くと、その間にはメンバー入れ替わり、ということもあるでしょう。そのときのメンバーの特技や使える時間に応じて、無理のない活動に変えていくのが自然です。また、スタッフやボランティアが何人も出入りすることで、考え方や役割の捉え方の違いが積み重なってもめたり、仲良しグループが他の人を排除したり、なども生じるかもしれません。

スタッフもボランティアも日頃からお互いにていねいなお付き合いをし、小さな気がかりを言葉として出し合えるよう定期的にミーティングをもつことも大切です。

ミーティングでお互いの役割を確認し尊重することはトラブル防止につながります。「保健室」の開設動機やめざすところを確かめ合い、受け継いでいくチャンスにもなりますね。

🏠周囲との関係で

お世話になっている周囲との関係で思わぬアクシデントが生じることもあります。例えば、大家さんの事情が変わり、場所が使えなくなる。母体事業所の事情が変わって、「保健室」のスタッフが他部署に配置転換になるなど。

これは気持ちを切り替えて、しばらくお休みして時を待つ。また「最初の動機」を思い出して知恵を絞る。新しい場所を探していたら、利用者が探してくれて再開した例もあります。意外な人が楽しみに待っていてくれたりします。

🏠来室者との関わりの場面で

「暮らしの保健室」は"誰でもどうぞ"が基本ですが、飲酒やたばこ、暴言・暴力などはお断りしなければなりません。

当人への配慮、その場にいる他の人への配慮をしながら、「暮らしの保健室」の雰囲気を損なわないように、ちょっとお茶目な感じや、ユーモアでくるんでソフトな感じで場を納めます。

・酒気帯びやタバコ対策としては、外に向けて「飲酒されているときは入室はご遠慮ください」などの張り紙を出しておく。そうすれば「お酒を飲んでないときにお待ちしていますね」とお断りしやすくなります。

・気楽な世間話の中で、選挙の話や宗教を勧める様子に気づいたら、さりげなく話題を変えます。それでもやめないなら「いろいろな考えの方がいるので、そのお話は遠慮してくださいね」と、はっきり伝えます。

・特定の商品を「勧めたい」「売らせて」という売り込みについては、「ここはお店ではないので販売はできないんですよ」と伝えます。

・マッサージやセラピーなどを「してあげます」

という（業者等の）申し出は、「ここはボランティアで運営しているので無料ですよ」と返事をすると諦めるようです。

- 大声を上げたり怒鳴ったりする人がいたなら、「大きな声を出すと、他の人が怖い思いをしますからやめてくださいね」と静かにはっきり伝えることが大切です。そして「何について怒っているのか」をその人からよく聞き、一緒に考えます。ときには、医療機関や行政機関や警察などに関わるべき問題が潜んでいることもあるので要注意です。

困難な状況にある来室者への対応

「暮らしの保健室」はよろず相談の場なので、難しい相談や困難ケースのときの対処も考えておきたいことです。ただし、「保健室」は医療機関ではなく、宿泊業でも、飲食店でもありませんから、今いる人と場とネットワークでできる範囲での対応になります。以下、具体的な対応です。

- 「ひとりで眠るのが怖いからここに泊めてほしい」という高齢者の場合は？

　まずはお茶でも飲んで、不安な気持ちを話しながら、できれば横になって休めるように。そのままお昼寝できればそれでよし。混乱した話から問題を解きほぐして、原因や対応を整理し、適切な方策があればつながれるよう一緒に考える。しばしゆっくりしてもらって、終業頃になったら、ていねいに「今日はもう大丈夫ですか。またよかったら、どうぞ」と送り出します。

- 「洗濯機が壊れて買うお金はない」という１人暮らしで認知症が進んでいる人の場合は？

　このときは社会福祉協議会に相談して、洗濯機を無料でもらえました。社協には、不要になって寄付された洋服・パジャマ・冷蔵庫・家具など日用品・生活雑貨などを備蓄しているところもあるので、相談できるとよいですね。

地元ネットワークでリスク・トラブル対処

　たくさんの賛同者・協力者に支えられてこそ、「暮らしの保健室」は続けられます。それも近く、遠く、課題別に。相互に励まし合い、楽しみ、知恵を出し合い、協力し合うようなネットワーク。それが、トラブル対応やリスク管理の面でも頼りになります。

　自分たちの手に余りそうなケースは、抱え込まずに、早めに相談しましょう。地元は知恵と情報の宝庫です。地元の理解者・協力者には折あるごとに交流して活動報告をしておきます。特に、来室者のことを相談したら、その後の経過報告は必須です。また、住居・家賃扶助・仕事のサポートなどの大きな問題でも、相談対応してくれる専門機関とつながることで、いろいろな情報や知恵を得られ、解決の道筋が見つかります。

　例えば、次のような相談先が浮かびます。
〈行政や公的機関〉地域包括支援センター、社協、公民館、保健所、保健師、福祉避難所、警察……。
〈個人的なつながり〉同級生・同窓生（小・中・高・大・専門学校の）、子ども会、PTAのママ友・パパ友、親戚、友人……。
〈地域のつながり〉自治会、町内会、商店会、道の駅、温泉、図書館、商店、農協、漁協……。

＊

　知り合いから知り合いへ、気の合う人、波長の合う人のネットワークは広がっていきます。組織として、と同時に、個人としてもつながることができれば「暮らしの保健室」らしいですね。いざというときSOSを出しやすく、知恵を絞って助け合いができる関係が育まれますように……。

　各地で活動する「暮らしの保健室」同士も、そんな心強いネットワークになれればと思います。

「暮らしの保健室」の公式ホームページを閲覧！

https://kuraho.jp

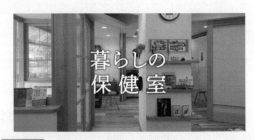

写真1　冒頭に流れるスライドショー

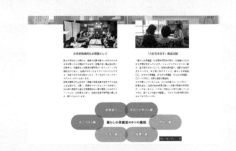

写真2　すべての基本"6つの機能"

◎冒頭に流れる素敵な写真

「暮らしの保健室」の基本を知りたい！　そう思った方は、「暮らしの保健室公式ホームページ」を訪ねてみましょう。

実はgoogle検索で「暮らしの保健室」と入力してみると、とてもたくさんのサイトがヒットしてしまい、本家本元の「暮らしの保健室」の公式ページになかなかたどり着きません。そこで、すぐに訪ねるためには

https://kuraho.jp

と入力してください。

まず、「暮らしの保健室」事務局の神保康子さん撮影の迫力満点だけれども温かな写真がスライドショーで数枚流れて、皆さんを迎えてくれます（写真1）。

◎シンプルなメニューで、すべて必見

ホームページのメニューは

・暮らしの保健室とは？
・誕生までのストーリー
・はじめてみたい方へ
・暮らしの保健室の仲間たち
・お問い合わせ

と、とてもシンプルです。

上部のメニューからいきなり飛ぶこともできますが、スクロールをしていけば順番に表示されます。やはり、「暮らしの保健室とは？」から読んでいくのがオススメです。

スクロールすると、まず「お知らせ」から始まります。そして「暮らしの保健室とは？」では、保健室の概念、"6つの機能"の説明を読むことができます（写真2）。

次の「誕生までのストーリー」では、本書の「総論」で語られていることが要点を絞って説明されています。そして「はじめてみたい方へ」では、始めるに当たって何が一番大切なのかが示され、「関連書籍」や「開設までのステップ」も示されています。

さらに、「暮らしの保健室の仲間たち」は、本書にも登場する「肝付暮らしの保健室」「沼田町暮らしの安心センター」「ふじたまちかど保健室」を本書の企画・編集委員が取材した記事です。多くのカラー写真が掲載されており、より視覚的に各地の「暮らしの保健室」の姿を見ることができるでしょう。

◎WEB上で質問できる「お問い合わせ」ページ

最後の「お問い合わせ」では、WEB上で入力できるフォームが示されます。「暮らしの保健室」を始めてみたい人は、まず、ここで質問をしてみるのもよいでしょう。ただし、質問は漠然としたものではなく、要点を押さえた内容にしていただくのがよいと思います。

「暮らしの保健室」のホームページを訪ねてみたときから、あなたのチャレンジが始まりそうですね！

＊このホームページは、日本財団の助成（2019年）により作成されました。

報告 1

各地の保健室レポート

関東ブロック

東京・新宿の「暮らしの保健室」から飛んで行ったタンポポの種は全国各地で芽を出したかのように地域の中で保健室活動を展開し始めています。「報告」では、全国ブロック別にさまざまな「保健室」からのレポートをお届けします。「報告1」は関東ブロックです。

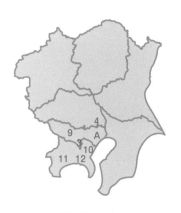

A（東京23区）
1.2.5.6.7.8

敷居の低い "よろず相談所"
「暮らしの保健室」の日々

秋山 正子 ◦ Akiyama Masako

暮らしの保健室 室長
訪問看護師

神保 康子 ◦ Jimbo Yasuko

暮らしの保健室 事務局
社会福祉士

　「暮らしの保健室」は、誰でも予約なしに無料で、がんの療養相談、健康や介護のことなど、暮らしの中でのさまざまな困りごとの相談ができる場として、高齢化の進む巨大団地の商店街の一角に、2011 年 7 月に誕生しました。

　ワンストップの相談窓口であり、居心地のいい地域のサロンのような役目も果たし、ミニレクチャーやアクティビティなども開催しています。さらに、専門職向けの事例検討会も行い、地域の医療介護、福祉の連携拠点としての機能も果たす場になっています。

　ここでは第 1 号の「暮らしの保健室」の歩みをあらためて時系列で振り返るとともに、寄せられた相談事例もいくつか紹介していきます。なお、詳しくは「総論」や（p.016）「メイキング オブ 暮らしの保健室」（p.006）もご覧ください。

地域のニーズをキャッチして始まった挑戦

　「暮らしの保健室」開設のきっかけは、訪問看護の実践の中で聞こえてきた声でした。「暮らし の保健室」を立ち上げた秋山正子室長は、訪問看護が制度化される前から、新宿区で 20 年以上訪問看護を続けてきた訪問看護師です。その実践の中で、医療や健康、介護などのちょっとした疑問や困りごとの相談を、どこにしたらいいかわからなかったり、遠慮したりしているうちに深刻な事態に陥ってしまう人たちの多さに気づきました。

　特に、がんの在宅療養の場合には、人生の最終段階の本当の最後に退院をされる人も多く、「もう少し早く在宅医療につながっていたら、もっと穏やかな時間を過ごすことができただろう」と思われることもたくさんありました。

　「地域の人たちが気軽に相談でき、適切な情報や必要な社会資源と早期につながることができるような場が必要」と考えていた矢先、「空き店舗を安く貸してもいいですよ」という話が舞い込みました。2010 年 11 月のことです。

　秋山室長が、新宿区と共同の事業として継続してきた「在宅療養推進シンポジウム この街で健やかに生き、穏やかに逝く」で、室長の話を聞いた地域の元民生委員の方からの申し出でした。

　申し出のあった空き店舗は、全部で 35 棟とい

表 「暮らしの保健室」10年間の歩み

1992 年 9 月	秋山正子　新宿区で訪問看護を開始（2001 年 7 月にステーション起業）
2008 年 11 月	秋山正子　英国のマギーズセンターを知る
2009 年 2 月	英国マギーズセンター視察
2010 年 11 月	新宿区との共催のシンポジウム後、空き店舗の大家さんと出会う
2011 年 4 月	在宅医療連携拠点事業のモデル事業に「暮らしの保健室」が選ばれる 2011 年〜 12 年
2011 年 5 月	「暮らしの保健室」開設に向けた空き店舗改装工事始まる
2011 年 7 月	「暮らしの保健室」オープン
2011 年 7 月	地域の方に向け「熱中症・脱水症予防講座」開催、以降毎年
2012 年 4 月	秋山正子　ヘルシー・ソサエティ賞 受賞
2012 年 11 月	「暮らしの保健室」が「あたらしい医療のかたち賞」受賞
2013 年 7 月	地域のラジオ体操会場でミニ講座　以降毎年
2013 年	週 1 回のお食事会（からだにやさしい食事）始まる
2013 年 10 月	マギーズウエストロンドンセンター長を迎えて セッション開催
2013 年 10 月	戸山ハイツのフリマにボランティアさんが出店 売り上げ寄付、以降毎年
2014 年 7 月	日テレ「news every.」で 10 分の番組として紹介される
2014 年 9 月	NHK スペシャル「新宿 "人情" 保健室」放送
2015 年 3 月	ヨガのアクティビティ始まる
2015 年 6 月	東京家政大学女性未来研究所との共同プロジェクト戸山ハイツの未来の物語をつむごうプロジェクト　発足
2016 年 2 月	第 1 回 暮らしの保健室全国フォーラム 開催
2016 年 2 月	テレビ朝日「スーパー J チャンネル」で都会の保健室　放送
2016 年 3 月	毎月 1 回開催の「暮らしの保健室勉強会」が 50 回を数える
2017 年 2 月	第 2 回 暮らしの保健室全国フォーラム in 豊洲　開催
2017 年 4 月	地域の薬局で出張保健室　月 1 回　1 年間
2017 年 11 月	2017 年度 グッドデザイン賞　特別賞〔地域づくり〕　及び BEST100 受賞
2018 年 1 月	第 3 回 暮らしの保健室全国フォーラム in 豊洲　開催
2018 年 4 月	暮らしの保健室のつながりで、戸山ハイツ住民による「介護予防・日常生活支援総合事業」住民主体による通所型サービス B「あうねっと」が始まる
2019 年 2 月	2019 暮らしの保健室全国フォーラム in 豊洲 開催
2019 年 6 月	コミュニティケア臨時増刊号『「暮らしの保健室」のはじめかた』発行
2019 年 8 月	秋山正子　第 47 回フローレンス・ナイチンゲール記章受章
2019 年 12 月	WHO 西太平洋地区から「暮らしの保健室」視察
2020 年 1 月	毎月 1 回開催の「暮らしの保健室勉強会」が 100 回を数える
2020 年 2 月	2020 暮らしの保健室全国フォーラム in 戸山ハイツ　開催
2020 年 4 月	初のオンライン「暮らしの保健室勉強会」開催、以降オンライン開催に
2020 年 12 月	秋山正子　第 72 回 保健文化賞 受賞
2021 年 2 月	2021 暮らしの保健室 オンライン全国フォーラム開催
2021 年 7 月	「暮らしの保健室」オープン 10 周年

う大きな都営の団地、都営戸山ハイツの一角です。約 3300 世帯・約 5300 人が暮らしていますが、新宿区内の他の地域と比べると、高齢化率はずば抜けて高く、2011 年当時ですでに 46.3％でした（2020 年現在は 57.0％とさらに高く）。

近隣には大病院も複数あるため、団地以外の人たちも立ち寄れる場になればと、かねてから温めていた構想の実現に向けて動き始めました。

場所と運営費の見通しが立ってスタート

設計図までは一気に進みましたが、改修費や運営費については、いろいろな人に相談したり、助成金を調べて書類を整えたりしていたとき、地域で訪問診療をしている医師から、厚生労働省の「在宅医療連携拠点」のモデル事業への応募を持

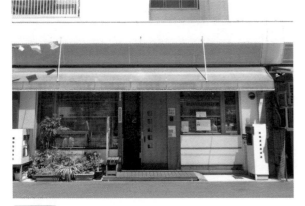

写真1　大きな団地の商店街にある「暮らしの保健室」

ちかけられました。2011年2月のことです。

　新宿区には大学病院や大きな急性期病院が多い一方で、在宅ケアへの理解と連携が広まりにくいという状況もあったことから、応募してここを拠点に在宅医療の連携にも取り組もうということになりました。

　団地以外の人も立ち寄りやすいように「暮らしの保健室」と名づけ、計画は進みます。2011年4月には、全国10カ所のモデル事業の1つに選ばれるに至り、運営費用のめどが立ったことで、本格的にスタートしたのです。

　（その後、東京都の在宅療養推進市区町村窓口事業に新宿区と共に応募して3年間、その後は新宿区の「がん療養相談窓口」事業と、地域医療・介護多職種連携推進事業の委託を受けるに至っています）

ちょっと寄ってみたくなる居心地のいい場所

　もともと書店だったこの場所は、数種の店舗や倉庫として使われた後、シャッターが下りたままでした。その壁と柱だけになっていた空間を改修し、2011年7月1日、戸山ハイツ33号棟の1階に「暮らしの保健室」が誕生しました。

　ホッとできる明るく家庭的な空間です。木をふんだんに使用し、自然光がたっぷり入る室内には、大きなセンターテーブルと、お茶を入れられる小さなキッチンカウンターが。そして、少人数で話したいときにはスペースを区切ることができる相談室、畳敷きの小上がり風のスペースもあります。

　現在、月〜金曜日の9時〜17時に「医療・介護・福祉相談」、毎月第4土曜日10時〜14時に「がん療養相談」を行っています。

　月〜金の午後に看護師が常駐するほか、月に数回、薬剤師や管理栄養士も相談にのります。無料で予約も不要です。来室する人を、まずあたたかく迎えて入れてくれる人も必要でしたが、訪問看護を利用していたご家族など約30人がボランティアとして、シフトを組んで手伝ってくれることになりました。

　地域の人たちに知ってもらうために、訪問看護でもつながりのあった社会福祉協議会の方に、挨拶まわりの順番も教えてもらうなどしながら、理解者を増やしていきました。団地の住民向けには約3300ある全世帯に「暮らしの保健室」のパンフレットとチラシを配布したり、健康や在宅医療に関する講座などを開いたりしつつ、機会があればメディア等で発信もしていくことで、少しずつ来室者も増えてきました。

　寄せられる相談は、実にさまざまです。

「薬を処方してもらったけれど、何の薬か分からなくなってしまった」

「病院やクリニックでもらった検査結果の読み方、意味を知りたい」

「家族が退院してくるけれど、在宅医療はどうやって受けたらいいのか」

「1人でいると不安になって、いてもたってもい

られない」

「がんで余命数カ月と言われたけれど、自分でできることをしたい」

「ちょっと体調が悪いけれど、病院に行ったほうがいいのか」

　などなど、これはほんの一部。ただおしゃべりを楽しみに訪れる方、週1回の食事会や手芸の集まりに訪れる方もいます（2020年3月から食事会は休止中／2021年2月現在）。

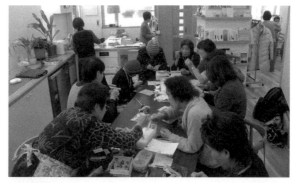

写真2　さまざまなアクティビティも（2021年2月現在、密を避け、開催を一部制限しています）

まず始めてみることで見えてきた〝6つの機能〟

　「地域の人たちが気軽に相談でき、適切な情報や必要な社会資源と早期につながることができるような場が必要」という、いわば仮説を立ててオープンし、地域のニーズに応えて行った結果、「暮らしの保健室」の持つ機能がだんだんと見えてきました（図はp.019参照）。その機能は、

①健康に関する「相談窓口」

②在宅医療や病気予防について「市民との学びの場」

③受け入れられる「安心な居場所」

④世代を超えてつながる「交流の場」

⑤医療や介護・福祉の「連携の場」

⑥地域ボランティアの「育成の場」

の6つ。

　最初から想定していたのは①②③です。⑤の機能は①②③をするためには必要であった要素でもあり、「暮らしの保健室」に寄せられた、医療とも介護とも福祉とも区別のつかない、連携が必要な事例を毎月1回の「暮らしの保健室勉強会」で課題を共有していくうちに醸成されてきた側面もあります。この「勉強会」は、地域の多職種が集まって、フラットに膝をつきあわせて事例について話し合うもので、2020年1月の開催で100回を数えています（その後、オンラインも活用）。

　さらに、活動をしていく中で見えてきたのが、④と⑥の機能です。看護や福祉の仕事をめざす学生の実習の場としても「暮らしの保健室」が活用されることで、若者と地域の人たちとのつながりが生まれ、介護保険の「介護予防・日常生活支援総合事業」の住民主体による通所型サービスBに発展した例もあります。また、相談に訪れた人がその後、落ち着かれてから、ボランティアとして加わってくれることもあります。

　次に、相談事例を2ケース、ご紹介します。

［事例1］変化に対する不安をていねいに受け止め続ける

【Mさん　80歳代／女性／独居】

　「暮らしの保健室」がオープンしたばかりの2011年の夏、Mさんが、地域の社会福祉協議会の職員さんに付き添われて訪ねて来ました。数年前に夫に先立たれて1人暮らし、子はなく親戚も遠方です。

　東日本大震災以降、不安が強くなったMさんは、近所の友人の家へ夜中でも訪ねて行ってしまい、関係が悪化してしまいました。

また、同時期に、信頼していた主治医の変更とケアマネジャーの変更が続いたこと、介護保険サービスを利用しはじめたことで、ずっと利用していた地域の老人クラブに通えなくなるなど、さらに不安感・孤立感が増していきました。

1人でも自分のことをきちっとこなしてきたMさんは、自分でなんとかしようと、心配事について新宿区のいろいろな窓口に相談したり、具合が悪くなると救急車を呼んで大病院を受診したりしていました。

Mさんが「暮らしの保健室」に来られたのは、「1人暮らしは不安なので、親戚がいる関西の施設に入りたい。施設を一緒に探してほしい」という相談をするためでした。

「暮らしの保健室」の看護師は、よく話を聴いて、関西の施設の資料集めから始めることにしました。Mさんの自宅にいろいろな郵便物が届くと不安になるので、送り先を「暮らしの保健室」にして、資料が揃ったら一緒に開封して検討。

結果、Mさんの案は現実的ではないことを本人も納得できたのですが、それよりも、それまで個別に対応していた、周りの関係者が連絡を取り合って状況を共有することで、Mさんは、みんなが自分のことを気にかけてくれているという安心感を得ることができ、落ち着きを取り戻していきました。

その1年後には、忘れてしまうこと、自分でできないことが増え、不安が再び増長し、夏の暑い日に水も持たず食事もせずに出かけていき、「暮らしの保健室」への来室頻度も増してきました。そのため、来室時には脱水に注意して、看護師は水分補給の対応なども

都度行っていました。

持病があり、腹痛などの症状を訴えることもあったため、看護師が受診同行をし、医療と連携をとる一方で、本人と話し合いながら地域包括支援センターとも連絡を密に取り、介護サービスの検討も一緒に行いました。

この時期に軽度のアルツハイマー型認知症と診断されましたが、介護保険でのサービスが整って馴染んでくると、また落ち着いていきました。

身体の変化、環境の変化で不安になることをその後も繰り返しながらではありましたが、Mさんは最初の相談から約7年間を自宅で過ごされました。

[事例2] 不定愁訴から認知症初期診断へ

【Nさん　80歳代／男性／独居】

Nさんは離婚後、1人暮らし。元妻、息子とは近くにいるが疎遠という方でした。1人暮らしとなり、環境が大きく変化する中、C型肝炎等で通う、かかりつけ医からの紹介で「暮らしの保健室」に来室されました。

その後、C型肝炎の治療の辛さ、治療法について医療者への不信感を訴え、頻繁に来室するように……。やがて親しい友人が亡くなったことが引き金になり、急に記憶障害が出始め不安定になり、不自由さや、周囲との摩擦による孤立感を抱えるようになります。

「暮らしの保健室」では、不信感を募らせるC型肝炎のことについて看護師がじっくり話を聴き、一緒に整理しながら考えていきました。そして、相性が合う男性ボランティアが話し相手に。行きたいときにいつでも行ける場所、安心して話ができる場所として認

識されるようになりました。

やがて、地域の中の医療機関と、日頃からの関係性でNさんについて情報共有ができ、認知症の初期診断につながりました。その結果、Nさんは落ち着きを取り戻し、週1回「暮らしの保健室」の植木の手入れなどを担当するように。

認知症診断後、肝硬変・肝がんの悪化で亡くなるまでの2年間、Nさんは1人暮らしを継続、最期にご家族との関係も少し修復することができました。

日頃のおつきあいの中で 自分の力を取り戻す支援

この他にもさまざまな方に利用されていることから、ちょっとしたことがあったとき、「とにかく行って話してみよう」と思える場に「暮らしの保健室」はなっているようです。地域の医療機関や行政の窓口から、「暮らしの保健室に行ってみたら？」と紹介していただくこともあります。

ここで「暮らしの保健室」の立ち位置・関わりのポイントをまとめます。

①**暮らしの中で、何かが起きる前からのお付き合いがあり、安心して訪ねることができる居場所としての認識されている**

②**それが、日常の中でのさまざまな身体の変化や、行動の異変の出来事への気づきにつながり、暮らしの中での支援につながりやすい**

③**日々のちょっとした困りごとについて一緒に考え、家族や関係機関と一歩踏み込んだ調整が可能になる地域ネットワークが「暮らしの保健室」をハブとしてできあがっている**

④**看護師を中心とした相談支援体制があることで、**

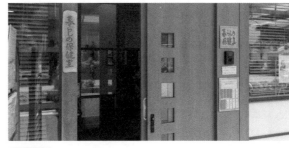

写真3　いつも扉は開いていて、外からは中の様子がなんとなく見え、中からも外が見えるのも安心の秘訣

健康不安が強いときに支えになりながら、医療も含めた暮らし全般の支えの「組み立て」「予測してつなげる・つながる」ことができる場所となりえる。

上記のようなことができるためには、先に挙げた"6つの機能"がやはり欠かせません。

継続的に関わりながら暮らしを支えるアプローチをしていくことで、地縁の切れた大都会の1人暮らしの方でも、認知症があっても、体調や状況が一気に悪化することを抑えられるという経験をしてきました。現状維持や改善に向けた関わり方のヒントを、今後も見つけ、発信できたらと考えています。

＊

2020年から2021年2月現在、新型コロナウイルス感染症の影響で、地域の高齢者の多くは外出を控えるなどして、心身の機能が落ちてしまう様子も見受けられます。そのため「暮らしの保健室」は細心の注意を払いながら、静かにオープンしています。常連となっていたような方々には、時々電話をかけたり、外でばったり会ったら挨拶とちょっとした立ち話をしたり……。

「そんなに寄るわけじゃないけど、開いていると安心する」という声もあるように、とにかくそこにいつもあり続けること自体が、1つの大きな役目だとも思っています。

陽の光がたっぷり差し込むカフェは「つながりたい思い」が詰まった居場所

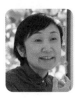

山田 純。Yamada Jun

Cafe energize 暮らしの保健室 室長
看護師・介護支援専門員

〈取材〉神保 康子

■ 総合病院等の病棟に従事。27歳で結婚退職し、子育てと家事中心のライフサイクルへ移行。40歳を過ぎてから仕事中心へシフトし、クリニック、訪問看護ステーション勤務を経て、介護支援専門員を取得したことを契機に、地域包括支援センターに勤務。その後、独立し、現在に至る。

　誰でも気軽にちょっと立ち寄りたい気持ちになる素敵なカフェと「暮らしの保健室」が組み合わさった場が、東京・中野にあります。地域包括支援センターに勤務していた看護師が始めた「暮らしの保健室」を取材しました。

特に宣伝していないのに人が集まってくる場の力

　地域の人たちの散歩コースとして親しまれる、神田川沿いの遊歩道から一本入った住宅街。その一画に、赤いテントが目を引く小さなカフェがある（写真1）。「Cafe energize（カフェ エナジャイズ）」だ。Energize とは「エネルギーを与える」という意味。ここを訪れた人が少しでも元気になってくれたらという願いが込められている。

　扉のそばには「暮らしの保健室」（以下：保健室）の看板が（写真2）。月曜〜水曜は「保健室」の日で、木曜〜日曜には、朝ごはんも食べられるカフェをオープンしている場所なのだ。

　カフェの店主、山田純さんは看護師。総合病院の病棟勤務を経験し、結婚・子育てを経て、地域のクリニックから仕事を再開し、やがて訪問看護の道へ。近県在住で、がんを患っていた実母の元へ通っての介護を経験したこともあり、さらに人々の暮らしに身近な存在でありたいと、介護支援専門員（ケアマネジャー）の資格も取得した。

　地域包括支援センターで認知症地域支援推進員をしていた頃、「地域に誰でも来られる居場所をつくることがもっとも必要ということを、強く感じることが多々あった」という。

　「地域包括支援センターの職員という立場ではなくて、一地域住民として同じ視点に立ちたい」と、一念発起。2020年6月、自宅の敷地内でカフェと「保健室」を始めた。東京でも新型コロナウイルスの感染拡大が一時落ち着いてきた頃そっと、近隣にも広報を一切しないオープンだった。

　にもかかわらず、おしゃれな外観と心のこもった料理、居心地のよさ、神田川沿いの遊歩道に近い立地、そして、「どなたでもどうぞ」という「保健室」の活動が展開される不思議な場所を地域の人々が放っておくわけもなかった。

　カフェにはほどよく人が入り、モーニングからランチ、ティータイムをあわせると、1日40〜50

Cafe energize 暮らしの保健室の概要

[スタッフ数] 12人（看護師5、ケアマネジャー1、他6）
[利用者数] 40〜50人／1日（Cafe利用含む）
[設置主体] Cafe energize
[開設日] 2020年6月

[所在地等]
〒164-0012 東京都中野区本町2-5-6
TEL：03-6300-0107

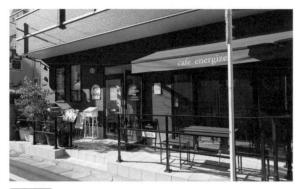

写真1 お店前景。テラス側はペット同伴もOK。犬をつなぐフックや水飲みも

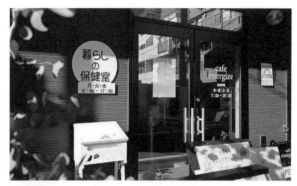

写真2 通りからも目立つ「暮らしの保健室」の看板

人が利用する地域の居場所になっていた（2021年2月現在、新型コロナウイルス感染症対策のため2020年12月からカフェは休業中）。

同時に「保健室」の活動も、徐々に知られるようになってきた。

都会の住宅街に開かれた「暮らしの保健室」

およそ33.5万人が15.59 km²に住む中野区は、市区町村人口密度ランキングでも全国第2位。新宿区と渋谷区にも区界を接し、それらの区へ通勤する人も多く住む。高齢化率は約20.2％と低めで、15歳から64歳の生産年齢人口の割合は全国トップレベルに高いが、14歳以下の年少人口の割合が極端に低いという特徴もある。

Cafe energizeのある中野本町は、宅地の割合が高く、町別人口は区内でもっとも多い。人が密集しながらも、つながりが不足していると感じていた山田さんの実感は、カフェと「保健室」をオープンして確信に変わった。人とつながりたい、役に立ちたい人が自然と集まってきたからだ。

カフェのスタッフでもある高橋英子さんは、ここができてから、すぐに話を聞いてもらいに来た1人。長く介護してきた90代の母親を亡くしたばかりだった。入院していたけれど、まさか最期の最期で会えなくなるなんて想像もしていなかったそう。コロナ禍で面会できなくなり、「ひとりで逝かせてしまった」という心残りをずっと胸に抱えてきた。友人たちにも会えず、散歩で気を紛らわしていたときに、Cafe energizeと「保健室」を知り、山田さんに話を聞いてもらったという。

「話して気持ちの整理がつきました。今度は私も何かお役に立てたら、というのと、仕事をリタイアしてから3年間ずっと家にいたので、外に出なきゃ元気になれないなとも思って」、高橋さんは「保健室」やカフェを手伝うようになった。

また、週に1回、来訪者の話し相手などの協力をする木下啓子さんは、山田さんとはワンちゃんつながり。遊歩道を毎朝散歩していて知り合った。

別の地域で民生委員をしていた経験があり、ここでも何かできたらと、地域包括支援センターで働いていた山田さんには時々話していた。そんな縁で活動に参加することに。

木下さんは、介護と看取りの経験を活かして相談に乗るだけでなく、時々通って来るペットロスの人の話し相手にもなっているという。

「体の動く間は、地域のボランティアとして何かしたいなと思っていましたから、こうして活動できるのが嬉しいです」（木下さん）

それぞれが特技を活かし、提供できるサポートが増えていく

"何か"が必要と思っていたのは、住民だけでなく、地域の専門職も同じだったらしい。

クリニックで看護師として働きながら、週1回、休みの日にボランティアで相談に乗る今福敦美さんは、山田さんのかつての同僚だ。お互いに職場は変わったが、同じ町内に住んでいて、顔を合わせることがあれば近況を報告しあっていた。

「山田さんに声をかけていただいて、私は訪問看護の経験はないんですが、母が認知症ということもあって、ここで勉強をさせていただきながらお手伝いをしています」（今福さん）

また、今福さんは、聴覚障がいのある家族とのコミュニケーションで培われた「手話」という特技を活かし、聴覚障がいのある人が訪れた時の相談サポートも行う。他にも現役で働くかつての同僚看護師や、今は現役を退いているが「保健室」という活動に共感・賛同してくれている看護師の協力が得られている。

隣の渋谷区で居宅介護支援事業所を開業しているケアマネジャーの上忠弘さんは、月に1回、半日ここにいて、「介護の手前の手前くらい」のいろいろな相談に乗る。山田さんが渋谷区の地域包括支援センターで働いていた頃からのつながりだ。

「気軽にちょっとしたことを相談できて、ご家族を亡くした後の気持ちも癒していける場があるというのは、大事だと思っています」と上さん。

あるとき「入院している祖母にコロナで会えないので家に連れて帰りたい」という相談があった。初めての在宅介護ということだったが、上さんや山田さんは話を聞いて介護と在宅医療について情報面などでバックアップし、木下さんも介護経験を話すなどしてサポート。祖母が自宅に退院できた後も、わからないことがあると「保健室」にやって来るその家族と一緒に解決策を考えた。祖母自身は、公正証書（遺言）も作成するなど最期の準備をして、約2カ月後に旅立った。

看取りの後で報告に来た家族は「保健室」のメンバーにこう話したという。

「暮らしの保健室がなかったら、どうしていいかわからなかったと思う。あのまま退院できなかったら、祖母は天井だけ見て誰にも会わずに命を閉じることになるところでした。在宅で、ピザもハンバーガーも、祖母の好きなものを食べられて、一緒に幸せな時間が過ごせました」

なぜカフェと暮らしの保健室？

「保健室」の日である月曜〜水曜には、相談ごとや話をじっくり聞くほかに、それぞれ何かしらのイベントがある。月曜は手芸や寄せ植えなどの教室、火曜は若年性認知症の会の集まり、水曜は絵手紙と、幅が広がっている。もちろんそれをめざして来る人もいるが、カフェに来店したことをきっかけに「保健室」を知る人も多い。

また、カフェに来ただけと思っていても、この"迎え入れられるような雰囲気"に癒されて、自分を取り戻すきっかけになったりもする。

ある男性客は、山田さんにこう語った。

「身内を看取った後、介護もやり切ったし、悔いもないと思っていました。でも1人でカフェに来て、一言二言他愛ない話をすることがこんなにも癒されて救われる気持ちになるなんて思わなかった。ここは自分にとって、本当に保健室だ」

カフェのお客さんは、男女ともに、1人で来てゆっくり過ごす人が大半だそう。「知らず知らずにその人の居心地のいい場所になるって、ある意味、地域貢献になっているのかな」と山田さん。

一方、その雰囲気だけでなく、「食支援」という意味でもカフェと「保健室」の親和性は高いと、山田さんは考えている。カフェで栄養面を改善しつつ、「保健室」の日には手芸などに参加しながら、心身の健康を取り戻す人もいるからだ。

朝早く目覚めた高齢者の居場所になればというのも、カフェをオープンしようと考えたきっかけのひとつだ。朝7時からの朝ごはんを食べに来るのは高齢者のリピーターがほとんど。

「"すごく助かる"と言っていただきました。1日に一度はきちんと栄養バランスのとれた食事をしていただきたいから、高齢者の栄養を考えたメニューにしたんです」

「保健室」で週に1回集まっている、若年性認知症の会の人たちが、一緒に朝ごはんを食べる「朝食サポート」も月に1回開催するようになった（2021年2月時点では休止中）。

カフェを休業して気づいたこと

2021年2月現在、「保健室」の日はオープンし

ているが、カフェは新型コロナウイルス感染症対策のために休止している。

とはいえ、決して楽な日々ではない。カフェの売り上げでなんとか「保健室」の固定

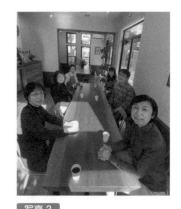

写真3
「暮らしの保健室」チーム集合、店内はガラス扉で仕切ることができる

費を賄え、カフェのアルバイト代も払えていたのが、その収入がなくなったからだ。山田さんがクリニックに"出稼ぎ"して「保健室」を回している状態だ。

東京で「保健室」を開くときの大きな壁は、場所。でも山田さんの場合は、婚家で染物屋を営んでいた自宅敷地の一画に賃貸住宅を建て、1階をカフェと「保健室」にすることができた。

ただ、「保健室」の運営費はカフェ収入で賄うのが基本。そのためカフェの日には午前4時には店に出て準備をし、夜は22時過ぎまで働き詰めだった。さらに念には念を入れての新型コロナウイルス感染症対策という緊張感もあった。

「実は休止してみて、私こんなに疲れてたのねって気がついた」と笑って振り返る山田さんは、運営体制も見直しているところだ。

「大変だけれど、場所があるからこうして人とつながることができるんですよね。看護師として医療の世界に閉じこもらないで、地域につながれる、それがここを開いて何より嬉しいことです」

誰でも気軽にちょっと立ち寄りたい気持になる、素敵なカフェと暮らしの保健室の組み合わせ。地域のポテンシャルを引き出して、まさに地域を"エナジャイズ"する場に育っていく予感がする。

認知症があってもなくても
ゆるやかにつながるプラットフォーム

松本 礼子 ●Matsumoto Ayako

NPO 法人ひまわりの会 代表
社会福祉士

〈取材〉**神保 康子**

■ 高校〜大学時代、セツルメント運動に参加。その後は福祉の世界から遠ざかっていたが、認知症だった義母の介護経験を経て、1995年に日本社会事業大学入学。卒業後、高齢者介護を展開するNPOに就職。2003年に独立し、認知症ケアについて全国のさまざまな実践を見て回り、地域での活動も開始。2013年にNPO法人ひまわりの会を立ち上げる。

　地域密着型通所介護（小規模デイサービス）と社会貢献事業を両輪として活動する、NPO 法人ひまわりの会を 2013 年 6 月にスタートさせた松本礼子さんは「学校にあるような保健室って地域に必要だよね」「新宿の"暮らしの保健室"みたいなのをつくりたいね」と仲間と常々話していた。さっそく秋山正子さんの「暮らしの保健室」の見学に行き、ヒントを得つつオリジナルの場をつくった。それが「まちの保健室 町田」だ。

やりたいことを
どんどん実現する場

　神奈川県と境を接する東京都町田市は、人口およそ43万人。東京都心から30〜40kmで、横浜の中心部からも20〜30km圏、1960年代にベッドタウンとして発展している。高齢化率は約27％と全国平均よりやや低めである。市の中心部は、JR 町田駅と小田急線町田駅が一大商業地域を形成し、その周辺には大規模団地や住宅街が広がる。さらにその周りには農業地帯や緑豊かな丘陵地が広がり、利便性と自然の両方を兼ね備えている。

　町田駅からバスに乗って 10 分ほどの住宅街にある「まちの保健室 町田」（以下：保健室）は、地域の人たちからの健康や介護などの相談を受ける以外に、町田の特徴も活かして繰り広げられるさまざまな活動の拠点となっている（図1）。

　認知症のある人たちが週 1 回集まって自分たちが話したいことを自由に話し合って過ごす「認知症とともにあゆむ人 本人会議」や、その中から、女性同士で好きに"おしゃべり"したいという人たちの声に応えて始まった「町田女子会」、本人会議での「認知症だって働きたい」という声から生まれた「HATARAKU 認知症ネットワーク」は、仕事をしたい人が週 1 回集まり、町田市から受託した竹林の整備などを行う（写真1）。

　「かぐや姫工房」は、竹林整備で出た竹の廃材を使って作られた炭を、家庭で使いやすいように布袋に入れるなどして商品化する集まりだ。「つまの会」は、HATARAKU 認知症ネットワークなどの活動に夫が参加している間にできた妻同士のネットワークで「保健室」を使っておしゃべりをしたり、情報交換をしたりしている。

　そのほかどれも自然発生的、もしくは「やりた

まちの保健室町田の概要

[スタッフ数]　常勤1人、非常勤2人

[利用者数]　3〜5人／1日平均

[設置主体]　NPO法人ひまわりの会

[開設日]　2013年6月

[所在地等]
〒194-0036 東京都町田市木曽東1-24-20
Tel：042-732-3451
月〜金：9時〜17時

図　NPO法人ひまわりの会と「まちの保健室」の活動領域。ここに書き切れないさまざまな活動がある

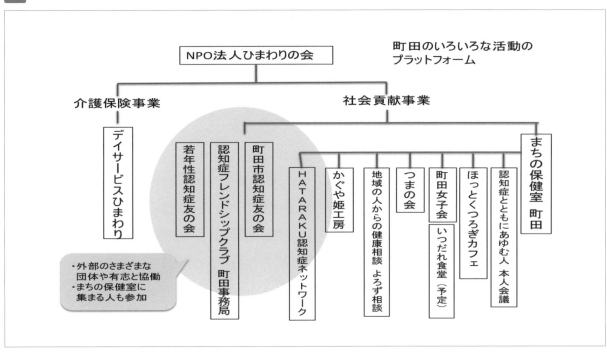

い」という声から立ち上がったもので、松本さんたちは必要であればそのための場づくりを一緒に考えて人をつなぎ、開催をサポートする立場だ。だから活動はゆるやかに他の団体や地域の人とつながっている。

収益事業と社会貢献を両輪に

「（保健室の活動は）やりたい人が集まって来て自主的に運営されているんです」と話すNPO法人ひまわりの会 代表の松本礼子さん自身は、もともと理系の学部を出ているが、40代で福祉系の大学に入り直して社会福祉を学んでいる。

きっかけは、認知症だった義母の介護経験。「もっと何かできることはなかったのだろうか」という後悔もあって、介護や福祉の道に。そして、2回目の大学卒業後に就職した、グループホームを展開するNPO法人で、「私たちの暮らしの中にあるものは、自分たちで主体的に考えて解決をして、暮らしやすさを生み出していくものなんだと教えてもらった」という。

NPOを辞めてからは、要支援ではあるけれど1人で暮らしている高齢者たちが、昼ごはんを一緒に食べる会を友人たちとともに主宰していた。週に1回の食事会は2008年から3年ほど続く。

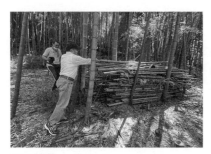
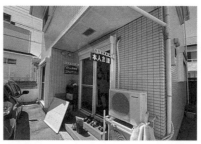
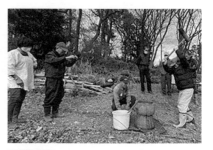

写真1	ある日の「HATARKU 認知症ネットワーク」の様子。竹林は密とは程遠い環境だ	写真2	ふつうの民家を利用し、気軽に上がれる雰囲気の「まちの保健室 町田」	写真3	町田市の豊かな自然や、周囲の協力者のおかげで屋外での活動を増やすことができている

やがてその会を「まったくのボランティアではなく、手伝ってくれる人に少しはお金も払えるようにしたい」と、NPO法人ひまわりの会を立ち上げることになる。

ところが結果として、介護保険事業の地域密着型小規模デイサービスを開始した後は「デイサービスの食事で手一杯で、目的だったお食事会が棚上げになってしまった」と松本さんは言う。

しかし、もともと社会貢献事業という両輪のもう片方を念頭に置いていたので、ひまわりの会のスタートと同時にオープンしていた「まちの保健室 町田」は、デイサービスと同じ敷地内の一軒家で着々と活動を増やしていった（写真2）。

看護師の協力も得て臨機応変な相談対応

ひまわりの会の監事でもある看護師の井上美恵子さんと松本さんは10年ほど前に知り合った。

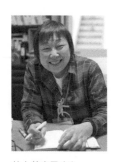
井上美恵子さん

井上さんの夫が若年性認知症の診断を受け、相談に行った先で紹介されたのが松本さんだった。夫はデイサービスに通っていたが、自分の仕事が終わるまでの間は家で1人になってしま

うため、どうしたらいいか困り果てていた。「私、あのときボロボロ泣いたのよね」と井上さん。

ちょうど、認知症の本人のサポートをする団体「認知症フレンドシップクラブ町田事務局」を立ち上げたばかりだった松本さんは、夕方5時からの何時間かのサポートを引き受けた。

「歌が好きだというので、井上さんを待つ間、カラオケに行っていたんです。50代で全く普通のサラリーマンみたいだったから、『部長、今から二次会です』とか言ってね。ご本人も冗談だってわかっていましたけれど」（松本さん）。

その頃からのつながりで、井上さんは「保健室」に寄せられる健康相談や育児相談を担当している。また若年性認知症の夫とともに暮らした経験から「町田市認知症友の会」を立ち上げているので、「保健室」はその会合の場にもなる。「保健室」には、医療的な相談も寄せられるが、井上さんが来られないときには、デイサービスの看護師が相談に乗るなど臨機応変に対応をしている。

「保健室」のオープン時間は9時～17時となっているが、認知症の人の介護に関する相談は、夜に多いというのが松本さんのこれまでの実感だ。事務作業などで残っていて電気が点いていると、立ち寄って切々と話をする人もいる。松本さんはじっくりと耳を傾け、必要であれば介護保険サービスや地域の人につなぐなどしている。

アンケート調査で見えた危機的状況

地道にコツコツと活動を重ねてきた松本さんたちが、市民にアンケートを取ろうと走り始めたのは、2016年のこと。市内で介護者による無理心中事件が起きて、みんな衝撃を受けたのだ。

「こういうことが本当に起きてしまうんだ、間に合わなかったという思いでした」（松本さん）

すぐに井上さんたちと一緒に「認知症の人の家族介護者実態調査」に乗り出した。「1000人くらいアンケートが送れたらいいね、と言って始めたんですが、お金がかかるというのに後で気がついて……」（松本さん）。手を差し伸べてくれた3つの大学の研究室の力を借りて、4年がかりでやっと2020年末、調査結果報告会にこぎつけた。

868の調査票を配布し303票を回収したその調査結果に、調査プロジェクトのメンバーは、あらためて危機感を募らせている。一緒に暮らしている人に心の余裕がなくなると、認知症のある本人にとって悪影響になってしまうことが歴然と見えてきたのだ。これまで本人に徹底して寄り添い、一緒に活動してきた松本さんだったが、「家族の大変さをなんとかしないと、結局、本人の安心はない」と思うようになったという。

認知症で言葉が出づらくなったりして、思いをうまく伝えられないと、どうしても本人が置き去りになってしまいがち。だからこそ松本さんは、じっくり待って本人の声を聞き、その人の力を取り戻す手伝いをしてきた。

でも、どんなにがんばっても、日常的に一緒に暮らしている人が追い詰められていたとしたら、その影響を受けてしまい、状態が不安定にもなる。するとまた家族が追い詰められるという、負の連鎖に陥ってしまう。

今後は、本人への関わりは変わらず大切にしつつ、家族支援にも今まで以上に力を入れていくことを目標にした。ひまわりの会の行う社会貢献事業のメイン事業を、2021年は「本人会議」と「家族支援」の2本柱としている。

これまで事務スペースとなっていた「保健室」の2階を整理して、家族がゆっくり話せる場もつくったばかり。井上さんが会長を務める「町田市認知症友の会」との連携も深めていく計画だ。

いつもそこにあるそれが保健室の役割

新型コロナウイルス感染拡大の影響で、なかなか集まりづらい状況が続いている。なるべく屋外での活動を増やしてはいるが（写真3）、今までのように認知症の本人同士が集まって、ゆっくりと自分たちのことを自分たちで考え、話し合うという時間も持ちづらくなっている。

松本さんはそれに対して、次のように話す。

「学校の保健室がそういうイメージであるように、まちの保健室も"必要な人がいつでも安心して来ていい"というのがすごく大事だと思うんです。それだけでどれだけみんなが元気になったか。でもコロナで集まれないとなるとがっかりしてしまう。外に出ないとそれまでしゃべれていた人が、言葉が出づらくなってしまったり、自分でできていたことができなくなってきたりします。感染には十分注意して、身体のバランスを崩さないだけの活動をしていかなければ……。それが保健室の役割だと思うんです」

集まる回数はやむなく減らしているが、これからも松本さんたちの挑戦は続いていく。

関東3

認知症があってもなくてもゆるやかにつながるプラットフォーム

拠点を持たなくても活動できる 「出前型」保健室の実践

服部 満生子 ● Hattori Makiko

みんなの保健室 陽だまり in 草加 代表

■ 国立東京病院付属看護学校卒業後、草加市立病院、埼玉県立小児医療センター等で小児看護・がん看護等に携わり、2001年から埼玉県立大学、茨城県立医療大学で教員を務める。2008年河北総合病院に入職し、2011年に看護部統括部長。2015年5月に同病院退任。大学院での研究テーマは「福祉社会システム」など。地元の埼玉県草加市で「みんなの保健室 陽だまり」の活動準備に入り、現在に至る。

自身が乳がん患者となり、闘病する中で「生きること」に真摯に向き合った体験が「人により添う」「患者と医療」「お互い様のコミュニティづくり」などの具体的課題に取り組む糧になったという服部さん。その思いは、箱ものの施設がなくてもできる「保健室」に生きています。

私は病院で臨床経験を積む一方で、臨床での疑問点を大学院の福祉社会システムや経済学分野で研究し学んでいました。テーマの視点は常に「暮らし」にあり、「医療的ケア」や「在宅医療」「家族のサポート体制」「医療のあり方」でした。

その後、大学で看護教育に7年間携わり、退職後は、都内にある、検診から急性期医療・リハビリ・在宅医療まで一貫して地域医療に取り組む病院に2015年5月まで看護管理者として勤務していました。そこでは「患者図書室」を「健康生活支援室」に改名し、患者に限定せず地域住民も対象とした「訪れる人の病気・暮らし・不安に寄り添う場所」とすることにしました。そして、看護師ばかりではなく、司書・MSW・患者等が連携して、訪れる人をサポートする場所

となっていきました。この体験が「みんなの保健室」（以下：保健室）の具体的構想のきっかけになりました。

「みんなの保健室 陽だまり」 開設までの動き

● まちの中に保健室を創ったきっかけ

地域での住民の暮らしベースで見ると、医療についてどう考えられているでしょうか？ 「元気なときには、病院は別世界のもの」であり、意識もしないが、いざ病気になったときには「どうしたらいいかわからない」「在宅医療って何？」「訪問看護って何？」といった状態が一般的といえるでしょう。病院を退職して、地元に密着するようになった私は「住民の意識と政策・医療がつながっていない」ことが見えてきました。そして「地域社会・住民と医療との距離を縮めたい」と強く思うようになりました。

また日中家にいると、市の防災情報を流すスピーカーから毎日のように迷い人（高齢者）の情報提供を求めるアナウンスがあります。それを聞

みんなの保健室 陽だまり in 草加 の概要

[スタッフ数] メンバー 13人（看護師・保健師・ME・音楽療法士・担い手研修修了者など）
[利用者数] 10〜50人／1回（開催場所による）
[設置主体] 自主グループ

[開設日] 2016年4月（活動開始日）
[所在地等]
〒340-0005 埼玉県草加市中根2-36-2
TEL：048-936-7017

いて「近隣とコミュニケーションをとっているのか、他者への関心はどうなっているのか」と気になりだしました。

一方で、近所ではデイサービスの送迎車が数台やってきて、ほとんどの高齢者を連れていってしまいます。それで「これって一体どういうことなのだろうか？ "お互い様"のコミュニティはつくりにくいのかもしれない……」と思うようになりました。

今後の超高齢化と経済状況を考えると、地域住民も共に「地域包括ケア」というシステムに取り組むことの重要性を感じます。そこで、私たちは住民サイドから地域包括ケアシステムに取り組むことを目標に掲げ、「お互い様のコミュニティづくり」に取り組むことにしました。

それが「みんなの保健室 陽だまり」です。

◉「保健室」開催のために行政に掛け合う

まずは賛同者仲間集めから開始しました。私は長年市外に勤務していましたが、子育て期間には、より自宅に近い職場として草加市立病院に勤務したことがあります。当時、子育てしながらの仕事継続は生易しいものではありませんでしたが、そのときの看護師仲間が今の活動メンバーになっています。したがって、全員が「定年退職後の看護職」です。人・場所・資金、全てないところからのスタートですが、熱意はありました。しかし全員が再就職をしていたので、「保健室」実現のための交渉・行動は、そのとき再就職はしていなか

った私の役目でした。

まず、草加市の人口構造を分析し、「まちの中に健康・暮らしを支援しながらお互い様の意識を育てる"みんなの保健室"が必要」という企画書を作成しました。そして、「住民として立ち上げるが、人も建物もお金もないので行政のバックアップをお願いしたい」と草加市役所の「自治文化部みんなでまちづくり課」を訪ねました。さらに「健康福祉部長寿支援課」「健康福祉部介護保険課」とグルグルと……。

◉産業振興課の取り組みにつながって

事態が動いたのは「そうかリノベーションまちづくり構想検討委員会」への参加です。私はここで、草加市の自治文化部産業振興課や市議会議員とのつながりを得ました。そして、産業振興課課長が「保健室」構想に賛同してくださり、東武スカイツリーライン新田駅前の再開発計画地区にある喫茶店「ツネ」で作戦会議を開くことになったのです。

産業振興課・まちづくり課・喫茶店オーナー・議員・婦人会と私がメンバーとなり、資金と場所について早速検討に入りました。そして、資金は「ふるさとまちづくり基金」を使い、場所は喫茶店「ツネ」ということが決定したのです。

つまり、「みんなの保健室 陽だまり」開設のきっかけは、地域包括ケアシステムに関連する課でも介護保険課でもありませんでした。熱意のある行政の人の決断だったのです。

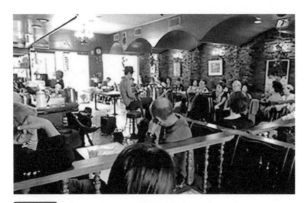

写真1　喫茶室「ツネ」のレトロ店内

拠点を持たない出前の保健室 「みんなの保健室 陽だまり」

「みんなの保健室」は自前の活動拠点は持ちません。前述したように、第1回目は駅前の喫茶店をお借りしてスタートでした。

まず、看護師6人で喫茶店「ツネ」で、月1回から開始しました。地域の「保健室」へのニーズは高く、それに応える形で4年目を迎える現在では4カ所で月8回開催しています。

自らの拠点を持たないため、「喫茶店」「薬局のフリースペース」「民家：空き家（草加市社会福祉協議会が借用したもの）」「公共施設：草加市市民活動センター」の4つの場所に出向いて、「出前の保健室」を開催しています。

この4つの場所は「地域住民の方々が、参加しやすい場所に、参加できる時間にふらっと訪ねられること」を狙いとしています。

「保健室」は、子どもから高齢者まで、病気や障害のある人も健康な人も、誰でも来ていいところです。健康や生活に関する相談に応じ、音楽や朗読など楽しいイベントも企画・実施しています。

今、「保健室」がめざしているのは、下記の4点です。すべてが「お互い様のコミュニティづくり」に必要なものと考えています。

①元気に暮らすことを支援
（老いも・若きも・子どもも一緒）
②居場所をつくる
（共に学び合い・ともに助け合う）
③心の安心・安全への支援
④支援をつなぐ、ワンストップ機能
（健康維持・予防・病院のかかり方のアドバイス）

では、続いて4カ所の活動の実際を報告します。

▶ 駅前の喫茶店「ツネ」

約50席あるレトロな喫茶店です（写真1）。窓の外にはいつも猫がいて子どもたちに人気があります。ここでの最初の目的は「居場所づくり」でした。サンドイッチとワンドリンク付きで700円いただいています（500円が喫茶店。200円が陽だまりの参加費）。

開催は毎月第4土曜日の14時〜16時で、参加者は毎回40人前後です。年齢は他の場所よりやや若く60〜70歳代で8割は女性です。草加の歴史や自然観察をテーマにすると男性が多くなります。主なイベントは、音楽・体操・健康（嚥下性肺炎の予防・インフルエンザの予防・食中毒の予防・お医者さんのかかり方）など季節に応じた健康教育をメインにしています。

2018年7月には「おしゃれをして外に出よう」を企画実施しました。体調が悪くなると表情だけでなく、身だしなみやヘアスタイルに現れます。言葉で訴えなくても全体の様相から健康状態を推し量ることができます。そこで専門のスタイリストをお呼びして本格的にオシャレのアドバイスをいただきました。認知症の方が身を乗り出し、前に出てきて真剣に聞いていたのには驚きました。あらためて健康とおしゃれの関連の深さを実感しました。また、男性の参加者もおり、「おしゃれは男性だって同じように大切だよ」との発言があ

りました。

薬局での保健室「ウエルカフェ」

以前、周りは畑が多い地区にあるドラッグストアの「ウエルシア」の一角で、毎月第3月曜日の10時〜12時に「保健室」を開催していました。ここは脳トレのインストラクターでもある若い男性が中心になって活動しており、「保健室」は健康相談と暮らし支援の形で運営していました。

2019年、2年目に入って、参加者同士のつながりが深まり、参加者たちによる運営も積極的な姿勢が見られたことから自己運営とし、「保健室陽だまり」は2020年に完全に撤退しました。

空き家を活用した栄町「さかえ〜る」

和室2部屋とリビング・キッチンがある広い空き家の民家を利用した「保健室」もあります。300坪の土地に美しい日本庭園があり、2階建の1階部分を使用して20人収容でき、毎週木曜日（祝祭日休）の10時〜12時、13時〜15時に開催しています。ここは「草加市介護予防生活支援総合支援事業」の一環にもなっています。

主に、学習やワークショップの場として活用しており、認知症や引きこもり当事者の方による「生き方・暮らしの工夫」を実施しています。生きにくさとその工夫を自分ごととして学ぶことができて大変人気が高く、参加者は20人を超えることがあります。

「笑って楽しくストレッチ」では、盆踊りを取り入れ、講師自身も参加するため、誰が生徒か先生か？　ごちゃ混ぜで面白い場になっています。「足が痛くて歩けない」と言っていた方が、盆踊りの輪の中に入ったりして想定外のことがよく起こります。誰もが自分の出番を見つけてそれなりの動きをするのです。

そのほか、認知症の方が「食べたことを忘れる

ために写真を撮っておく」と言っていたことを参考にして、iPadやスマホの使い方を教える「何度でも応える放課後クラブ」も行っています。タイトルにつられて参加してくる人もいて大笑いになります。2019年4月からは「何度聞いても忘れるスマホ教室」にしてほしいという参加者の意見も出ています。

健康なうちから「どのように生きていくか」「何を大切に生きるか」、そして「どう最期を迎えるか」に関して考える機会が必要です。地域の中の「保健室」のようなところで取り組むことの意義を感じています。

公共施設の休館日を活用した「保健室」

公共施設の休館日を活用した「保健室」は、50人収容できる広いスペースで、毎月第2と第4の水曜日に開催しています。体操や歌を毎回取り入れているほか、広さを活用して毎年1回「上映会」を行っています。

拠点を持たないことの課題と新たな取り組み

ここまで拠点を持たずに、既成の施設を活用して活動をしてきました。しかし新型コロナウイルスの感染拡大により、利用していた公的施設は閉鎖になってしまいました。参加者も私たちも当たり前の日常が急に奪われてしまったのです。

これまでの「保健室陽だまり」は、集い、語り合い、笑い、時には触れ合うことを大切にしてきましたが、それができない苛立ちは閉鎖2カ月に及ぼうとした頃に始まりました。「いつから始めるの？」「転んでしまった」「寂しい」といった電話が来るようになったのです。

そこで戸外での「保健室」を考えました。思い

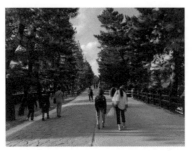

写真2
夕方の散歩の会

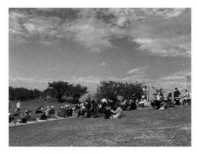

写真3
岸辺のコンサート

ついたのは、「夕方の散歩の会」（写真2）と「岸辺のコンサート」（写真3）です。健康・暮らしの相談は木陰のベンチを利用しました。コンサートはボランティアや他の団体の協力もあり、100人以上の参加者となりました。

コロナウイルスの影響は、「拠点を持たない活動」に取り組んできた私たちにとって「場所の閉鎖」という選択の余地がない形でやってきました。そこには、大きな課題として「集まり方」「コミュニケーションのあり方」があります。私たちはオンラインでの交流、具体的にはZoomでハワイの方と歌や踊りを紹介し合うことにも挑戦しました。

社会背景に沿った「保健室」のあり方、時代の流れをキャッチしながら新たな高齢化時代へのつながり方を考える必要があることに気づきました。

「みんなの保健室」の機能と看護師の役割

▶「みんなの保健室 陽だまり」の5つの機能

「みんなの保健室 陽だまり」の機能は、住み慣れた地域で最期まで暮らすことを支援することに民間が取り組むセーフティネットと捉えています。

「暮らしの保健室」の6つの機能と照らし合わせてみると、まず「①相談窓口」としての機能は大切なところです。しかし、住民の抱えている暮らしの問題は、病気ばかりではなく、家族との関係や近隣とのコミュニケーションまで複雑であり、簡単に解決する問題ばかりとは限りません。医療面の相談では、「視力が弱ってきたが」「耳が聞こえにくくなってきた」「物忘れがひどい。認知症では」など病気なのか老化現象なのかといったものが多く、具体的なときは病院受診をして検査を受けることを勧めています。そのほか、個別の相談に関してはメモを渡して記入していただき、後にゆっくり応じることにしています。

「②市民との学びの場」「③安心な居場所」の機能も担っています。学習プログラムを明確にしてチラシやFacebookで広報することにより、住民の方たちはプログラムを選んで参加してきています。また、喫茶店での「保健室」の参加者アンケートには「毎月、友だちに会えることが楽しみです」と記載した方がいました。

「④交流の場」としては、例えば「嫁が」「夫が」といった関係性の問題に、参加者同士が共有して何とか「今日の時点では解決」しても、また次の回でその問題が繰り返し話題になって「嫁を連れてこい。私が言ってやる」など参加者同士で笑い合っています。

「⑤連携の場」としては、相談と関連して、「病気の相談」に関しては医療機関へ、「介護の相談」に関しては地域包括支援センターへとつなぐワンストップ機能を有しています。病気を持ちながらの暮らしの相談に、その人に添う伴走機能を発

揮して関係機関との連携も担っています。

◉ 看護師の役割は「リンクナース」

「保健室」での看護師の役割は、その人に寄り添うことがまず第一です。私たちは看護職が専門とする技術やサービスを提供するというよりも、むしろ「看護師」という固定概念に縛られず、その地域、そこに住む人に合わせて寄り添うよう心がけています。

そのときに大事なことは、看護師だからといって無理をせず、その人が必要としているところに「つなぐ」ことだと思っています。さらに、そこに参加する人を巻き込み、一緒に活動することも重要です。まさに「リンクナース」としての役割を担うといえるでしょう。

「保健室」は、臨床現場では決して知り得なかった学びの場でもあります。それは、人間の暮らし・営みを原点に置いているからです。これから超高齢時代および多死時代という「専門職だけではどうしようもない時代」がやってきます。そのことへの住民の意識も薄いのですが、"住民力"を高めた「お互い様のコミュニティ」が必要になってくると思えるのです。

現実と将来を見つめながら「保健室」活動において、その意識を高めていく役割も、看護職にはあるように感じています。

◉ 3年間の活動を通して知り得た6つのこと

「保健室」を始めて3年が経過しました。その経験を通して知り得たことが6つあります。

①「集う場」から「つなぎ・つながる場」へと、「保健室」の役割が拡大した

②住民は「相談」というよりも「健康（予防）」「暮らし支援」を求めていることがわかった

③「保健室」で住民は「楽しむ」と共に「生きた学びの場」を求めている。そこには、住民自身

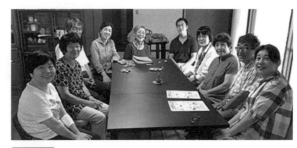

写真4 「みんなの保健室 陽だまり」メンバー

（当事者）が先生になり、「支援する・されるではない」関係がある

④年齢に関係なく、人は学び・成長する。「保健室」に参加することで、今までだまっていた人が「思いを言葉にする」ことができるようになる

⑤誰もが（どんな人でも）出番を求めている。出番をつくることも大事で、人は役割を感じたとき、それが「生きる糧」となる

⑥「集う場に集める」から「地域で共に活動」に発展させることも視野に入れる

＊

「保健室」の活動を通して行き着いたのは、最初の構想通り、「お互い様のまちづくり」であり、「医療も福祉も全て暮らしの中にあるものだ」と私は確信しました。

「地域でいかに安心して住み続けられるか」という人間として当たり前にして最も重要な課題がまちの中にあるのです。それは1人ひとりの力であり、助け合いを基盤にして成り立つものと考えます。

そのような中、最近、子どもの虐待の問題が目に余ります。政策がいかに整っても虐待は減っていません。そこには住民同士の関心や助け合いの希薄さが見え隠れしています。

「保健室」の今後として、子どもや子育て世代をサポートすることにも、より積極的に取り組んでいきたいと思います。

拠点を持たなくても活動できる「出前型」保健室の実践

新スタイル「暮らしの保健室」 マンションの公開空地で体操から

吉川 厚子 ● Yoshikawa Atsuko

主婦／在宅ホスピスボランティア
暮らしの保健室ボランティア

〈取材〉村上 紀美子

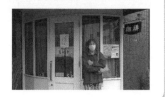

「喫茶らぴす」の前に立つ
吉川厚子さん

「2020東京オリンピック」に向け、建設ラッシュにわいた都心。国立競技場近くの渋谷区神宮前と千駄ヶ谷の一画で、1964年の東京オリンピック時にできた施設を転用した古いマンションが、高層マンションに変貌しました。建て替えのために一時転居していた住人は、新マンションに戻ってきて「体操の会」を開始。そこには、新しい「暮らしの保健室」のスタイルが芽生えているようです。

1人ずつ声かけ、ネットワーク

● 建て替え転居の4年後に戻ってみると……

住人のひとりで主婦の吉川厚子さんは、結婚してから50年来ずっと、ここで子育て・孫育て・在宅ホスピスボランティアなどの人生経験を重ねてきました。2020年春、すっかりおしゃれに建て替わった22階建てマンションに戻ってきたとき、「もともと住んでいた人たちは、どれくらい戻ったのかしら？」と、懐かしいご近所さんを探しました。

マンションのコンシェルジュ（管理人）に聞いても、個人情報云々で教えてくれません。吉川さんは人と人をつなぐ天賦の才を発揮し、エントランス・ロビーやエレベーターや近所で知った顔を見かけると声をかけ、あいさつして旧交を温め、お部屋を確かめ、知人の消息をたどっていきました。

転居先で落ち着いた人、子どもと同居した人……、元の約200戸のうち、戻ったのは約100戸だけ。

転居していた4年の間に、みんなそれなりに高齢化が進み、そこへ新型コロナウイルスが直撃し、感染が怖くて家に閉じこもりがちになっていました。

● ママ友の喫茶店での出会い

吉川さんの息子の小学校時代のママ友たちは、70代になった今も地元でお付き合いが続いています。その1人が経営する「喫茶らぴす」で、ママ友たちは定期的に集まるのです。

吉川さんが戻ってきたとき、「らぴす」に挨拶に行くと、店内に認知症とか高齢者とか地域づくりなどのパンフレットが置かれていてびっくり。

「え、どうしたのこれ？」と聞いてみると、息子の渡辺孝行さんがここで毎月、コミュニティカフェ（ほのぼのカフェ）を開いていると判明。渡辺さんは介護支援専門員・介護福祉士で、地域包括支援センターを経て居宅介護支援事業所「おうちのケアプラン三茶」に勤務しながら、地域づくりに力を入れていたのです。

吉川さんたちママ友は、一緒に楽しいことをしましょうと「ザ・コート神宮外苑 杜の会（以下：杜の会）」をつくっていましたが、コロナ禍で活動できません。杜の会メンバーでいろいろ話すうちに、「建てかえ中に住んでいたさいたま市で100歳体操をやってたけど、よかったわよ」という話が出てきました。「やりましょうよ。体を動かしたいな」「お互い年をとっていくから安否確認もしたいわね」「渋谷でも"暮らしの保健室"みたいなことやりた

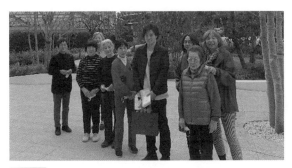

写真1　毎週木曜日10時、公開空き地に集合

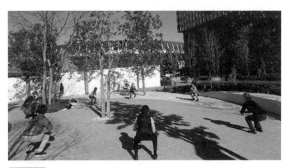

写真2　"体操"はお互い距離をとって30分

いな」などなど話が進展していきます。

● 外で「体操＋交流」を毎週木曜の朝に

杜の会の自主的な発案から、福祉の視点から地域づくりに取り組んでいる渡辺さんのネットワークで、この地区の社会福祉協議会や地域包括支援センターも協力し、"体操"の話が現実味を帯びてきました。

「場所はどこが使えそう？」→マンションに掛け合って公開空地（道路）が使えそうです。

「体操の先生はどうするの？」→渡辺さんの紹介で、訪問看護ステーションの理学療法士やスポーツジムのインストラクターが、月1回くらいずつ交代で来てくれることに。

こうして"体操の会"が7月から始まりました。公園のようにきれいな高層マンションの公開空地で、毎週木曜日の10時に、60〜90代の10人くらいが集まってきます（写真1、2）。かわいい保育園児が手をつないで通りかかると手を振って交流。

30分ほど気持ちよく体を動かした後は、マンションの住人共用のラウンジに移動して、しばし情報交換と交流という流れです。

"住人さん"の自主的な動きをプロが支える

● 暮らしの保健室を訪問

活動を開始した7月には、「暮らしの保健室的な"機能"をめざすからには秋山さんのところを見学しよう！」と総勢12人で訪れ、秋山さんから激励やアドバイスをいただきました。

杜の会メンバーと渡辺さんはじめ、マンションのある神宮前を担当する原宿の丘地域包括支援センター、少し離れた笹塚・幡ヶ谷の「まちのお手伝いマネージャー」の戸所信貴さん、富ヶ谷地区で認知症カフェを開く看護師の中島珠子さんたちも見学に加わりました。

原宿の丘地域包括支援センターとして、保健師・認知症地域支援推進員・看護師・社会福祉士などの専門職が、杜の会の自主的な体操の集まりに参加しながら後方支援しています。

吉川さんは、義母が2年前に103歳で亡くなるまでの8年間の在宅介護中、地域包括支援センターや介護保険サービスの利用者家族でした。「そのころは"お世話になる側"として知っていましたが、今は"仲間"として知り合い、つながっています。活動を始めると、広がる、つながるものなんですね」と吉川さん。

渋谷区の「自主グループの設立・継続活動支援講座」（フレイル予防の介護総合事業）を勧められて、杜の会メンバーと一緒に全10回通って勉強もしました。吉川さん77歳の人生の経験知の集大成が始まっています。

● "場"がなくてもできる新しいスタイルに

秋山さんからのアドバイス「できることから始めたら、長く続けること、それが大事」を大切に、2020年のコロナ禍まっただ中の7月から始めた体操は一度も休まず、クリスマスイブまで22回。2021年の新年は1月7日から開始しています。

この活動を振り返ると、杜の会の市民の自主活動に、専門職である渡辺さんの協力や公的機関の地域包括支援センターの後方支援（場所の調整や体操の講師や見守り参加）もあって継続しています。

「暮らしの保健室」からみると、3つの機能［①相談窓口］［②市民との学びの場］［③安心な居場所］が成り立っています。"場"を持たなくても、「暮らしの保健室」の機能を果たすような新しい保健室スタイルが芽生えそうです。

SOSの声を上げられない人々に支援を届けるために

澤登 久雄 ● Sawanoboei Hisao

社会医療法人財団仁医会 牧田総合病院
地域ささえあいセンター センター長

□ 2007年社会医療法人財団仁医会が委託・運営する地域包括支援センターのセンター長に就任。2008年4月地域の医療・介護事業者に呼びかけ、「おおた高齢者見守りネットワーク」（愛称：みま～も）を発足。2017年同法人地域ささえあいセンターのセンター長就任。現在に至る。

医療・介護が必要になった人たちが相談に来ることを「待つ」のではなく、支援を必要とする前からつながりや関わりを持ち続けることをめざして始まった "みま～も" の活動。全国的に有名なこの活動も新型コロナウイルスの影響を受けました。立ち上げ当初から関わる澤登さんからの報告です。

超高齢社会の到来を迎え、医療・介護の現場は今、大きな変革の時期を迎えています。その大きな要因の1つは、支援を必要としている1人ひとりが抱える問題が多問題化・複雑化しているということにあります。例えば、多問題を抱え、人との関わりを拒否している人の問題解決のために、たった1人の専門家が関わったところで、その心の重い扉を開くことはできないでしょう。

そこで、大切なのが、地域の「日常」にさまざまな事業を通してつながりをつくっておくこと、そこに寄り添い続けること──これが、"みま～も" という地域ネットワークづくりに私たちを突き動かした動機であり、めざす目的です。

おおた高齢者見守りネットワーク "みま～も" とは

"みま～も" の正式名称は「おおた高齢者見守りネットワーク」といいます。本会は任意団体であり、会の趣旨に賛同いただいた各種団体の賛助会費に

よって運営しています。賛助会員の方々は、運営費の捻出だけでなく、会の運営に積極的に関わり、その中で専門性を発揮し、団体としての地域貢献を実現しています。主な事業をご紹介します。

①地域づくりセミナー

毎月第3土曜日に一般住民を対象としたセミナーを開催しています。セミナーの講師は協賛事業所が担当しており、自社・組織の専門性を活かした講座を実施。講座には、毎回150人程度の高齢者が参加しています。

②みま～もステーション

大森柳本通り商店街振興組合と協働し、商店街の空き店舗を改修したお休み処（アキナイ山王亭）を拠点とし、誰でも気軽に立ち寄れ、高齢者が役割をもって活動できるサロン事業を行っています。2019年度は講座を年間430講座開催し、延べ5000人を超える高齢者が参加しました。

ボランティアとして運営に参加している高齢者を「みま～もサポーター」として登録し、年会費を支払い、本活動の応援者として活躍しています。みま～もサポーターは現在100人を超えています。

③おおもり語らいの駅

これまで培ってきたノウハウとネットワーク、地域力を活用し、世代と領域を超えて住民・地域を巻き込んだ事業を展開しようと、牧田総合病院・みま～も・東京都健康長寿医療センター研究所（社会参加と地域保健研究チーム）が、タッグを組んで新た

な居場所づくりに取り組みました。2017年5月に完成したその居場所が「おおもり語らいの駅」です。ここでは、地域医療の中核となる病院が、その総合力を基盤として全世代対象対応型地域包括ケアを具現化しています。地域ささえあいセンターの看護師・医療ソーシャルワーカーが常駐するほか、日替わりで病院内専門職が地域住民との日常的なつながりを築いています。3年間の事業実施の中で延べ約2万人の0歳〜90歳代の地域の方々、そして全国各地からもたくさんの方々にお越しいただいています。

コロナ禍での"みま〜も"の再開

新型コロナウイルスは、"みま〜も"が今まで大切にしていたこと、「つながり」「協力」を根こそぎ奪い、3カ月の事業中止を余儀なくされました。そして、全世代対象対応型居場所として3年間積み上げてきた「おおもり語らいの駅」も、コロナ禍で多世代が集う場を継続していくことが困難となり、事業を終了することになってしまいました。

緊急事態宣言が解除された2020年5月末、"みま〜も"は、活動再開に向けて準備を進めていました。その具体的な準備の中での"気づき"を3点まとめてみます。

①地域の中で、人とのつながりをしっかり持ち、暮らし続けてきたはずの人ほど、この短期間で孤立や閉じこもり、ストレスや不安を増大させている。「ひきこもらざるを得ない」と考えてしまっているということ……。"みま〜も"の活動に参加者として関わっていた人より、主体的に関わっている「みま〜もサポーター」の人ほど、再開への関わりを躊躇している人が多い傾向にある。

②緊急事態宣言後、交流ができない状況でも今まで取り組みを通して培ってきたつながりから、地域の中では互いを気遣い・支え合う関係が随所で継続されている。改めて地域ネットワークの有用性を実感するが、一方でこの状況が長引けば、自分自身の置かれている状況で精いっぱいという人たちが増え、この関係性も失われていく待ったなしの状況と認識している。

③集いの場・居場所づくりに取り組んでいる多くの

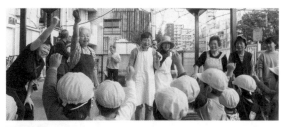

写真1 全世代が交流する"みま〜も"の場

団体が再開に向かおうとしているが、新型コロナウイルス感染対策、新しい生活様式を踏まえようとすればするほど「制限・制約」となり、それぞれの特色を生かした魅力ある取り組みの再開が困難となっている。

以上を把握できた上で、早期の事業再開を考えていましたが、"何か"をすることはあえてせず、短時間でも1人からでも、まずは「対話」を始めました。

「緊急事態宣言後、何を感じていたか？　どう過ごしていたか？　今、あらためて大切にしたいことは何なのか？　"みま〜も"に何を望むのか？」

新型コロナウイルスの感染拡大がいつ終息するのか、先が見えない不安の中、以前の状態までに戻すことをゴールにおいても進んでいきません。私たちは「再開」を目的にするのではなく、地域に暮らす人たちと、今、あらためて自分が大切だと思っていることを語り合い（対話）、それをカタチにしていくことに舵を切ったのです。

再開から半年、今、"みま〜も"は、リアルな場では消毒の徹底・人数制限・申し込み制をとりながら活動を継続しています。「まだまだ自粛だ」という人たちには"みま〜も"の公式YouTubeチャンネルを立ち上げ、自宅でもスマホ・パソコンからワンクリックで"みま〜も"の情報を届けています。

「場は、そこで完結するものではなく、あくまでつながりを築くためのツール」です。「場」を介してつながったつながりを地域全体に広げ、ものがたりを地域で紡いでいくこと。これをあらためて実感することができました（写真1）。

"みま〜も"を通してつながった人たちとのつながりを切らさない！　今、"みま〜も"は関わる全ての人たちと、この町でどんなことをしていきたいか、何を大切に生きていくか、新たなものがたりのシナリオを一緒に描いています。

地域との連携力を生かした
大学が行う「暮らしの保健室」

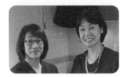

御任 充和子 ○Mito Miwako
東邦大学地域連携教育支援センター 特任講師
暮らしの保健室 いえラボ 職員／看護師
（左：御任さん、右：横井さん）

横井 郁子 ○Yokoi Yuko
東邦大学地域連携教育支援センター
センター長／看護学部教授

　大学が住宅街のマンションの1室に教育のための場所を設置し、そこが「暮らしの保健室」にもなっている珍しい取り組みがあります。「相談を受けると、自分は教員だけでなく"看護師"であることも意識できる」とやりがいを感じる御任さんと横井さんからの報告です。

「保健室」開室の経緯と特徴

○住宅街のマンションの1室を拠点として

　2019年4月、本学にCommunity based learningを考える部門として「地域連携教育支援センター」が設置されました。このセンターは2014～2018年の文部科学省事業の「都市部の超高齢社会に挑む看護師養成プログラム」（通称：「いえラボ」プロジェクト）の成果から生まれました。拠点は住宅街のマンションの1室で、その家が「TOHOいえラボ」（以下：いえラボ）です。私たちの「暮らしの保健室」の運営場所でもあります（写真1）。

　マンションの大家さんから町内会、民生・児童委員、地域包括支援センター、そして、訪問看護ステーションの協力を得ながら「"まち"の中の"いえ"で学ぶ」を合言葉に多くの学生や現職の医療福祉職が学んできました。

　プログラムで使用しない日は、「いえラボ」を一般公開し、さらに「看護師がいます！」という看板を出し、よろず相談を受けていました。私たちにとっては、教員ではなく看護師であることを実感する貴重な機会でした。

○地域を支える仲間たちを応援しよう

　2019年12月、センター事業として「暮らしの保健室」をやれないかと考え、秋山正子さんの「暮らしの保健室」に見学を申し込みました。そのとき事務局を担う村上紀美子さんから"はじめかた"を伝授していただき、その流れで「いえラボ」で映画上映会も開催していただきました。

　上映時には、近所の医療福祉職員や大学教員がランチを持ち寄って映画を見てからおしゃべり……。このときの村上さんの「医療ケア提供者たちの集いの場からスタートしては？」というアドバイスが後述する「ココシリワーカーの会」につながり、私たちの「暮らしの保健室」の特色となりました。

　始めるにあたって、地域包括支援センターの職員に「ここで"暮らしの保健室"を始めようと思うけど、どう思う？」と相談したら「やってほしい〜！」と即答。感激し、ワクワクするとともに、地域からの大学に対する期待に、とても緊張したことを覚えています。

　地域での暮らしから看取りを見据えた看護師養成事業の過程でつくられた「いえラボ」での「暮らしの保健室」は、地域を支える仲間の応援から始めよう──「いえラボ」の成り立ちと村上さんの言葉で、私たちの「暮らしの保健室」スタートの立ち位置が決まりました。

「いえラボ」の取り組み

「いえラボ」で取り組んでいる「暮らしの保健室」事業について紹介します。

▶ 「ココシリワーカーの会」を開催

「ココシリ」とは「此処・個々知り」から考えてつくった造語です。暮らしに関する相談を受けるためには「いえラボ」のある "このまち" と "ここのひと" を知った専門職であろう、という思いが込められています。「ココシリワーカー」である、地域包括支援センターや各現場の医療・福祉職の方々と交流・学習会を開き、「暮らしの保健室」職員もココシリワーカーをめざしています。

"ココシリワーカーの会" は「いえラボ」で毎月1回、第4水曜日のお昼休み時間（11：30〜13：30）にランチを持ち寄り、おしゃべりしながらの情報交換を行っています。「もしバナカード」を使ってゆる〜い人生会議もしました。コロナ禍となった今はICTも活用して交流を継続しています。

▶ 「よろず相談」と「出前保健室」

地域の方からの「よろず相談」は、センターの職員である看護師2人（大学教員）が受けています。開室時間は、火・水・金の9時30分から16時30分で予約不要ですが、金の午後は予約のみの対応です。費用は無料です。

相談は来室以外に電話やメールでも可です。金曜日の午前は、地域の通いの場（シニアステーション東嶺町）に「出前保健室」をしています。そこでは「地域講座」も開講させていただき、「いえラボ」の「暮らしの保健室」も紹介しています。

新型コロナウイルスの緊急事態宣言後、大学の方針を受けて、「暮らしの保健室」の相談は電話やメールで対応することにしました。一方、「いえラボ」での相談再開に際しては、感染予防を徹底し、来室は3人以内で部屋を分けるなど配慮しています。

大学や付属病院の感染対策情報が容易に入手できることは、大学が行う保健室である私たちの強みの1つだと実感しています。

▶ 安心できる "いばしょ" としての保健室

私たちは「ここは安心できる場所ですよ」と伝わる対応、環境づくりを大切にしています。その成果

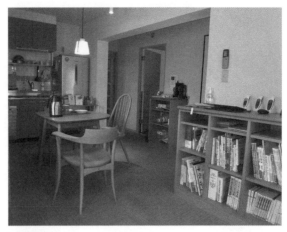

写真1 親しい友人の家のような安心できる「いえラボ」の室内

か、「いえラボ」に来られる多くの方は、「ホッとします。くつろげますね〜」と言ってくれます。そんな場所なので、「相談はないけれど少し日常から離れたい。休憩したい……」と思ったら "いばしょ" として使ってくださいと紹介しています。「いえラボ」は住宅街のひっそりしている場所にあるからこそ、そんな使い方もありかなと思っています。

コロナ禍で感じた大学が行う保健室の意義

地域の健康体操で顔なじみの方から、終活としての自宅の処分について相談されたことがありました。「私は看護師ですけど……」と返すと「大学の人だからいろいろな方とつながっていると思って」とのこと。この相談からは、大学の看板を背負うことについてあらためて考える機会となりました。

2020年後半、電話で1時間以上お話しされる相談者が続きました。気持ちが整理できずにいるようでした。コロナ禍以前であれば友人や家族との何気ない会話で問題にならずに済んだことだったのではと推測しています。

相談内容は私たちの想像を超えることもありますが、地域や大学の仲間の存在が心強く、気負うことなく対応させていただいています。そんな私たち教員の姿を学生に見て知ってもらい、大学の社会貢献や次世代のまちづくりに少しでも役立ててほしいと願うばかりです。

「暮らしの保健室」は地域のコミュニティをつくっていく

福田 英二 ○Fukuda Eiji

一般社団法人暮らしの保健室かなで 代表理事
看護師・介護支援専門員・認知症ケア専門士

□ 1975年九州大学医療技術短期大学部看護科を卒業後、奈良県立医科大学付属病院勤務。鹿児島県出水市農業開拓入植（鹿児島県有機農業研究会事務局長）を経て、2004年東京都江戸川区介護老人保健施設めぐみ医療介護統括部長として江戸川区での地域福祉活動に携わる。2014年より現職。

開設当初は「年中無休」という充実のフォロー体制をとっていた「暮らしの保健室 かなで」。現在は日曜日は休室していますが、利用者にとって大変ありがたい環境にあります。単なる「相談窓口」ではなく、「地域のコミュニティをつくる」というまちづくりをめざす理念があるからこその活動を代表の福田さんに紹介していただきます。

医療・介護情報が地域に届いていない……

▶「かなで」開設のきっかけ

現在、私は埼玉県白岡市の地域包括支援センターに所属していますが、2013年まで東京都江戸川区の老人保健施設で医療介護の統括に従事していました。

当時、地域の在宅歯科診療の往診同行をさせていただく機会があり、在宅高齢者やその家族に医療・介護の情報や地域資源のネットワークが届いていないことを目の当たりにしました。「情報発信やネットワークをつくるための拠点が必要だ」と感じて、2014年に東京都江戸川区で「暮らしの保健室 かなで」（以下：かなで）を開設しました。

開設に当たっては、運営の問題と資金繰り、めざすべきゴールと現状の課題など、いわゆる「運営のコンセプト」を検討しました。

その中で、「10年後の未来を一緒につくろう」を合言葉に、医療・介護の個別支援から、地域やコミ

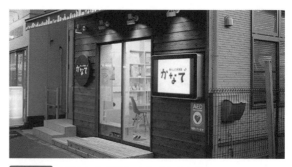

写真1 「暮らしの保健室 かなで」の入り口

ュニティづくりといった相互支援もめざすことを設定しました。

▶協賛金を集めて開設資金に

開設するときの資金は、在宅歯科診療の事業所や地元の企業、介護や製薬などのメーカーの企業協賛金を集めました。

7つの事業を運営する「かなで」の取り組み

▶「かなで」の利用者とスタッフ

「かなで」は開設してから2年までは365日オープンしていました。その後は月～土の9～18時に開設しています。写真1のように木の風合いを生かした入り口にして温かさを大切にしました。中には参考図書も多く用意され、広さは約10坪（26㎡）あります（写真2）。

利用者は、「かなで」のある地域（江戸川区松島

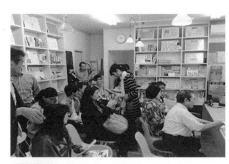
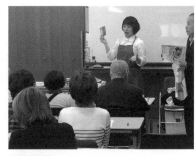
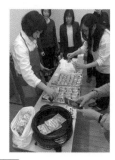

写真2　参考図書も多い室内

写真3　「地域健康教室」として行った摂食嚥下食の紹介

写真4　人気のあった摂食嚥下食の試食

東町会）の周辺6町会の自治会の皆さんと、江戸川区内外の医療・介護・福祉の専門職、市外都外の見学者と「がんカフェ」などに集まる一般市民や患者の方たちです。

一方、スタッフは、常勤とパート合わせて6人で、職種は、歯科医師・歯科衛生士・看護師・管理栄養士・ケアマネジャーなどの専門職と、地域のボランティアです。

「かなで」の活動の実際

「かなで」では、地域の自治会との協賛で行っている「**地域健康教室**」や、がんサバイバーなどの居場所づくりの「**がんカフェ**」、広報誌「**かなで通信**」の発行など7つの事業を並行して運営しています。

開設から3年を経過して、地域の健康教室・フレイル予防講座・栄養講座や口腔ケア講座などが定着し、2018年度からは地元の自治会の組織に新たに「健康部」が発足することとなりました。江戸川区のみならず地域自治会の活動が縮小している中にあって、ようやく地域の皆さんの自主的な動きが出てきたと実感しています。

写真3、写真4は「地域健康教室」の様子です。このときは、地域の自治会会館をお借りして、摂食嚥下食の紹介と試食を行ったものです。この企画は2019年から活動している「福祉部」の皆さんが呼びかけて開催したもので、50人近い地域の高齢者が参加しました。

これから重要になる機能 「地域のコミュニティをつくる」

現在、「かなで」の取り組みは、「暮らしの保健室」の6つの機能すべてをカバーしていると考えています。さらに、「かなで通信」という形で、地域の情報などを伝えています。

また、地域のお祭りや行事に積極的に参加して、「**地域のコミュニティをつくる**」ことをめざしています。これは「暮らしの保健室」の7番目の機能といえるのではないか、と考えています。そして、今後の「保健室」の重要な機能だと思います。

今後の取り組みでは、情報の発信の中身を医療や介護に限らず、食材や生活用品などの情報やメーカーの商品の情報などに広げて伝えていきたいと思っています。

また、7番目に挙げた地域のコミュニティをつくる試みとして、6町会ごとに「福祉部」をつくるような働きかけにも積極的に取り組んでいきたいと考えています。

運営資金の確保と 新たな展開

「暮らしの保健室」の運営を継続していくために、可能な限りメーカーや企業の協賛金を得る努力をしたいと思います。また、各種の助成金や補助金などにも応募して、受けられるようにしたいと考えています。一方、各種のイベントの有料化についても検討しています。

新たな取り組みとして、2020年10月より「かなで旬菜亭」を開催することとなりました。この企画は新宿の「暮らしの保健室」で活躍されていた、大妻女子大学の川口美喜子先生を招聘して「栄養士がつくる健康なまちづくり」をめざして、地域の町会の健康部とタイアップした料理教室です。毎月2回開催しています。

「身近にある相談の場」が持つ力を もっと広げていきたい

間渕 由紀子 ○ Mabuchi Yukiko

ふらっと相談 くらしの保健室 たま

急性期病院の主に外科系病床で働き、その病院で地域医療連携センターの設立とともにセンター長を務め、地域連携業務である退院調整も実施。退職と同時に医療社団法人つくし会新田クリニックが受託している事業である「国立市医療相談窓口」で各種相談を受け、病院や施設、地域との連携の窓口として働き、2018年から居住地の昭島市で活動している。

　病院の退院調整部門で、病院と在宅をつなぐ役割を長く担ってきた間渕さんは、より地域に密着した形で、看護の力を発揮した相談・調整を「ふらっと相談 くらしの保健室 たま」という新たな場所でチャレンジしています。ここでは「身近な場所で無料」というメリットが最大限生かされている取り組みを紹介していただきます。

活動開始までの経緯 と現在の取り組み

○「地域への思い」が重なり合って……

　東京都昭島市内にある介護支援センターの代表が「自分仕事の集大成として"暮らしの保健室"を開設したい」と思い、かねてから友人だった私に声をかけてくれて、2018年10月、「暮らしの保健室 多摩」が開設しました。ここは、高齢化率40％を超える団地「昭島つつじが丘ハイツ」内のショッピングプラザでオープンし、団地の居住者も訪ねてきてくれていましたが、1年半で閉鎖となりました。

　私は、「元気なうちに息子を育ててくれた地域に貢献したい」と思い、居住地に近い場所に勤務していたため、縁あって地元の株式会社たまこうきが運営する介護事業所「宮沢の太陽」の訪問看護部門の責任者をすることになり、2020年7月に「ふらっと相談 くらしの保健室 たま」（以下：たま）を開設しました（写真1、2）。ありがたいことに、勤務

先が「たま」の運営資金も補助してくれています。

　「たま」は閉鎖した「暮らしの保健室 多摩」から徒歩数分の場所にあるため、相談を受けていた方や団地の方も多く来室されています。

○「たま」の活動の実際

　現在の「くらしの保健室たま」の活動状況は下記のようになっています。

〈開設日時〉月・火・水・金
　　　　　　12：30 ～ 15：30（16：00）

〈利用者〉地域住民、ケアマネジャー、地域包括
　　　　　支援センター職員、訪問看護師など

〈スタッフ〉1人（看護師）、ほかボランティア

〈その他の活動〉ランチ会（毎週水曜日）／こども
　　　　　健康相談（毎月第2水曜）／「フー
　　　　　ドバンクTAMA」のハブ機能／登録制
　　　　　で安否確認の実施

「暮らしの保健室」の機能を 果たした事例

　次に、「暮らしの保健室」の機能を発揮しているケースを紹介します。

[事例]「くらしの保健室たま」が居場所となり、 認知機能が改善

【Aさん／アルツハイマー型認知症】

　Aさんは91歳の女性。夫が急に亡くなった

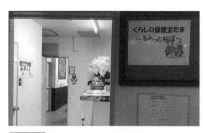

写真1 「くらしの保健室 たま」入り口

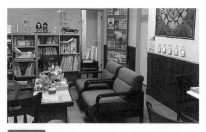

写真2 家庭のような安心できる室内

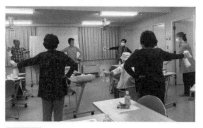

写真3 「だんちでカフェ」のリズム体操

ことで、それまでの認知症が進行性に悪化しました。判断力や理解力が低下し、見当識障害や不安・抑うつ状態が起こるようになりました。

「食事の支度もしたくない」と言うAさんに対して、私たちは「暮らしの保健室 多摩」で、連日、手づくりおにぎりとインスタント味噌汁などを準備し、一緒にコーヒーを飲みながら過ごす日々が続きました。

その中で、Aさん本人の思いが吐き出されるようになり、今後の生活への不安を毎日訴えてくるようになりました。当時の長谷川式スケールでは9点でした。

それから2カ月経過しました。「毎日おじゃまして申し訳ないから、ここに飾ってくれない?」と、Aさんはちぎり絵数枚を持参してくれます。少しずつ日付や短期記憶の低下はありながらも、保健室が移転して「たま」となった現在も週に3〜4日通ってきます。

「たま」に新しいメンバーさんが来るたびに、Aさんは「子どももいないし、ここに来るとホッとするのよね。ここがあってよかった」と話しかけてくれます。お馴染みのメンバーさんとも親しくなり、2021年1月現在の長谷川式スケールは19点と改善しました。

「保健室」の6つの機能と今後の取り組み

◉6つの機能への対応

現在、「たま」では「暮らしの保健室」の6つの機能のうち、主に[①相談窓口][②市民との学びの場][③安心な居場所]に取り組んでいます。

特に②については、利用者に認知症の人や独居高齢者も多いことから、いつまでも住み慣れた地域で暮らし続けることができるように、まずは「認知症

の理解を深めていただくこと」を目標にしています。

そのため、地域のママ友の協力も得て、毎月第4日曜に、「たま」の出張保健室として「つつじが丘ハイツ」の集会所を借りて、認知症カフェ「だんちでカフェ」を開催し、認知症に関連するミニ講話、ママ友によるリズム体操、ハーモニカ演奏や参加者同士によるお話会をしています(写真3)。この「だんちでカフェ」では、認知症・がん・整形外科などのさまざまな相談を受けています。コロナウイルスの影響か、うつや閉じこもりの相談が増えています。

そして、③については、単身独居の方や認知症で独居の方が「不安になると、会いたくなる」と、連日訪問をしてくるようになりました。

このほかに「たま」では、[④交流の場]として、認知症の当事者の持つ特技を活かした「ちぎり絵教室」や、高齢者や認知症の"おひとり様"同士が毎週水曜日に集まる「ランチ会」を行っています。

また、[⑤連携の場]としては、「たま」が対応した事例について、支援者等が集まって事例の振り返りや、今必要な知識について学ぶことにより連携を進めることなどができればと考えています。

◉新型コロナウイルスの影響と今後

コロナ禍の中で、集まりを中止せざるを得ない状況もありました。そのような中で、「たま」のメンバーさんから「単身独居の高齢者が1日、誰とも話さなかった」という方がいるなどの情報を聞き、今は「感染しない、させない」に細心の注意をしながら、保健室を継続しています。

*

「死のうかと思ったけれど、一度電話してみようかな」と、保健室に電話してくれた方もいました。その電話で面談に誘い、ちょうどランチ会の日だったので一緒に参加し、メンバーさんの経験談等も聞いたことで自死を防止できました。「たった1回の電話から自死は防げる」と実感しました。

多職種連携で実現する「おでかけスタイル」保健室

石井 麗子 ○ Ishii Reiko

一般社団法人プラスケア 看護師
コミュニティナース

▢ 聖路加看護大学（現 聖路加国際大学）卒業。同大学大学院看護研究科修了。総合病院、訪問診療所等の勤務を経て、2017年から現職。

「枠をこえてゆるくつながる」をコンセプトに、街中のさまざまな場所を借りて「暮らしの保健室」を展開している「一般社団法人プラスケア」。地域の多職種がつながって支える保健室の活動をコミュニティナース（地域の中にいて健康的なまちづくりをする医療人材）でもある石井さんに紹介していただきます。

活動開始までの経緯と現在の取り組み

◉「まちの声」を聴き、NPO から独立

「一般社団法人プラスケア」は、「暮らしの保健室」を中心とし、市民と医療者がつながれる場をつくる活動をしています。

前身は、再開発が進む地域で住民のつなぎ役を務める「NPO 小杉駅周辺エリアマネジメント」の「＋Care Project」です。これは「病気にならないまち・病気になっても安心して暮らせるまち」をスローガンに、NPO をはじめ、さまざまな団体や市民でつくる協働企画で 2015 年から始まりました。

徐々に「病気になっても安心して暮らせる」ための取り組みを中心にしたいと考え始めた私たちは、「あなたにとって病気になっても安心して暮らせるまちとは？」という街頭アンケートを行いました。市民の声は「**信頼できる医療機関がある・医師がいる**」「**住民同士がお互い支え合える仕組みがある**」「**健**康問題などに関して気軽に相談できる場所がある」に集約されました。

私たちは「"暮らしの保健室"ならそれが叶う！」と考え、2017 年 4 月「一般社団法人プラスケア」（以下：プラスケア）として独立しました。

◉「おでかけスタイル」の保健室

「プラスケア」のコンセプトは「**枠をこえてゆるくつながる**」です。診療所のスペースの他、街中の場所を借りて保健室を開催する「おでかけスタイル」を基本としています。主な場所は下記です。

▶ 「向河原」（訪問診療所のフリースペース）
毎週水曜日 10 〜 16 時

▶ 「元住吉」（カフェ）
毎月第 4 木曜日「栄養相談」のみ 10 〜 12 時

▶ 「溝の口」（シェアオフィス）
毎月第 3 火曜日 10 〜 16 時

▶ 「武蔵新城」（レンタルスペース）
1・4・7・10 月の第 4 土曜日 10 〜 14 時

▶ 「新丸子」（レンタルスペース）
不定期、夜間 18 〜 21 時（2021 年 1 月一時休止中）

定期のイベントとして、

・お灸セルフケア教室
・化粧外来（美容・スキンケアに関するよろず相談）
・あのねの部屋（臨床心理士が担当するグリーフケア）
・栄養相談（治療食から今日の献立まで、管理栄養

士と話せる気軽な相談タイム）

これらのイベントは「栄養相談」以外、「向河原」で開催しています。

▶「保健室」の概要

〈広さ〉約6〜20畳と、場所によってさまざまです。木の質感や光など心地良さを感じる要素は共通して重視しています（写真1）。「向河原」は2021年2月から同じビルの1階に引越します。

〈利用者〉がんに関係する悩みをお持ちの方が多く、8割が女性です。20〜80代と年代は幅広く、近況報告や家族・友人の相談に来る方も増えています。

〈スタッフ〉常勤看護師（コミュニティナース）2人を中心とし、プロジェクト単位でスタッフが入れ替わる体制です。医師・看護師・臨床心理士・鍼灸師・作業療法士・管理栄養士・介護福祉士・臨床化粧療法士®・美容師・地域のボランティアさんといった方が関わっています。

〈運営資金〉資金は企業協賛・寄付が多くを占めています。法人の会費（5000円／人／年）や業務委託費、収益事業（日時指定の個別相談サービス等）もありますが、試行錯誤の日々です。

［事例］保健室来室をきっかけとして気持ちが前向きに変化していったKさん

【Kさん　50歳代／女性】

「病気の治療中に厳格な食事療法を並行し、顔色が悪く、元気もないようだ」と家族から相談を受けて関わり始めました。

Kさんは家族に少し隠れるように、「人の多い患者会は苦手」と話します。私達は話を聴き、無理強いはせず「気が向くときにどうぞ来室してください」と声をかけ続けました。

半年から1年ほどして、Kさんは1人で訪れるのが通常となり、明るい表情も見られるようになりました。ある日、すっかり顔なじみになったKさんに「私も手伝います！」と声をかけられたのは、嬉しい驚きでした。

彼女は今も、お手伝いをしたり、保健室を通して知り合った友人と散歩ついでに立ち寄ったり、さまざまな形で活動を支えてくださっています。本人の選択でゆるやかに関われる場では、

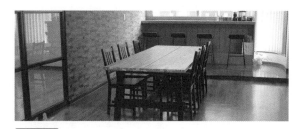

多職種連携で実現する「おでかけスタイル」保健室

写真1　「暮らしの保健室 向河原」（引越し前のスペース）

その人本来の軽やかさや「できそう・やってみたい」という思いが自然と引き出されていくのだと感じた事例です。

「保健室」の機能の実践と今後の取り組み

▶今後の目標は「連携」「育成」の強化

現在、「プラスケア」で取り組めている機能は［①相談窓口］［②市民との学びの場］［③安心な居場所］［④交流の場］と考えています。［⑤連携の場］と［⑥育成の場］は、今後、力を入れていきたい機能です。

連携している診療所のスタッフとは勉強会を共同企画しており、地域の医療介護福祉専門職の人たちとのつながりも少しずつできつつあります。

▶コロナ禍での取り組み

2020年4月の緊急事態宣言以後、活動を一旦休止し、その間はオンラインを中心に発信していました。同時に法人内で話し合いを重ね、ガイドラインを作成し、6月から予約制で再開。その後は、基本の感染予防対策（飛沫対策・手洗い・換気・三密回避・清掃）をして開催しています。都度話し合いながら、安全を保ちつつ、暮らしの中の身近な相談の場として開催していく方針です。

▶「やってみたい！」仲間を増やしたい

川崎ならではの実践の形を考えて発信し、「やってみたい！」という仲間と職種にかかわらずつながっていけるといいなと思っています。エリアごとの特徴に沿う自然な馴染み方や可能性を、さらに深めていくことが必要です。立場の異なる人同士が集う中での安心・安全な場づくりや、専門職も気軽に話せる場のための工夫も大切と考えています。

「暮らしの保健室」と「ジェラート」がつなぐコミュニティ

島﨑 菜穂子 ○ Shimazaki Naoko

暮らしの保健室あつぎメインサポート店 店主
臨床検査技師

□ 東京文化医学技術学校卒業後、神奈川県予防医学協会、横浜市西部病院などを経て、厚木市立病院に勤務。2018年9月にジェラテリア「SeaGrace」をオープン。「暮らしの保健室あつぎ」室長も務める。

「暮らしの保健室」の開設までの経緯は実にさまざまです。2018年9月に「暮らしの保健室あつぎ」を開設した島﨑さんの開設までの経緯は、最初は1人でもネットワークをつくれば夢が実現できることを証明しています。「暮らしの保健室をつくりたい」と思っている人が元気になる報告をいただきます。

あらゆる世代が立ち寄って甘みを楽しみ、ホッとする場所

2018年9月にオープンした「**暮らしの保健室あつぎ**」（以下：あつぎ）は、建物がちょっとユニークです。2本の道路が合流する三角地に、船の舳先のように建っています（写真1）。1階はジェラテリア「SeaGrace」。地域のサポーターさんからいただいたミルクや野菜、果物をたっぷり使った、自然な味わいのジェラートを楽しめます。

開店すると、近くを散歩していた人が立ち寄ってひと休み。お昼になると近所の奥様たちが「ランチある？」と声をかけてくれます。おやつの時間には赤ちゃん連れのママたちがジェラートを食べながら、育児の悩みを相談したり、息抜きに訪れたりしてくれます。店内にはハンモックチェアがあり、赤ちゃんもママと座ると泣き止み、夜泣き疲れのママと一緒にすやすや一眠りなんてことも……。そうかと思うと、会社帰りのおじさまも、ハンモックチェアに揺られながら珈琲を楽しまれます。

2階（写真2）では、毎週木曜日に定期プログラムを開催しているほか、オンラインでの運動教室や行政書士の方によるセミナーも実施しています（写真3）。

欲しかった「相談できる場所」なければつくればいい！

◉ 夫をがんで失ったとき、必要だったのは……

私が「あつぎ」をつくるきっかけとなったのは夫の死でした。1994年2月、夫は突然「がん」と診断されて緊急入院。私は当時、臨床検査技師としてがん細胞を診断する仕事をしていたのに、どこに相談すればよいのかもわからず途方に暮れました。

五里霧中の中、夫との時間はどんどん失われていきます。彼が旅立ったのはわずか1カ月後。2人の娘が1歳と2歳だった時のことでした。

それから10年。私はゆっくり涙を流すこともできず、ただ暮らしを安定させるために、義母との二人三脚で育児と仕事に追われました。でも、夫に告知さえできずに見送ったことが、心の片隅からずっと消えずにいました。

後から思えば、このときの私が必要としていた居場所こそが「保健室」だったのです。でも当時は身近にそうした活動はまったくありませんでした。

◉ 「自分が欲しかったもの」に気づいた！

そのころ神奈川県内に独立型ホスピス（日野原記

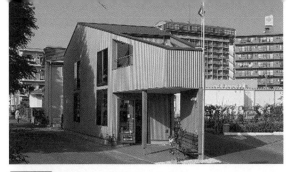

写真1　「暮らしの保健室あつぎ」全景

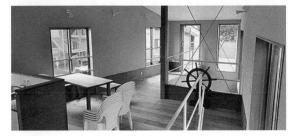

写真2　催しを行う2階

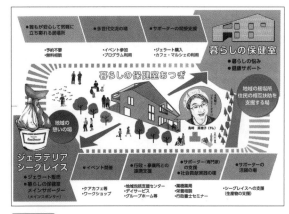

写真3　「暮らしの保健室あつぎ」の活動

念ピースハウス病院）ができました。ピースハウスでボランティアを募集していることを知り、迷いながらも週1日通うようになりました。

　驚いたのは、そこで働くボランティアの仲間たちが実に生き生きとしていたことです。死を目前にした人のお世話をしながら、お昼には手づくりのお弁当を広げ、他愛もないお喋りをして午後の活動に戻る。「自分が欲しかったものはこれだ。ないならつくればいいんだ！」と私は思いました。

　それから少しずつ準備を始めました。まず子どもたちを一人前の社会人にすること、並行して多職種連携について学ぶこと、連携するための仕組みやネットワークをつくること、継続するための仕組みを考えること——これらを当面の目標にしました。

◉持続可能な仕組みにするためには……

　フルタイムで働きながら、土曜日に神奈川県立保健福祉大学実践教育センターの多職種連携推進課程を受講し、多くの仲間を得ました。ネットワークづくりには、小田急線本厚木駅近くの市民交流プラザで、月1回、「ケアカフェあつぎ」を開催しました。カフェを続けていくと、医療・福祉・介護の関係者だけでなく、一般の人も参加してくれるようになりました。

　ネットワークが広がるにつれ、「相談の場」の持続可能な仕組みを構築できる手ごたえを感じ始めました。そして、「ジェラートの店をつくり、その資金で“暮らしの保健室”を運営する。ジェラートの店にはコミュニティをつなぐ役割を持たせる」とい

う構想ができあがりました。

　そのためには支援してくれるサポーターをつくらないといけません。「サポーター制度」は「農家・事業所・会社等が、暮らしの保健室の運営資金や人財等を、無理なく援助できる制度」です。そこで起業等を支援するプロボネットのコンサルティングサービスに応募しました。営利事業と非営利事業の相乗効果を発揮するビジネスモデルの構想を可視化し、私の思いを伝えるためのプレゼンテーション作成をご支援いただき、それを使った説明会を開いていくことで、サポーターを増やしていきました。

ジェラートをきっかけに「住民の自律支援」に取り組む

　現在、「あつぎ」のサポーターは、事業者・団体が20社以上、個人も30人以上になりました。サポーターにとっての魅力の1つは、店内で自らの活動や事業紹介ができるようになることです。例えば、電動車いすの試乗会を開催したときには、車いすを使う人だけでなく、介護をする人や親に勧めたい人が実際に乗ってみることで、利便さや安全性を知ることができました。

　初めはジェラートを食べに来ただけの人が、「あつぎ」のイベントなどで、お客さん同士や、専門家とのつながりをつくる。そして自分自身が見えていなかった“自分の可能性”に気がついていきます。これは「住民の自律支援」にとても重要な要素です。

　このような「コミュニティケア」の実践が、ここ厚木で広がってきたのは、地域連携を共有するためのツールとしてジェラートがあり、場としてのケアカフェを通じて仲間が集ったからだと思います。

カフェと連動した「暮らしの保健室」だからこそできることをめざして

金子 真弓 ○Kaneko Mayumi

暮らしの保健室 よこはま／café KURIKINDI　代表
看護師

□ 地域医療に20年従事。子どもの頃の夢は「老人ホームと喫茶店の社長」で「いつか地域で高齢者福祉を実践したい」と考えていた。社会人学生として明治学院大学社会学部社会福祉学科で学ぶ中で「暮らしの保健室」に出会い、仲間の看護師らと、2019年9月「暮らしの保健室 よこはま」を開設。

　近くのアパートで高齢者の孤独死があり、近所で徘徊していた認知症の人を3度保護したことをきっかけに、地域住民の1人として何かできることはないかと考えた金子さんは、「暮らしの保健室」に出会ったことで開設を決意しました。ここでは、自宅を改装し、カフェを併設した「暮らしの保健室」の取り組みを報告していただきます。

幼いころからの想いの実現へ「暮らしの保健室」を開設

◉ 社会的弱者を包摂する韓国の施設に出会って

　私は三世代同居で育った影響で、幼いころから高齢者の暮らしや福祉に強い関心を持っていました。社会人学生として、大学の社会福祉学科で学んでいるとき、教授と韓国の「総合社会福祉館」という施設を訪問する機会に恵まれました。「総合社会福祉館」は、福祉や医療の専門職が配置されている、子どもから高齢者まで貧困家庭や社会的弱者を包摂する韓国独自の施設です。多世代を対象としていること、豊富なプログラムが提供されていること、受益者が時にはサービスを提供する側となるよう育成していることに大変感銘を受けました。

　「これをギュッと小さくしたものを自分でつくれないかな」と考えていたとき、「暮らしの保健室」という活動に出会いました。「暮らしの保健室」が持つ6つの機能が総合社会福祉館と重なる点があっ

たことから、地域特性に合った独自の「暮らしの保健室」をつくりたいと思うようになりました。

◉ 「保健室」に併設して「カフェ」もオープン

　そして、2019年9月、地元の横浜市菅田地区に「暮らしの保健室よこはま」（以下：保健室よこはま）を開設することができました。

　保健室の開設に当たっては、医療や福祉に関する相談機能にとどまらず、アートや音楽などに触れられ、ちょっとしたお出かけ先になる場所をめざしました。公共サービスとは違う家庭的な雰囲気づくりを考えながら保健室の構想を練っていたときは、楽しい時間でした。

　さらに、「保健室よこはま」開設の3カ月後に、併設して「café KURIKINDI」をオープンしました。私自身は病院で働く傍ら、週に2日、保健室に隣接するカフェのオーナーとしてもお店に立っています。カフェの機能を有効に使いながら、保健室の活動の幅を広げ、定期的な開催をめざしていきたいと考えています。

「保健室」運営の実際と専門職の役割

◉ ボランティア団体による「暮らしの保健室」

　「保健室よこはま」は運営母体となる組織は持たず、有志で集まったボランティア団体（任意団体）が運営する住民の中から生まれた保健室です。保健

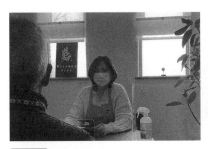
写真1　健康相談

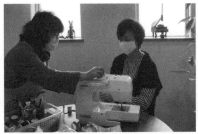
写真2　おさいほうLabo

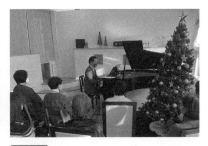
写真3　ピアノコンサート

師・看護師・准看護師に加え、NPO運営や子ども食堂の経験者、秘書など、さまざまなバックグラウンドを持つ個性豊かなメンバー約6人のチームで運営しています。相談内容によっては、医師・社会福祉士・大学教授など専門家からアドバイスをいただくこともあります。

活動費はメンバーの会費、寄付金、助成金、受益者からのイベント参加費、保健室応援グッズの売り上げなどでまかなっています。

▶「健康相談」だけでなく、親しみやすい企画も

具体的な活動内容は、以下の通りです。
- 健康相談
- ハンドクラフトのイベント
- 健康に関するセミナー
- おさいほうLabo
- ピアノコンサート

「健康相談」は、月に1回から2回の開室日を設定して、午前10時から午後4時の間に相談をお受けしています（写真1）。「相談」というと敷居が高いと感じてしまう方もいらっしゃるようなので、「どうぞ気軽におしゃべりしに来てください」とお声がけしています。どうしても開室日に来られないという場合は日程を調整したり、カフェに来たお客様から相談を受けたりすることもあり、ケースバイケースで柔軟に対応しています。高齢者の中にはパソコンやスマホが使えない方も多いので、カフェで相談の予約をお受けすることもあります。

「医療や介護のお世話になるほどではないけれど、ちょっとした悩みやトラブルで生活の質を落としている人」「誰かに会いたい、誰かと話したいと孤独感で苦しんでいる人」、そんな制度の狭間にいる方の悩みを解消するお手伝いをしたいのです。

「おさいほうLabo」は、2020年に始めました。お裁縫が得意なボランティアさんが、大切な人の遺品（衣類）を新しいものにつくり変えるリメイクを指導しています（写真2）。講師をしていただいているのは保健室の利用者だった女性です。

「ピアノコンサート」は、近所の方がドレスアップをして参加し、「自分の地域でこんな体験ができて嬉しかった」というお声をたくさんいただきました（写真3）。このような、地域の中でちょっとおめかしして出かけるような機会、非日常を感じることができるイベント企画は日常に豊かさを生み出すと実感しました。

▶保健室の活動の中での専門職の役割

「保健室よこはま」のスタッフは、まずはしっかりと傾聴して不安な気持ちを受け止め、複雑に絡み合った問題の交通整理をします。

特に看護師などは医療に携わってきた経験から、ご本人が医師に伝えにくいことを一緒に整理して、次回の受診の時に伝えやすくしたり、どのタイミングで医療機関に受診すればよいのかを考えます。行政のどの窓口へつなぐべきか、最善の方法を相談者と一緒に導き出していきます。

相談を目的にいらした方でなくても、何気ない会話の中で見えた小さなSOSをキャッチするなど、専門職としての観察力が求められていると思います。

同じ目線で話せる顔見知りの専門職として、「助けて」と言いやすい、相談しやすい関係性の構築を心がけ、「ここがあってよかった」と思っていただける保健室をめざして活動しています。

"地域"を重視した居場所づくりの必要性

▶高齢者の"居場所"としての保健室として

「保健室よこはま」がある横浜市神奈川区菅田町はおよそ16000人が暮らす区内で最も面積の広い

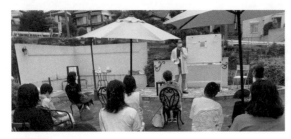

写真4 屋外での感染対策セミナー

町です。農地や山林が多いことと、区内でも高齢者施設が多いのが特徴です。高齢者の比率や1人暮らしの世帯は年々高くなってきています。

地域資源の少ない菅田町にあって「保健室よこはま」があるエリアはスーパーやクリニックビルがあり、比較的人が集まる場所にあります。しかし、高齢者が座ってゆっくりおしゃべりを楽しめるような食堂や喫茶店、公園やベンチもほとんどありませんでした。この場所に「保健室よこはま」を開設しようと考えた理由の1つです。

▶ 行政の施設と連携して課題を見つける

横浜市には「地域ケアプラザ」という福祉保健の拠点となる施設が中学校区に1カ所配置されています。「保健室よこはま」は、地域ケアプラザと連携しつつ、より地域住民に近い場所で家庭的な雰囲気のある通いの場、地域福祉を目的とした居場所づくりをめざしています。

長年暮らしてきた地域だからこそ、当事者意識を持って地域住民の近くで課題を見つけ解決するお手伝いをすること、地域住民が求めている楽しみを実現し生活の中に豊かさを生み出すこと、緩やかな人のつながりを生み出すことを目的とすることができると思います。今後、幅広い世代の方に開かれた「保健室」へと成長させていきます。

新型コロナウイルスにも柔軟に対応できた理由

▶ コロナ禍での柔軟な対応

2020年1月までは保健室の開室時間中なら自由に出入りができ、お茶を飲みながらおしゃべりを楽しむことができました。しかし、新型コロナウイルスの対策のため、以前のような活動が難しくなり、

相談対応は1対1の事前予約制に変更しました。

マスクの価格が高騰してなかなか手に入らなかった時期には、お裁縫のボランティアさんと200枚ほどのマスクを手作りして、保健室の利用者さんや地域のデイサービス、保育園などに届けました。

緊急事態宣言が明けた6月には三密を避けるために、屋外を使って感染症専門医による感染対策セミナーを開催しました（写真4）。

▶ 今後は "ハイブリッドな運営" も視野に

「時々バスに乗って横浜駅へと出かけ、デパートのウインドウショッピングをするのが楽しみだったのに、感染の不安からできなくなってしまった」「1人暮らしで誰とも会話をしない日が続くと、声が出なくなる」「外出する機会が減って足が弱った」など、新型コロナウイルスの影響による引きこもりのためか、ストレスや心身の不調を感じているという声を聞きます。

「保健室よこはま」では、新型コロナウイルス感染に対して不安が強く、人と同じ空間にいることに抵抗があるという場合には、屋外のテーブル＆チェアを使ってお話をすることもしています。

2020年末のピアノ演奏会では、初めてYouTubeを使いオンラインでの参加を可能にし、会場とオンラインで多くの方に楽しんでいただくことができました。今後も試行錯誤しながら活動を継続し、室内・屋外、オンライン・オフラインを併用してハイブリッドな運営をしていきたいと思います。

▶ "緩やかな地域のコミュニティハブ" をめざして

新型コロナウイルス発生以降は、生きる喜びや楽しみを感じられる機会をつくり出していくことが「保健室よこはま」の大きなミッションになったと感じています。

一方、「café KURIKINDI」をオープンしたことのメリットも感じることのできた1年でした。このカフェがあったことで、新型コロナウイルスの影響を受けながらも、保健室の活動を継続できたと思います。

今後も保健室とカフェの機能を連動させながら「集まる人が緩やかにつながる地域のコミュニティハブ」として機能していきたいと考えています。

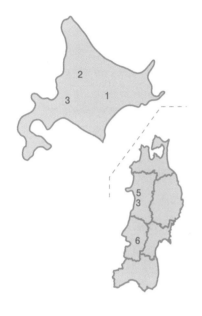

報告2

各地の保健室レポート
北海道・東北ブロック

東京・新宿の「暮らしの保健室」から飛んで行ったタンポポの種は全国各地で芽を出したかのように地域の中で保健室活動を展開し始めています。「報告2」では、北海道・東北ブロックの「保健室」からのレポートをお届けします。

「暮らしの保健室」常設をめざし 「オール十勝」で前に進む

松山 なつむ ○Matsuyama Natsumu

訪問看護ステーションかしわのもり 統括所長

■ 大阪で生まれ育ち、子どもの頃、難病の同級生の世話をする中で自らのケア指向を見いだし、看護学校に進学。子どもへのケアを担いたく、兵庫県立こども病院に5年勤務した後、結婚を機に北海道へ移住。25年前から鹿追に住み、訪問看護の提供のほか、「いのちの授業」や「ここから実験室」などの取り組みを実践し、多職種の仲間と共に地域の医療を支えている。

北海道の広大な地に広がる十勝地方で、地域に根差した訪問看護を展開している松山さんは、常設の「暮らしの保健室」の看板は掲げていませんが、「ケアカフェ」などを開催して、出前「保健室」スタイルで取り組みを続けています。地域に根差した看護の実践報告です。

訪問看護ステーションの現状と鹿追町の特徴

▶訪問看護ステーション開設からこれまで

2002年11月、NPO法人「かしわのもり」を北海道・十勝地方の北西に位置する河東郡鹿追町に設立し、翌年1月に訪問看護ステーションを開設しました。当時、地方ではまだ訪問看護自体の知名度も低く、しばらくはステーションの運営を軌道に乗せることに精一杯でした。

開設10年を節目に活動の幅を広げ始め、2021年1月現在、保健師3人・看護師2人（うち緩和ケア認定看護師1人）・社会福祉士1人・事務職3人の計9人のスタッフとなっています。

小規模ステーションで、訪問看護登録者数80人、月延べ訪問件数280〜320件。加えて、委託事業として、認定こども園と小学校各1人の医療的ケア児の支援に毎日入っています。主たる事業は訪問看護になりますが、地域のニーズを掘り起しつつ、2018年11月からは相談支援事業所も開設しています。

▶十勝・鹿追町の特徴

広大な十勝平野に広がる田園風景と日高山脈などの山々、そして太平洋に囲まれた自然豊かな地域です。1年通しての日照時間が長く、「天の恵み」ともいえるメリハリのある四季が、基幹産業の農業・食を育てる栄養素になっています。

十勝管内に19市町村あり、その人口は約34万人です。その6割以上が、十勝の中心に位置する帯広市と、その近郊に集中しています。帯広市から北西にある中山間地域の鹿追町は、人口5500人、高齢化率29％で、農業・観光・教育を町政の三本柱に掲げた町です。

暮らしの場や最期を過ごす場は「在宅が最適」とは限らず、選択されるのは当事者ご自身です。資源が乏しい中山間地域であっても、少数でも在宅を希望する人がいらっしゃれば、選択肢の1つ

かしわのもりのケアカフェ概要

［スタッフ数］　5人（訪問看護兼務3人／ボランティア15人ほか）
［利用者数］　30人／1回
［設置主体］　NPO法人かしわのもり
［開設日］　2014年7月

［所在地等］
〒081-0223 北海道河東郡鹿追町南町3-10-1
TEL：0156-66-1230（訪問看護ステーション）

として、その引き出しを用意していたい──それが「かしわのもり」の思いです。

始まりは、不定期開催の「ケアカフェ」から

◉「暮らしの保健室」を訪ねて沸き上がる思い

秋山正子さんが新宿に開設された「暮らしの保健室」（以下：保健室）には、これまで何度かお邪魔しています。初めて訪れたのは開設間もない頃、「保健室」がある都営団地「戸山ハイツ」の住民が5800人と、鹿追町の住民の数とほぼ同じと知って驚きました。

団地の中通りにあるベンチにしばらく腰かけて、通り過ぎる人を観察してみることに……。歩く人や車いすを押してもらって出かける人の姿、目の前の風景と鹿追の風景を重ねていました。人が立体的に暮らしている戸山ハイツに対して、広大なエリアに点在して暮らしているのが鹿追町です。

その後、2年目、3年目と訪れるたびに「保健室」は団地の風景に溶け込んでいました。中に入ればふらりと立ち寄る住民やボランティアの人が笑顔と誇りをもって活動され、年輪が形成されていました。環境や文化の違う鹿追で、ふらりと立ち寄ることのできる常設型「暮らしの保健室」の開設は難しくても、こちらから出向く「暮らしの保健室」であれば始められると思いついたのが、不定期の「ケアカフェ」（写真1）でした。

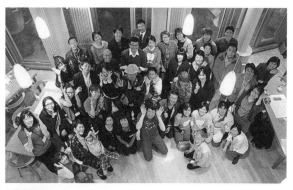

写真1　毎回盛り上がる「ケアカフェ」

最初の開催は2014年7月、鹿追町の施設ピュアモルトクラブハウスをお借りして開催しました。当日は40人余りの人が集まってくださり、ステーションの看護師3人が、何気ない話の中で相談などの対応をしました。その後、年に3〜8回のペースで開催しています。

◉「楽しく」企画し、「田舎」が生み出す好循環

次に取り組んだのが、講演会や勉強会です。都市部では迷うほど開催されていますが、当時、田舎ではそのような機会は稀でした。そこで、介護や子育て中の人でも隙間時間に足を運びやすいようにと、「地元開催」にこだわり、とびっきり素敵な講師をお迎えし、さらに、その講師と交流する場をつくることにしました。「ちょっとしたこだわりをもつこと」で企画運営の関係者も「ワクワク感」を持って取り組むことができます。一方で、講師には不便な田舎に足を運んでいただくかわりに、「非日常のゆっくり流れる時間と自然の中での暮らし」を体感していただくことができます。講師の「新鮮な目」で地域の良さを見つけ、

フィードバックしてもらうことで、地域で暮らす人たちの自信へとつながっています。

「ケアカフェ」の位置づけ

◉「訪問看護以外の場面」の重要さ

相談をしたくて足を運んでくださる人や、相談するつもりはなくても、「話をしてすっきりした」「腑に落ちた」と感じてもらえるように試行錯誤を重ねています。開催場所は鹿追に限定せず、人が集まりやすい帯広市内・近郊、その他の郡部などさまざまに開催しています。

企画・運営は当ステーションのスタッフがボランティアと一緒に行い、ステーションの"事業"として位置づけています。地域の文化や習慣を理解し人と人のつながりを知ることは、訪問看護の場面でも活かされます。「訪問看護以外の場面」で地域の人たちと交わる絶好の機会と捉え、担当者は2、3年で入れ代わります。

◉「ケアカフェ」等の運営費

収益のない「ケアカフェ」を継続するために、「訪問看護」での利益を適正に維持し、その利益の一部を運営費として活用しています。また、その都度内容に該当する補助金や助成金を利用することもあります。

運営費確保にとらわれ過ぎると行き詰まることもあるので、動きながら考え、地域の人と活動しているうちに、次の展開が見えることが多々あります。

事例から振り返る ケアカフェの"保健室"効果

次に事例から「ケアカフェ」の"保健室"効果を振り返ってみたいと思います。

【シングルマザーのAさんとBさん】

あるとき、「ケアカフェ」に何度か足を運んでくれているAさんから「ちょっと困っている人がいるんですが、話を聞いてもらえますか？」と相談がありました。その相談は自分のことではなく、友人のBさんについてでした。これは通常の訪問看護ではあまりない相談の入り口です。

〈当事者間のギャップを感じた初回面談〉

Aさんと友人のBさんはシングルマザーで、共に医療的ケアが必要な重度の障がいを抱えたお子さん（当時20歳前後）のママ友でした。「Aさんが口にした"ちょっと"というのがミソだなあ」と思いながら、まずはAさんと一緒にBさんのお家を訪ねてみました。

最初は2人とも口が重く、しばらくとりとめのない話をしているうちに、Bさんは「子どもが高等養護学校を卒業してから、支援してくれるサービスの量が足りなくなってね……」と、心身の負担が大きくなっていることをポツリポツリと話してくれました。しかし、Bさんのお子さんの「サービス等利用計画書」を確認してみると、私の第一印象は「比較的手厚いサービスが計画に組まれているのでは……」でした。

事前にAさんから相談を受けたとき、Aさんは「肉体的にも精神的にもきつくて、何とかしないと、Bさんは大変なことになりそうなんです！」と切迫した表情で話していました。それに対して、実際のBさんの話しぶりはそれほどでもなく、ギャップを感じつつ初回の面談は終わりました。

〈本当に困っていた人とは……〉

その後、Bさんと何度かお会いするうちに具体的な困りごとがわかり、了承を得て関係者にも事情を確認し、サービス調整や必要な福祉用具の選定・導入へとつないでいきました。その伴走過程だけでも、Bさんの負担は軽減したように見えました。そして、Aさんからも「Bさんの件では本当に助かりました。相談して良かったです」と感謝の言葉をいただきました。

しかし、その直後、「困っている人はもう1人いた」と気づかされます。Bさんとの面談を重ねている最中に、Aさんのお子さんが急逝されたのです。そのときにBさんが「Aさんはギリギリの介護をしていたから……」と、心配されていたことを知らされ、愕然としました。「SOSを発信していたのはAさん自身」だったのです。「私はどこを見ていたのか」と反省し、このときのことは強く心に残っています。

〈ケアカフェにもある"保健室"効果〉

地域の中には「同じような境遇の人」が互いに支え合って暮らしています。そして、その関係性は複雑に絡み合っています。

秋山正子さんが始められた「保健室」は、このような地域の中での人々の関係性をつかむことができる場といえるでしょう。そして、私たちの「ケアカフェ」も、その"保健室"効果はあると考えています。

Bさんとは、お子さんとの2人暮らしをどのように過ごしていきたいのか、共に考え続けます。生活が一変したAさんとも時々顔を合わせ、「地域の仲間」として付かず離れずの関係は続いています。そんなお2人と今後も共に歩んでいきたいと思っています。

地域の看護職が担う2つの役割

◉ 医療について正しい情報提供をする

限られた資源の中で「個々人が満足するサービス」を、既存のサービスだけで賄うことはできません。それを頭で理解していても、困ったときは「もっと、もっと（医療や介護サービスを）」と求める当事者のお気持ちも理解できます。

介護と医療、それぞれの立場や事情を理解することができるのが私たち看護職です。提供されている医療について、関係者が理解した上で支援体制が組めるように、情報を提供する必要があるでしょう。また、「制度の隙間」を埋めるために、それぞれができる「プラスαの支援」がどこまで可能か見計らい、具体的な提案や、互助共助を含めた調整をする役目も担っています。

◉ 医療側に「地域の事情」を説明する

一方、とかく医療が幅を利かしてしまいがちな場面において、医療側に「地域の事情」を説明することも地域の看護職の大切な役割です。

ただ、「地域の事情」を説明する役割は必ずしも看護職である必要はありません。時々に応じて担える関係者がいれば、その力を発揮してもらえるように看護職はアシストに回ることもあります。

地域で暮らす人々の生活を医療が分断しないよう、それぞれの生活風景がイメージできるように、医療関係者に伝えることも欠かせません。

「保健室」の6つの機能と照らし合わせる

ここで「ケアカフェ」を含め、今、「かしわのも

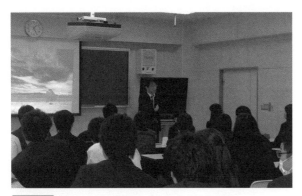

写真2　故・村上智彦先生による「いのちの授業」

り」で取り組んでいることを、「保健室」の6つの機能と照らし合わせて考えてみます。

◉「1 相談窓口」

電話相談は随時受け付けていますが、それ以外にもさまざまな機会を通して看護師と地域の人が気軽に話ができる場を設定しています。ここでも意識的な相談だけでなく、つぶやきから生まれてくる相談にも対応しています。

◉「2 市民との学びの場」

《さまざまなテーマの講演会・勉強会》

当ステーション主催の講演会や勉強会も年に2回ペースで開催し、さまざまなテーマを取り上げています。「在宅介護」「在宅での最期の迎え方」「自己決定支援」などのテーマはもちろん、2016年の台風による水害や、2018年の北海道胆振東部地震によるブラックアウトを経験してからは、「災害支援」や「防災・減災」のテーマも取り上げています。さらに、子育て世代の関心が高い、地域の宝である「こども・発達」のテーマなどさまざまです。

《「いのちの授業」にも取り組む》

身近な人に関心を寄せて困っていたら、自然に声をかけることや、生と死について、学生のときから考える機会として「いのちの授業」にも取り組み、8年になります（写真2）。進学や就職を控えた高校3年生に、「死」をテーマに毎年開催しています。講師から次年度の講師へバトンを渡していただく形で、決まっていくのも興味深いところです。一般の聴講が年々増え、そのリピーターも多くなっています。

学生と真剣に対峙し語りかけてくださる講師の姿、それを素の感覚で聞いている10代の若者の反応に感動します。「いのちの授業」を聞き終えた学生のアンケートの回答では、「後悔しない生き方をしたい」という言葉が毎年多く出されます。そして、他にも

「ごはんが毎日食べられること、好きなことができること、親がいること、周りに叱ってくれる人がいること……全てにおいて当たり前だと思わないで、毎日ありがたいと思う感謝の気持ちで後悔せずに生きたい」

「これから出会う人を大切にしていきたい」

「講演で"自分を責めないで。あなたにしかできないことがある。自分の選択が間違いだったと決めつけないで"と聴いたときに涙が出た。今日のことを忘れず、誰かのためになるような生き方をしようと思う。それが自分のために生きることになると思った」

この「いのちの授業」を聴いた高校生で既に看護師になっている人もいます。どんな看護師をめざし、この授業のことを少しでも覚えているのか、聞いてみる楽しみもあります。そして、それをそっと次の世代にも伝えたいと思っています。

◉「4 交流の場」

さまざまな機会やいろいろな組み合わせで、交流の場づくりを何度も繰り返すうちに「自分たちで何かやってみたい」とか「できそうな気がする」と住民1人ひとりの表情が変わり、前のめりの姿勢に変化していく──この変化を目の当たりにで

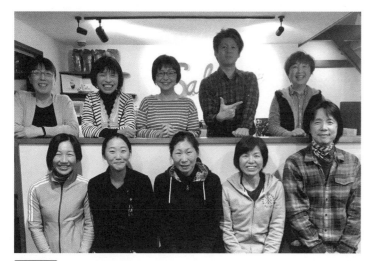

写真3 「かしわのもり」スタッフたち
前列左端が筆者

らしにつながる事例検討会」を始め、丸3年が経過しました。定期メンバーは16人ほどおり、全て違う職種です。

1回に20人〜25人の参加で、職種で違う視点で議論し、気づいたことを次の活動につなげています。実際の個別支援で困ったときに、すぐに相談し合える仲にもなり、関係強化に役立っています。

きるのも「保健室」の醍醐味の1つだと思います。

大勢の人が集まる講演会やシンポジウムはfacebookなどで拡散され、インパクトがあります。一方で、大勢の中には気後れして参加できない人も一定数いらっしゃいます。そのため、「100人以上」「30〜50人」「10人以下」で、それぞれのスケールメリットを活かして、交流の場をつくるようにしています。

大きなイベントになれば、企画・準備から地元の人にも参加してもらうことで一体感が生まれます。さらに、「その後、小さくてもいいので継続して交流の場を提供すること」で、つながりを強めていきます。

また、従事するスタッフも、これら企画の中心で活動するほど達成感があります。しかし、いつも同じ人ではなく、2、3年で入れ替わり、「マンネリにならず楽しんでできる」を意識するようにしています。

◉「5 連携の場」

隔月で、多職種による「事例検討会」を開催しています。2016年には、日頃から馴染みの薬剤師さんと社会福祉士さん仲間に声をかけて、「暮

基地となる「保健室」を開設し優しい十勝の人々と共に生きる

「かしわのもり」では、今は常設の「暮らしの保健室」はありません。しかし、いずれは常設したいという夢があります。

「暮らしの場に出向く"相談"機能は、鹿追のような中山間部では有効」と考え、これからも継続していきます。さらに、地域の人にもらった力をお土産に、帰る基地をつくりたいと思っています。

十勝地方には、何をするにしても"オール十勝"でという意識が高く、既に培われた"一体感"を楽しみつつ、継続させようとする力を持っています。実際に「こんなことやってみないですか?」ともちかけると、職種・年代・エリアにかかわらず、立場も越えて、サクサクっと人が集まって来ます。この地域性は大切にし、そして、さらに伸ばしたい"強み"です。

雄大な十勝で距離を感じさせずにダイナミックに人が動き集まる。十勝の誇りである自然と人。その暮らしの中に、"笑顔"があることを願い、できる限り続けていきたいと思っています!

行政主導型の「保健室」は全世代の住民を支える

赤井 圭二 ● Akai Keiji

沼田町暮らしの安心センター 前センター長

■ 1985年4月北海道雨竜郡沼田町役場に奉職。2011年6月同町教育委員会次長、2013年4月同町保健福祉課保険グループ長、2015年10月同町保健福祉課あんしんセンター準備室長、2017年10月より「暮らしの安心センター」に関わる。

1つの建物の中に、診療所・デイサービスセンター・相談施設（保健室）が同居し、住民の"居場所"となっている理想的な施設が北海道沼田町にあります。高齢化率が40％を超える「田舎」の町ですが、住民の健康への意識が高いのはこの施設があるからかもしれません。ここでは、行政主導型だからこそできる全世代対応の保健室の取り組みを報告していただきます。

沼田町では、「暮らしの保健室」を町の事業として取り組んでいます。そして、その"場"となるのが、2017年10月にオープンした「沼田町暮らしの安心センター」です。

本稿では、沼田町の概要について紹介した後、「暮らしの安心センター」の機能や、「暮らしの保健室」の様子を報告します。

田園風景が美しい 優しい人ばかりの田舎町

◎ 北海道で住みたい田舎町総合1位

沼田町は北海道のほぼ中央、空知総合振興局管内の北西部に位置している、山は青く、水は清い、豊かな自然に包まれた町です。

南部の平坦部は、広大な石狩平野の北端の一部で肥沃な水田地帯となっており、市街地や農耕地はこの平坦部を流れる雨竜川や小河川の流域に沿って南に開けています。また西側は牧場、畑作地帯、他の二方は山岳地帯で占められています。

道内でも有数の豪雪地帯であり、「雪と共生するまちづくり」をめざし、公共施設や個人住宅などへの雪冷房導入を進める一方で、雪を活用した「雪中商品」の開発も盛んに行われています。

宝島社『田舎暮らしの本』2019年2月号に掲載された「住みたい田舎ベストランキング」では、本町が北海道エリアで総合1位になりました。

◎ 超少子高齢化が進む一方で人口は微増

2019年3月末時点での人口は3053人（1488世帯）。高齢化率は42.9％で、超少子高齢化が進む町ですが、移住・定住に力を入れており、2017〜18年度では2年連続で人口が微増しました。

地域の傾向としては、田園風景が美しい田舎町で優しい人ばかり。特定健診受診率は66％（北海道3位）を記録したこともあり、健康問題に対

して非常に関心の高い町です。

3つの機能を有した複合施設「沼田町暮らしの安心センター」

「沼田町暮らしの安心センター」は、地域医療・介護福祉・子育て支援・健康運動の拠点として、次の3つの機能を有した複合施設です。

①沼田あんしんセンター

「介護・健康相談」「暮らしの保健室」「なかみちカフェ」などを行っています。スタッフは、沼田町職員であるセンター長のほかに、沼田町社会福祉協議会に事務局長1人・事務局主事1人、同協議会居宅介護支援事業所に所長1人・介護支援専門員1人、同協議会訪問介護事業所に所長1人、介護職員3人となっています。

サービスの対象は、全世代の一般住民で、「暮らしの保健室」事業として、健康栄養相談や講演会などを月1回実施しています。また、コミュニティカフェを運営して、住民が安心して利用できる癒しの空間を確保し、高齢者の傾聴や、ママ友のおしゃべり空間、子どもたちの勉強の場となっています。そして、住民からの寄贈本による「なかみちライブラリー」も運営しており、コミュニティ事業に取り組んでいます。

②沼田町デイサービスセンター

沼田町社会福祉協議会が運営しており、スタッフは、所長1人・事務員1人・通所看護職員2人・機能訓練指導員1人・通所介護職員4人となっています。一方、利用定員は18人以下／日で、登録者は要支援1～2が1人、要介護1～5が30人、総合事業が7人です。

特長としては、利用者数に対して作業療法士と看護師を充実させており、機能訓練に積極的に取り組んでいます。また、健康運動室を一般住民に「トレーニングルーム」として開放しているので、住民はサービスをより身近に感じることができているようです。運営には、介護ボランティア等の協力を得ています。

③町立沼田厚生クリニック

北海道厚生連が運営しており、スタッフは、院長（外科医師）1人・内科医師1人・皮膚科医師（派遣）1人・看護師4人・理学療法士（派遣）1人・臨床検査技師1人・放射線技師1人・事務長1人・事務員2人・医療助手1人となっています。一方、患者は、一般住民患者と施設入所患者合わせて1日平均60人です。

特長としては、小さい町の診療所でありながら、地域医療の充実を図っており、内科・外科・皮膚科の3科を標榜し、リハビリテーション室も有しています。また、臨床検査・X線検査にも最新機器を導入し、それぞれの技師も常駐しているため、人間ドックの受診が可能で、さらに、その日のうちに結果がわかります。

全世代を対象とした「暮らしの保健室」の実際

●全世代が集まる「暮らしの保健室」

「暮らしの安心センター」（以下：センター）の開設が決まったとき、「行政運営型の"暮らしの保健室"機能をセンター内につくろう」と考えていました。

センターは「全世代の住民が安心できる"大きな家"」というコンセプトで建てられる複合施設ですから、「暮らしの保健室」（以下：保健室）も、全世代が集まるような設計にしました。決して高齢者や介護者、患者だけが集まるのではなく、子

沼田あんしんセンターの概要	
[スタッフ数]　9人 [利用者数]　10〜20人／月 [設置主体]　沼田町 [開設日]　2017年10月	[所在地等] 〒078-2202 北海道雨竜郡沼田町南1条1-8-25 TEL：0164-35-2055

図 沼田町暮らしの安心センター

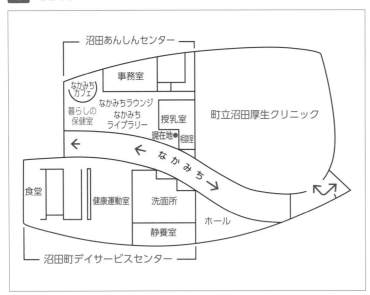

などを行っています。

「講演会」では、外部講師だけでなく、町内の医療関係者も招き、とてもわかりやすい講話で参加者の理解を深めています。センター開設以来、2019年3月までに9回の講演会を開催しており、その内容を表にまとめました。

また「個別相談会」は随時開催しており、町民1人ひとりが自分の健康と向き合える環境づくりと定着をはかっています。

◉ 保健室の一機能を担う「なかみちカフェ」

「保健室」はセンターの中の「沼田あんしんセンター」の中にあり、そこには「なかみちカフェ」と「なかみちライブラリー」もあります。

「なかみちカフェ」（写真1）では、一般の人が利用できるカフェと、地域医療コミュニティカフェ「あったまーる」（写真2）を開いています。

カフェは月〜金の10時30分から15時30分（火・木は14時まで）に開いており、500円のワンコインランチが好評で、多くの住民が集まり、交流の場となっています。

「あったまーる」は月1回の開催で、町民ボランティアが運営しています。センター内にある町立沼田厚生クリニックの鳥本勝司院長の講話があり、地域医療と町民をつなぐ場になっています。

どもや子育て世代、若者や働き盛りの住民も訪れるようにするにはどうすればいいのかを、住民ワークショップで検討しながら考えました。

◉ 「暮らしの保健室」の概要

まず、センター全体の開設時間は、月〜金の8：30〜20：00、土日祝は9：00〜17：00となっています。面積はセンター全体で1,894.08㎡で、そのうち「保健室」は72.41㎡を占めています（図）。

「保健室」の運営主体は、町保健福祉課で、原則月1回、開設しています。健康・医療・介護・運動・食育など、町民の身近な暮らしに関わるテーマを掲げ

- 外部講師による「講演会」
- 保健師・管理栄養士・健康運動指導士・介護支援専門員による「個別相談会」

また、デイサービスの中にあるトレーニングルームは一般の方が無料で利用でき、健康運動を継続されている方が多くなりました。

❯ 専門職の関わり

「保健室」の事業には、行政の保健師・管理栄養士・健康運動指導士・介護支援専門員が携わっています。特に、看護師は、デイサービスセンターとクリニック（いずれも町立）にいるので、同じ施設の中という力もあって、いつでも相談・連携できる体制になっています。

表 「暮らしの保健室」講演会 一覧

［第1回］歯から始める健康づくり

2018年2月23日開催。中神歯科医院の中神院長を迎え、「歯と健康」をテーマに、生活習慣病と歯周病の関係等、歯と健康づくりについてご講演いただきました。

［第2回］子どもの足の育ちと靴の正しい選び方

3月26日開催。アルファ美輝のマスターシューフィッター木田倫子さんを招いて講演。個別相談会では、子どもの足の成長に合わせた靴の選び方を指導いただきました。

［第3回］脳の若さを保つ秘訣

6月7日開催。中村記念病院脳神経外科の遠藤主任医長を招いて講演。認知症や脳卒中について理解を深めました。

［第4回］上手な水分補給で熱中症対策

7月24日開催。大塚製薬の千葉裕平さんを招いて開催。特に夏場は高齢者の熱中症が多いことから、とても関心の高い講演会でした。

［第5回］おなかげんき教室

8月17日開催。ヤクルト管理栄養士の井田史織さんを招き、「おなか博士になろう！」と題して講演。特に「うんち」の話は、子どもたちにもわかりやすく、最後は親子で「ジョア」を使ったレアチーズをつくって食べました。

［第6回］手洗いチェック教室

9月28日開催。花王プロフェッショナル・サービスの工藤聡子さんと西村大佑さんを招き、「感染症予防と手洗い」と題して講演。実技では「手洗いチェック」が行われ、参加した小学生1・2年生の児童たちは、真剣に手をこすりながら洗っていました。

［第7回］健診の見方を知ろう

10月26開催。町保健師が「健診の見方を知ろう」と題して開催。参加者は、健診結果票を持参して、検査内容や数値を保健師に確認していました。

［第9回］誰でもできるレスキュー講座

2019年3月1日開催。AED等を使ったレスキュー講座を開催。消防沼田支署の救急救命士が講師となり、参加者は心臓マッサージやAEDの使い方を実践しました。

［第8回］最近のがん治療と利用できる制度

11月22日開催。旭川厚生病院がん相談支援センターの保健師・高橋佳枝さんを招き、日本におけるがんの現状や最新の治療法などを学びました。

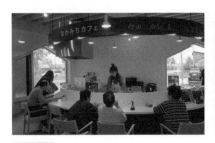
写真1　なかみちカフェ

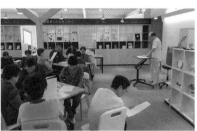
写真2　「あったまーる」

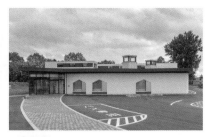
写真3　暮らしの安心センター北側外観

行政運営型の「保健室」は地域コミュニティの場

▶「6つの機能」すべてを担う

「暮らしの保健室」の「6つの機能」については、センター全体で考えてみたいと思います。

センターは「町民が安心して暮らせる」ための拠点として健康情報を常に発信しつつ、健康づくりや介護予防などの自主活動を応援しています。この役割を考えると、「①相談窓口」「②市民との学びの場」「③安心な居場所」「④交流の場」「⑤連携の場」「⑥育成の場」の全てにおいて関わっていると思います。行政運営型ですので、これらの機能は必然的に有しているといえ、特に①から③の機能が強いと考えます。

なお、運営のための費用は、町一般会計で予算計上し維持しています。

本センターは、行政の運営であり、全世代の住民が利用することで地域コミュニティの場となっています。

▶補助金や起債を有効に使って運営

「保健室」では、町民から利用料をいただくプログラムありません。運営資金に関しては、国の補助金や起債を有効に使っています。

今、センターは全世代の住民が利用していただいており、これは大変うれしく思います。全世代型の保健室が実現できているのも、住民ワークショップで多くの町民とたくさん議論し、苦労してセンターの設計・運営を決めていったことが実を結んだのだと考えています。

「あるくらす」をキーワードにコンパクトエコタウンをめざす

超少子高齢化は日本全体での喫緊の共通課題ですが、本町は「農村型コンパクトエコタウン構想」に基づいてまちづくりを行っています。これは、半径500m以内のエリアで「歩いて暮らそう」（あるくらす）というコンセプトの構想です。そのため、今後の施策としては、居住・買い物・医療など施設等の集約を進め、高齢者住宅や子育て住宅等を整備していく予定です。

もちろん、移住定住施策も今まで以上に展開し、「若者世代が住みたい田舎」「子育て世代が住みたい田舎」として、本町の魅力を発信していきます。実際、ここ数年、多くの若者が農業後継者として本町に定住するようになり、基幹産業を支えています。

保健医療関係における、今後の展開としては、「全世代（全住民）参加の健康マイレージ事業」に取り組んでみたいと考えています。その拠点として、本センターが役割を果たしたいと思っています。

まちの診療所の中にある「ほっとステーション」

小野 まゆみ ○Ono Mayumi

あきた森の保健室 室長／看護師

■埼玉県立衛生短期大学第一看護科卒業後、由利組合総合病院勤務。2017年3月に退職し、同年7月より現職。「誰もが生き生きと、その人の望む人生を生ききって欲しい」という想いを強くし、コーチングのトレーニング機関であるCTIジャパン応用コース終了。全ての人が生き方に自信と誇りを持ち、輝くことのできる社会づくりのために活動している「NPO法人育自の魔法」のファシリテーター資格も取得している。

「高度な治療はできないまでもプライマリ・ケアを主体とした患者さんの良き医療の相談者となること」をモットーに、秋田県の山間部で開業している「伊藤医院」。伊藤院長は「暮らしの保健室」をつくりたい、という5年越しの想いを、看護師の小野さんとのタッグで実現させました。ここでは、まちの診療所をベースにした保健室の取り組みを報告していただきます。

「あきた森の保健室」（以下：保健室）は、秋田県由利本荘市の伊藤医院に併設された常設の施設です。由利本荘市は、秋田県の南西部に位置し、北は秋田市、南はにかほ市、東は大仙市、横手市、湯沢市、羽後町に接しています。面積1,209.59㎢と、秋田県一の面積を誇ります。「保健室」のある大内地域は、181.72㎢に7400人余り（2015年国勢調査）の方々が暮らしています。過疎化が進む山間部では、路線バスが廃止された区間をコミュニティバスが補っています。

高齢者世帯や単身世帯も多く、空き家も目立ちますが、地縁の深い土地柄で、お互いに見守り合い、支え合う暮らしぶりが感じられます。

「何ができるんだろう？」興味津々だったその場所に……

●院長の5年越しの構想が実現

2017年5月、長く勤めた総合病院を退職した私に、1人ひとりの「いのち」のものがたりを大切に、「治す医療」だけでなく「支える医療」の実現を願う伊藤伸一院長が声をかけてくれました。

「"暮らしの保健室"みたいな場所をつくりたい。"森の保健室"っていう名前にしようと思うんだけど、どう？　手伝ってくれない？」

諸事情があり、迷っていた私に、友人は「あなたをまるごと活かせそうなところだね」と言ってくれました。

2017年7月、秋田県由利本荘市中田代の伊藤医院の駐車場の一角に、カフェ風の建物ができ上がりました。先代の院長のときから通っている患者さんたちも「何ができるんだろう」と興味津々だったというその場所は、医療や介護に関する相談を受けることはもとより、誰でも気軽に立ち寄って、ホッと肩の荷を降ろすことのできる、新宿の「暮らしの保健室」や豊洲の「maggie's tokyo」のよ

あきた森の保健室の概要

[スタッフ数] 1人（常勤看護師）
[利用者数] 30～50人／月
[設置主体] 伊藤医院
[開設日] 2017年7月

[所在地等]
〒018-0901 秋田県由利本荘市中田代字板井沢114-7
TEL：080-5741-8620
E-mail：morinohokenshitu@gmail.com

うな場所を創りたいと、院長が5年ほど前から温めていた構想を形にしたもの。オープン前の6月には、常駐看護師である私も、「maggie's tokyo」と「暮らしの保健室」を視察できました。

● 「大切にされている」と感じる空間

北国の建物に特有の風除室をはさんで、伊藤医院とつながっている56.63平方メートルのこじんまりとした一室。訪れた人が「自分は大切にされている」と感じることができるよう、天井には秋田杉、壁には調湿・吸音・消臭効果のあるフランス漆喰が用いられるなど、細部まで配慮された落ち着いた空間になっています（写真1～2）。

柔らかな間接照明が灯り、ステンドグラス越しに光がこぼれる部屋の真ん中には、maggie's tokyoやお洒落なカフェにあるような、大きな杉の一枚板のテーブルが置かれています。

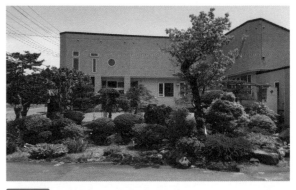

写真1　「伊藤医院」と「あきた森の保健室」。向かって左端が保健室になる

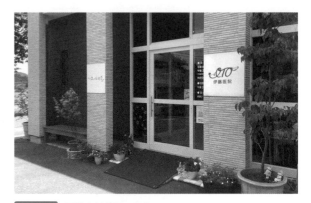

写真2　風除室が共用の入り口

小さな診療所が開く「保健室」の特長

● 診療所が開いている時間にオープン

「森の保健室」は、「住みなれたまち　住みなれた場所で　すこやかに暮らし続けることを応援するほっとステーション」をめざしています。

伊藤医院が開いている時間帯（月・火・木・金8：30～17：00、水・土8：30～12：00、日・祝日はイベント時にオープン）にどなたでも自由に出入りできます。

来室されるのは、例えば、

- 診療所を受診したときに寄って行かれる方
- 診察室で話しそびれたことや聞けなかったことを聞きたいと思った方
- 診療所の医師に「となりで話を聴いてもらって」と勧められた方
- 糖尿病等の療養指導が必要な方
- 付き添いのご家族

と診療所に診察を受けに来た帰りに寄られる方や保健室だけを目的に来られる方もいます。また、

- さまざまな相談事や気分転換に来られる方
- 常駐看護師の前職（退院調整看護師）からのつながりで、ケアマネジャーや医療職の方
- Facebook やイベントで興味を持った方
- 知人・友人に紹介されて

など、幼児から高齢者まで、さまざまな方がおいでになります。「保健室」は1室しかないので、先客がいると入れずに待っていてくださる方もいらっしゃいます。

● 医師のバックアップで看護師が運営

スタッフは、代表の伊藤伸一（伊藤医院院長）、室長の筆者（小野まゆみ：看護師）の2人です。看護師は「保健室」に常駐しています（写真3）。イベントを開催するときには外部講師をお願いすることもあります。基本的に「保健室」の活動については、看護師に任せていただいています。

「保健室」の運営資金は、筆者の給与を含め、伊藤医院がほぼ全面的に支えてくれています。

訪室は原則無料で、飲み物もサービスでお出ししています。お菓子などは、差し入れをいただくことも多くあります。何かを作成するイベントでは実費を、外部講師をお願いする会では参加費をいただくこともあります。

今まで、保健室のTシャツ、バッジ、鉛筆等を作成して物販もしてみましたが、伊藤先生も「売り上げを上げる」よりも、つい差し上げてしまいます。

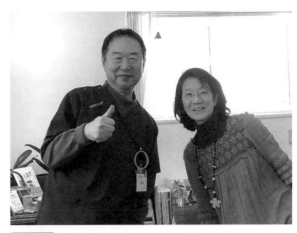

写真3　伊藤伸一医師と小野まゆみ看護師

わたってかかりつけている家族や、院長を慕って少し離れた地域からも乳幼児が受診します。

絵本やおもちゃがあって、時には折り紙やお絵描き道具も出てくる「保健室」は、子どもたちに人気です。保護者が隣の調剤薬局で処方薬を受け取るまで、「保健室」で待っている子どもたちもいます。抱っこされて入室していた乳児が立って歩き、走り回るようになるまでの成長を親御さんと一緒に見守ることができるのも「保健室」の醍醐味です。お母さんにとっては、診察室では話せなかった子育ての不安や悩みも、ポロリとこぼれやすくなるようです。

絵本を通じたご縁で、近くの障がい者支援事業所とも交流が始まりました。事業所の絵本を貸していただく「森の絵本箱」のコーナーをつくったのです。事業所の利用者さんと職員の方が、月1回、絵本の交換に訪れてくれます。

● カフェや花樹の手入れで地域に溶け込む

2017年9月から認知症カフェとして始めた「森のほっとカフェ」では、人が集まりやすいように連続企画した「裁縫教室」が人気を呼びました。テーブルを囲んで手仕事をしながら、自然と会話が増えました。

次の開催日を心待ちにして通ってくださった

地域に密着した「保健室」のさまざまな風景

● 子どもたちや障がい者とつながっていく

近くで子どもたちの姿を目にすることの少ない地域ではありますが、伊藤医院には、何世代にも

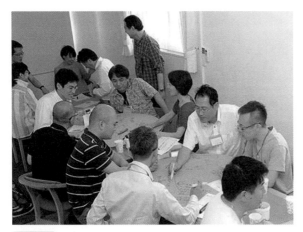

写真4　「保健室」で開催された「みんくるカフェ」

方々から、「もっと続けたい」との声をいただき、新たな企画として「風の工房〜森のキルト教室〜」を不定期に開催しています。市街地まで買い物に出かけるのが難しい方たちのために、必要な材料をキルトショップが届けてくれる出張販売も実現しました。

以前、この地域には縫製工場があり、女性の職場として定着していたとのこと。キルト教室は、参加してくれた70〜80代の方々にとって、仕事に子育てに忙しくも充実していた時代を思い出すことにもつながっていたと、後になって知りました。

また、「保健室」の外で花や樹の手入れをしていると、花卉栽培に詳しい地元の男性たちが声をかけてくれます。「ここに植えてみれ」と花の苗を持ってきて一緒に植えてくれたり、剪定の仕方を教えてくれます。そうやって綺麗になった庭を喜んでくれるのもまた、診療所や「保健室」を訪れる地元の方々です。

「保健室」の持つ "場のチカラ" を実感

森の保健室という「場」ができたことで、今ま

で「機能」はあるのに活かせていなかったことが息づきはじめた感じがしています。

例えば、「保健室」で開催する健康教室に伊藤先生が登場すると、地元の高齢者の方々から「伊藤先生の話を今まで聞きたくても聞きに行けなかった。ここで聞けるなんて嬉しい！」と、感動の声が上がりました。伊藤先生の講演会が開かれるような会場までは、通常、車で30分以上かかる地域。「私たちの先生なのに、私たちが聞けなかったんです」と話す地元の方に、先生のほうが恐縮していました。

● ワークショップ等で広がる世界

60平方メートル弱の空間は、小さなワークショップや対話の場づくりにも最適です。

- 専門家もそうでない人も老いも若きもフラットに語り合う「みんくるカフェ」（写真4）
- 一冊の大切な本を持ち寄り、ものがたりを語り合う「大人のための絵本カフェ」
- 次の世代に残す地球のことをみんなで考える「チェンジ・ザ・ドリーム・シンポジウム」
- 生活を支える人を支えたいと隣市のファシリテーターが届ける「アンガー・マネジメント」
- 医療チームおよび患者さんとの関係性向上のために役立つコミュニケーションについて語り合い、体験して学ぶ「医療コミュニケーション研究会FLAT」（現：医療コミュニケーションラボふらっと）

など、ワークショップにおいては伊藤先生と筆者の友人たちが応援に来てくれました。

ここで出会った人々がつながって、世界が広がり、新しい活動が始まっていきます。その様子を見るのも嬉しいことです。

● 安心して本音を話せる場所になる

伊藤先生には、「訪問看護師さんたちに、ここ

でゆっくり食事をしてほしい」という願いもありました。というのも、移動距離が長い山間部の地域を訪問すると、ステーションまで戻る時間を取れないまま、車の中で食事を済ませる訪問看護師さんの状況を心配されていたのです。

先生に「今日、訪問看護の方が保健室に寄って行かれました」と報告すると、「そうか。よかったなぁ。嬉しいなぁ」と、一番喜んでくれるのは先生です。

サービス担当者会議や意思決定支援のための話し合いも、難航しそうなときほど「保健室」で行われることが多くなりました。柔らかな光と静かな音楽、大きなキッチンテーブルのある保健室には、安心して本音を話せる"場のチカラ"があると感じています。

地域と共に育っていく「あきた森の保健室」

◉ほぼ担っている「6つの機能」

「あきた森の保健室」での活動を、「暮らしの保健室6つの機能」と照らし合わせてみると、「①相談窓口」「②市民との学びの場」「③安心な居場所」「④交流の場」「⑤連携の場」については、その役割を果たしてきているように思います。

そして、「⑥育成の場」としても「認知症カフェ」や「暮らしの保健室」を始めようとしている団体の方や、地域包括支援センターのスタッフが見学にみえることもあります。また、伊藤先生の講義を受けた医学生も来室してくれます。

◉こころを込めて大切に設え調えていく

「保健室」のイベントに集まってくれる地域の方々は、老いや認知症、1人暮らしや介護などなど、起きていることをあるがまま受け入れ、明るく強く暮らしを紡いでいる方が多いと感じます。

場を準備している私たちのほうが、それぞれの人生を語り合う方々から、たくさんの知恵や勇気を受け取っています。

「今日、森さ行くか？」と声を掛け合って連れ立ってイベントに参加してくれる姿、受診のために来院しては「おはよう！ 今日はあっち（診療所）さ来たよ」と入り口から覗かせてくれる笑顔、そんな地域の方々を見ることが、私自身の励みにもなっています。

一方で、「保健室」の入り口まで来てためらい、何度目かにようやく入室される方もいます。今、まさに悩みの渦中にある方々は、知り合いに紹介されて不安そうに電話をくれたり、他に誰もいないときを選んで訪室されます。

こころが弱くなったとき、灯りが見えなくなってしまったとき、ふらっと立ち寄ってみたくなる場所——そんな佇まいを心がけています。

「保健室」という場所を、こころを込めて大切に設え調えていると、ここに立ち寄ってくださった方や集ってくださった方々が、自然に必要なことにつないでくれている……そう感じる今日この頃です。

＊

「そこに居なくても、その場所のことを思い出すだけでも落ち着く、ホッとするような場所」
「静かに自分自身と対話のできる場所」
「心を通わせる、安心・安全な対話のできる場所」
「自分の気持ちの棚卸しをして整理できる場所」
「自分の力を取り戻して、また立ち上がり歩き出せる場所」

このような場所を「Best Place」と呼ぶそうです。そこは誰もが"帰る処、帰りたくなる場所"なのでしょう。「森の保健室」は、そんな場所でありたいと願っています。

地域住民が主体的に動く場となる「暮らしの保健室」

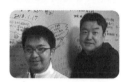

岡 卓矢 ○Oka Takuya
医療法人社団ささえる医療研究所 本部長補佐
ささえるクリニック岩見沢 事務
（左：岡さん、右：永森さん）

永森 克志 ○Nagamori Katsushi
医療法人社団ささえる医療研究所 代表理事
ささえるクリニック岩見沢 院長

医療介護に従事する地域住民や地域の患者を支える取り組みを自ら実践した故・村上智彦医師の思いを受け継ぎ、さらに発展させている「ささえる医療研究所」のスタッフたち。「暮らしの保健室」も既に4拠点で開催し、他事業所に"暖簾分け"もしています。熱心なその活動を紹介していただきます。

開設までの経緯と現在の取り組み

医療法人社団ささえる医療研究所（以下：当法人）は、理念として「地域住民が主体的に動く」ことを最も大切にしています。

「暮らしの保健室 in ささえるさん」（以下：保健室）は、その理念を実現するきっかけの1つとして活動を始めたもので、一地域住民としての法人スタッフが主体的に運営しています。

《開催場所》

当法人は、北海道の岩見沢市と旭川市に拠点を置き、岩見沢では訪問を中心に、旭川では外来を中心に診療を行っています。

岩見沢には2つの拠点（まるごとケアの家いわみざわ／ささえるさんの家）があり、それぞれにコミュニティスペースを設けています。拠点自体のコンセプトが「暮らしの保健室」の機能を志向したものであり、開設場所として活用することとなりました。

旭川の拠点・村上内科小児科医院は、開業して40年以上が経過し、親子4世代にわたって通院さ

れている患者さんもいる医院です。地域とのつながりの強さを生かし、開設場所として活用することとなりました。

《開設資金・運営資金》

開設場所が当法人の各事業所であることから、開設資金は事業所の開業資金に含まれています。また、運営資金も同様です。今あるものを有効に活用して運営しているため、特に多くの資金がかかることもありません。

「保健室」の開催概要

《まるごとケアの家いわみざわ》

月2回／各2時間（第3・4水曜日14：00～16：00）／25.93㎡（コミュニティスペース）

《ささえるさんの家》

月4回／各2時間（毎週水曜日10：00～12：00・予約制）／12.96㎡（コミュニティスペース）

《村上内科小児科医院》

月1回／2時間（第4水曜日）／19.8㎡（待合室）

「いわみざわ」の活動の実際

《参加者》

徒歩1分以内のところにある「ささえるクリニック岩見沢」（以下：当院）の来院患者さんを中心に、2つの拠点の近所の方々が参加されています。その他、スタッフの知り合い、当法人の活動に興味を持ってくださっている方も参加されています。

《スタッフ》

「保健室」開催1回当たり3～4人のスタッフ

（看護職・事務職）が関わっています。外部講師を呼ぶ場合もあります。

▶「保健室」活動が医療につないだ事例

近所のAさんが「保健室」の開催日に、隣人の高齢者Bさんの介護について相談に来られました。スタッフが対応をしたことで、Aさんから遠方に在住のBさんの娘Cさんに連絡がいき、Cさんが「まるごとケアの家」に相談に来られました。その後、家族内で話し合いをされ、実際に当院の訪問診療でサポートをしていくこととなりました。

「保健室」の6つの機能と今後

当法人の「保健室」の活動を「暮らしの保健室」の6つの機能と照らし合わせてみます。

[①相談窓口] 健康相談、介護相談など。

[②市民との学びの場] 体操教室、熱中症予防教室、花粉症対策教室など。

[③安心な居場所] 流しそうめん会、天ぷら会、リース作り教室など。

[④交流の場] ③の取り組みに加え、公園散策など。

[⑤連携の場] 他法人の訪問看護師から「保健室」に参加希望があり、今後、積極的に情報交換を行う予定。

[⑥育成の場] 一地域住民であるスタッフに「経験を積ませる」育成の場になっているほか、看護学生実習時の実践の場として。

▶新型コロナウイルスへの対応

2019年6月1日に開院した当法人の「ささえるクリニックきたひろ」においても「保健室」を行っています。当初は対面形式でしたが、新型コロナウイルスへの対応として、Zoomを活用したオンライン開催に形式を変更しました。

「訪問診療とは？」「熱中症予防」等のテーマで医師や看護師が話をしたり、参加者と意見交換をしたりしています。地域包括支援センター・居宅介護支援事業所・訪問看護ステーションなど、地域でつながりのある皆さんが参加されています。

「オンライン開催だと関係が希薄になる」という先入観を持っていましたが、実際には参加者の移動時間が省けることで参加のハードルが下がり、むし

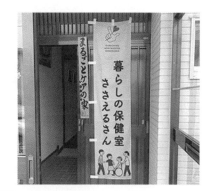
写真1 「暮らしの保健室」開室日に掲げられるのぼり

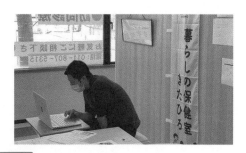
写真2 「暮らしの保健室きたひろ」オンライン

ろ以前よりも関係が深まっていると感じています。

▶「保健室」の仲間を増やしていきたい

当法人は「保健室」の活動を、同じ志を持つ仲間として、

- 暮らしの保健室かなや（札幌麻酔クリニック）
- 暮らしの保健室ホサナ（ホサナファミリークリニック：札幌市）
- 暮らしの保健室ココロまち（ココロまち診療所：神奈川県藤沢市）
- 暮らしの保健室きふね（つぼ川薬局：岐阜県関市）
- 暮らしの保健室おおくぼ（大久保病院：徳島市）
- 暮らしの保健室こうみ（長野県南佐久郡小海町）
- 暮らしの保健室ほうらい（福島県福島市）

に暖簾分けをしました。

暖簾分けをした「保健室」の仲間は、当法人と同様、「地域住民が主体的に動く」ことを大切にしています。そして、一地域住民であるスタッフが「暮らしの保健室」を運営し、そのことがスタッフ育成の場にもなっています。

今後も「暖簾分け」に限らず仲間を増やしていき、「保健室」に参加した人自身が自分の地域で「暮らしの保健室」を始めるという流れをつくっていけたらと思います。

秋田版CCRCとの協働 駅近の「暮らしの保健室」

〈取材〉

秋山 正子 ● Akiyama Masako

秋田駅前の再開発事業の一環として、北都銀行秋田駅前支店の店舗改修に伴って「暮らしの保健室」が生まれました。高齢者が健康なうちから移住する、アメリカで生まれた新しい街づくりのスタイルCCRCを、過疎化が進み、高齢化率の高い地方都市・秋田の駅前に造る計画の中に、気軽に健康相談を含め、よろず相談や、ミニコミュニティの創出にと「暮らしの保健室」が誘致されたのです。

瓢箪から駒？

● 都市圏を離れての居住地探しの予感

地方創生が盛んに持ち出され、人口減少社会に歯止めをかけようと、あちこちの自治体がさまざまなアイデアを募集し、その効果をニュース等で取り上げられた数年前。そこに繰り広げられるのは、高齢者のみならず、すべての人が暮らしやすいまちづくり。そこには医療や介護が必要になっても少ない資源の中でも、手に届くところにあるという条件をそろえるために、在宅医療の仕組みも取り込まれるところが多かった。

医療資源の少ない地方では、できるだけ元気に過ごしてもらえるような工夫を取り込み、要介護者を増やさない努力を率先して始めるところも出てきた。当然の結果でもあるが、実際にその地域の要介護認定者の数が減ったかどうかは、丁寧な追跡調査を伴うコホート研究でもしない限り難しい。

地域活性化の具体策として、土地を離れた人々に戻ってきてもらう「Uターン」や、移住をする「Iターン」をめざし、東京などでは、地方都市の移住相談窓口ができているほどである。

新型コロナウイルスの感染拡大防止のためリモートワークが重要視される今、ますます、都市圏を離れての居住地探しはブームになっていくのではと予感さえ抱く。

● 故郷に「暮らしの保健室」ができるきっかけに

「秋田創生会議」と銘打って、「地方創生にもっとよいアイデアはないのか」と、各界の論客を呼び議論。その都度、その内容は地方新聞に掲載され、仕掛け人の北都銀行はこれからの秋田のよさを見直し、産業も含めての活性化を図ろうとのアドバルーンを揚げ、積極的な動きを見せた。

筆者は秋田出身で、たまたま、そのときの副頭取が高校の同期ということもあって、その創生会議に委員として呼ばれた。そして、高齢化の進んだ団地で展開する「暮らしの保健室」について、地域包括ケアの一環でもあるとの説明も入れて話をする機会を与えられた。

要介護状態になる前からの気軽なよろず相談の窓口が町の中にあることの意味を強調して話したが、町と言っても密ではない地方都市では、なかなか実現しにくいだろうとの手ごたえだった。

しかし、実は、これがきっかけで、北都銀行秋田駅前支店の改修後に建つ秋田版CCRCの建物「ク

ロッセ秋田」の２階に「暮らしの保健室」が誕生することになったのである。

「CCRC」って何？

▶注目されはじめた「日本版CCRC」

アメリカ発祥のContinuing Care Retirement Communityの略の「CCRC」。リタイアした高齢者が健康な段階で入居し、継続的なケアを受けながら終身で暮らすことができる生活共同体のことである。

アメリカでは郊外の広大な土地に、街づくりのように計画的に建てられたところに数百人規模で高齢者が住んでおり、そのようなところは全米で2000カ所にも増えている。

通常の高齢者施設と違う点は、元気なうちからコミュニティに移り住むことで、新たな地域共同体の一員となり、いずれ医療や介護が必要になっても他の施設へ移る必要がなく、同じ場所で適切なケアを受けながら暮らせることが特徴とされる。

これを日本版にして普及しようという「日本版CCRC」が注目されはじめている。

CCRCは、アメリカの例では、積極的に将来のことを考えて、移り住んでくる人々に対して、健康を増進すべく、運動の施設や健康的な食事、予防医学によるサプリメントの紹介なども含め、専門家も常駐する場所があり、相談事業も行われている様子。

学びのための講座や、趣味のクラスなど、新たなグループづくりなども積極的に行っているため、「要介護者の比率は他の地域よりも少ない」との報告も見られるようである。

▶気になる、エンドオブライフケアの部分

大学との連携型のCCRCも人気とか。高齢者が大学で好きな学問を学んだり、教えたりと、ただ生活するだけではなく「生涯学び続けたい」という自己実現の場にもなったり、大学生とも交流することで、世代間交流も実現できたりと、生きがいを見いだせるような環境づくりに工夫がみられる。

広大な土地、移動は車で、車が運転できなくなったら、他の移動手段があり、そういう意味では、比較的富裕層のために用意されたものではないかと推察されるが、これからの超高齢社会、しっかり働い

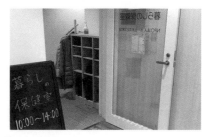

写真1　保健室の入り口

て公的年金が保証されている今の高齢者たちにとって、手が届く内容ではないかと思われる。

高齢者がある意味、前向きに暮らすその姿から、よいところを抜き出したような記載が目立つが、エンドオブライフケアの部分はどうなっているのか、気にかかるところでもある。

「住民」の移住開始＋「保健室」週１回から開業

北都銀行は秋田駅前支店を改修するときに、建設会社とタイアップして「秋田版CCRC」を意識して、店舗の上に高層のマンション（クロッセ／全16戸）をつくり、分譲を始めた。秋田駅西口のアーケード・ぽぽろーどを抜けて直ぐの左側の建物で、秋田市民市場も近い。県内の相場からすると高い価格にもかかわらず、あっという間に秋田県内はもとより、東京方面など他の地域からの希望者も多く完売。2020年10月にはお披露目会、12月からは移住が始まった。

マンションの１階は銀行の支店と信用金庫、２階は保険の活用相談や、終活相談もあったり、ちょっとしたカフェがあったりする。その中の一角に「暮らしの保健室」の場所も確保され、運営は「特定非営利活動法人ホームホスピス秋田」に任された。

現在、「ホームホスピスくららの家」も運営しているので、秋田大学教員の中村順子さんと、ボランティア１人が毎週月曜日に開くことから始めている（写真1）。初めての来訪者はクロッセの住人。地域包括支援センターの場所を聞きに来ながら、話し込んでいかれた。この「駅近の暮らしの保健室」が、これからどんな展開になるのか未知数だが、このような形は他の地域にも応用が利きそうである。

"場" がなくてもバトンはつながる「ネットワーク型暮らしの保健室」

大竹 まり子 ● Ohtake Mariko

元・山形大学大学院医学系研究科
看護学専攻地域看護学講座 准教授

□ 国立仙台病院附属看護学校、金沢大学養護教諭特別別科卒業
後、東北大学附属病院勤務。2001年より山形大学医学部看護
学科助教に就任し、2014年より現職。2012年東京医科歯科
大学大学院にて論文博士号取得（看護学）。2014年より「やま
がた在宅ケアかんごねっと」会長。

　「暮らしの保健室」の機能に「相談窓口」と「連携」がありますが、これは「保健室」という "場" がなくても、その理念を捉えたネットワークがあれば実現できます。ここでは「やまがた在宅ケアかんごねっと」での具体的なケースを、主宰する大竹さんに報告していただきます。

看護職連携を進める「やまがた在宅ケアかんごねっと」

◉ "顔の見える関係" づくり構築のために

　在宅療養を支えるには、ケアを提供する看護職同士の連携が必要です。そこで連携の「場」を提供するため、「やまがた在宅ケアかんごねっと」（以下：かんごねっと）を2010年に設立しました。事務局は山形大学医学部看護学科地域看護学講座です。

　隔月に学習会を開催し、10年経過しました。会員数は140人前後で推移し、訪問看護ステーションをはじめ、病院、施設、在宅系の事業所、行政、教育機関など多機関の看護職が参加しています。学習会は平均50人の参加で、講義・事例検討・多職種交流にグループワークを組み合わせ、"顔の見える関係" づくりを意図的に行っています（写真1）。

◉ 学びの場、連携の場として定着

　学習会後は参加者同士の情報交換の場となることもしばしばです。訪問看護師が抱える困難事例を病院看護師と連携し、「主治医・患者・家族を交えた

外来カンファレンス」を実現させた例もありました。
　「かんごねっと」は自己研鑽の学びの場であると同時に、実際の業務に生きる連携の場として定着してきています。「かんごねっと」についての詳細は文献1を参照してください。

◉ 新型コロナウイルスへの対応

　2020年は新型コロナウイルス感染症拡大に伴い、一時、学習会を中止しましたが、継続することに意義があると考え、7月よりオンラインで学習会を再開しました。これまで参加できなかった遠方の方や、多職種の参加が増え、グループワークでの "顔の見える関係" づくりも続けています。

「暮らしの保健室」の相談を「かんごねっと」が引き継ぐ

　「暮らしの保健室」の秋山正子室長と「かんごねっと」とのご縁は、2008年に秋山室長に連絡したことに始まります。看護学科4年生の卒業研究のために、秋田の患者会（秋山室長は秋田出身）をご紹介いただいたのです。その後、本学大学院の非常勤講師として、毎年、山形にお越しいただき、親交が続くこととなりました。

　「暮らしの保健室」や「マギーズ東京」のことを知った山形の人が電話で相談することもあり、秋山室長から「山形の方なので "かんごねっと" が支援の窓口になっていただけませんか」という依頼がこ

れまで3例ありました。その1例を紹介します（詳細は文献2参照）。

［事例］ネットワークによる連携で患者に適した対処ができた

【Aさん　50歳代／女性／すい臓がん】

　秋山室長から山形で緩和ケアを希望するAさんの支援依頼があったのは2017年12月のことでした。タイミングよく、その翌日にAさんが受診予定の病院で「緩和ケアの研究会」があり、かんごねっと会員の緩和ケアナースから受診手続きなどを確認し、医師に情報提供することができました。

〈時間はあまり残されていないはず……〉

　「体調を崩して連絡が遅れた」とAさんからメールが届いたのは秋山室長の連絡から4日後です。Aさんは夫の転勤で山形に転居してまもなくすい臓がんを発症し、成人した長男・長女が住む東京で治療を受けました。しかし、山形で暮らす夫と中学生の次男のことが気がかりで、「緩和ケアは山形で受けたい」とのことでした。Aさんは、東京の主治医から「山形の病院で消化器内科を受診し、そこの医師から緩和ケアへ紹介となる」と説明を受けていました。Aさんの状態から「時間はあまりない」と考えていたので、まずはじめに緩和医療科を受診するものだと思っていた私は戸惑いました。

〈ネットワークを活用し、適切に対処〉

　私が連携するときに気をつけているのは既存のルールに沿うことです。それは、「特別な配慮がなくても必要な人に必要なケアがつながるルールにしたい」と考えるからです。

　Aさんの場合、緩和医療科の受診のタイミングと紹介ルートで逡巡しました。緩和医療科の受診は早いほうがよいが紹介ルートをどうするか、2科同日受診が可能か、そして本人の意向はどうかなど。そこで「かんごねっと」のネットワークが頼りになりました。連携室ナース、緩和ケアナースと相談することができ、さらに山形の緩和ケア医からも助言をいただくことができました。Aさんから「同時に両方受診できれば嬉しい」と返事をもらい、紹介状を2通

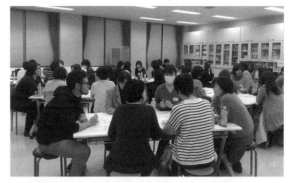

写真1　「やまがた在宅ケアかんごねっと」の勉強会

持参して、2科同日受診となりました。

　当日は緩和ケア病棟の見学もさせてもらうことができ、Aさんはとても安堵した表情で病院を後にしました。最初の秋山室長のメールから14日後のことです。

　Aさんからは、久しぶりに家族全員そろい、自宅（空き家になったことを気にしていた）で年末年始を迎え、「新年に希望がつながった気がしてずっと心に温かいものがあった」とメールをいただきました。その後、Aさんは雪の降る2月に山形の緩和ケア病棟に転院し、家族に囲まれて静かに永眠しました。

　まだ山形には建物としての「暮らしの保健室」はありませんが、このように「連携の窓口」となって既存のネットワークを活用して支えることは可能です。Aさんのケースでも「看護のバトン」がつながったといえるでしょう。私は「かんごねっと」での連携を「ネットワーク型暮らしの保健室」と考えています。

　いつの日か、山形で「暮らしの保健室」を開設できることをめざして、これからも看護職連携の活動を続けたいと思います。

【引用・参考文献】

1）大竹まり子, 志田淳子, 高橋直美他：在宅療養を支える視点で看護職同士がネットワークを広げるための取り組み, 地域連携入退院と在宅支援, 12（1）, p.74-79, 2019.

2）秋山正子：在宅ケアもっとやさしく、もっと自由に！［105回］託されたバトンをつないで, 訪問看護と介護, 23（6）, p.442-443, 2018.

「暮らしの保健室」の全国調査

大阪公立大学大学院看護学研究科
「暮らしの保健室」事務局

三輪 恭子 ● Miwa Kyoko

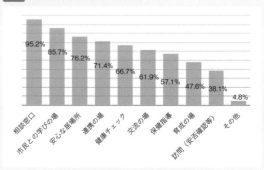

図 「暮らしの保健室」の機能

95.2% 相談窓口
85.7% 市民との学びの場
76.2% 安心な居場所
71.4% 連携の場
66.7% 健康チェック
61.9% 交流の場
57.1% 保健指導
47.6% 育成の場
38.1% 訪問（安否確認等）
4.8% その他

　令和元年度厚生労働省老人保健健康増進等事業「専門職による健康相談・保健指導の提供を行う地域に根付いた窓口に関する調査研究事業」において、全国の「暮らしの保健室」へのWEB調査を行いました。調査は、「暮らしの保健室」事務局より事業者に対してメールで協力を依頼し、21の事業者から回答がありました。

◎保健室活動の特徴

　事業の主体は、「大学等の学校」が3カ所、「訪問看護ステーション」「NPO法人」「社団法人」「企業」がそれぞれ2カ所で、「その他」が6カ所でした。

　開設の経緯（自由記述）は、「地域の方々が幸せに生きるために役に立ちたい」「田舎の町に、役所でなく気軽に相談できる場所が必要」「訪問看護をする中で、法律や制度にとらわれない看護活動の必要性を感じた」「最期まで安心して暮らしていける地域づくりをしたい」「病気や障害をもつ前から、その人の生活の延長線から、専門職が関わる機会をつくりたい」など、専門職が地域のニーズを感じとり、活動につなげているのが特徴です。

　開設のための費用は、「10～50万円未満」「1万円未満」が5カ所、「100万円以上」が4カ所であり、半数近くが行政からの補助金や金銭的支援を受けていました。

◎活動の内容と成果

　「暮らしの保健室」として求められる6つの機能のうち、7割以上の事業所が「相談窓口」「市民との学びの場」「安心な居場所」「連携の場」の4つ以上を持つことがわかりました（図）。特に、相談については、すべての分野の相談に対応している保健室が半数以上であり、「身体の不調や病気」「認知症」「こころの健康」「日常生活全般」の相談が多い傾向にありました。継続して支援するケースが多く、住民活動や地域包括支援センターなどにつなぐケースもありました。また、継続的に来室する人に生じた変化として、6割以上が「地域とのつながりや孤独の解消」を挙げていました。

　活動の成果（自由記述）としては、「健康相談により心が安定し、自分で問題に対処できるようになった」「利用者同士のつながりができた」「自治会との連携を進めた結果、自治会内に健康増進に関する自主組織が立ち上がった」など、相談窓口としての機能から住民を育成し、まちづくりに貢献していることがわかります。

◎今後の課題

　「暮らしの保健室」は、医療者がいながら敷居は低く、居心地のよさを重視した運営の気軽な相談窓口、つながりができる居場所となっていました。しかし、常設・定期開催するための資金繰りや運営が難しいという声も多く、地域住民や専門職に活動を理解し協働してもらうための広報や仕組みづくりが課題といえます。

　なお、本事業の報告書は、研究代表者である藤田冬子先生の神戸女子大学＊サイトで閲覧することができます。

＊　https://www.yg.kobe-wu.ac.jp/wu/news-events/2020/news/200424.html

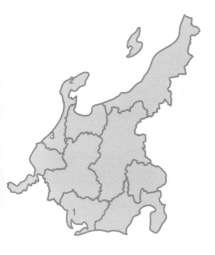

各地の保健室レポート

中部ブロック

東京・新宿の「暮らしの保健室」から飛んで行ったタンポポの種は全国各地で芽を出したかのように地域の中で保健室活動を展開し始めています。「報告3」では、中部ブロックの「保健室」からのレポートをお届けします。

団地の「保健室」が引き出す 産官学連携の介護予防の取り組み

都築 晃 ● Tsuzuki Akira

藤田医科大学地域包括ケア中核センター 博士（医学）
ふじたまちかど保健室 管理者

■ 藤田保健衛生大学リハビリテーション専門学校卒業後、大学病院等で急性期から回復期病棟業務に関わる。その後、藤田医科大学保健衛生学部講師。2013年から藤田医科大学地域包括ケア中核センター業務を兼務し、訪問看護ステーション・居宅介護支援事業所・ふじたまちかど保健室・豊明東郷医療介護サポートセンターかけはしの管理者を務める。

　愛知県豊明市の藤田医科大学では、団地の中に「ふじたまちかど保健室」を開いています。大学の学生に団地居住を勧め、高齢者の生活を支援する独特かつ理想的な方法をとり、行政や起業とも積極的に連携する取り組みを紹介します。

　藤田医科大学（2018年に藤田保健衛生大学を名称変更）では、「地域包括ケア」を担う人材養成と地域社会貢献を重要な課題として捉え、2013年2月に全国で初めて学校法人として「介護保険事業」認可を受け、「藤田保健衛生大学地域包括ケア中核センター」を設立しました。

　訪問看護ステーション・居宅介護支援事業所・ふじたまちかど保健室（以下：保健室）・豊明東郷医療介護サポートセンターかけはし の4事業所を運営し、スタッフはセンター長を含め総数41人（常勤25人）で、看護師・療法士・ケアマネジャー・社会福祉士・事務員等の多職種が所属しています。非常勤職員のうち12人は大学教員との兼務であり、実践と教育を並行しています。筆者も大学教員との兼務ですが、主に地域包括ケア中核センターの管理を行っています。

高齢化の進む「豊明団地」

　「保健室」は地域包括ケア中核センターと同敷地にはなく、隣接地域のUR都市機構（以下：UR）が管理する「豊明団地」内に設置されています。同団地は昭和40年代に建設され、約4000人、2000世帯が居住しています。高齢化率は約33％、高齢世帯約60％、独居高齢者割合は約30％で市内平均の5倍。一方、外国人居住者が30％を超え、約7割はブラジル系ですが、他に13ヵ国の外国人が居住しています。外国人を除いた高齢化率はさらに高くなり、43.5％です。

　全55棟が5階建てですが、エレベーターがあるのは2棟のみ。数年前までは高齢化で階段昇降が困難になって、4階、5階を中心に空き部屋が150戸以上存在していました。

開設から現在の活動

　もともと本学では、前述の「地域包括ケア中核センター」を設立したように「自助や互助を進めるためには、介護予防・健康増進・生活支援・住

[スタッフ数] 看護師12人（兼務教員12人うち看護学科8人・リハ4人）、療法士4人、ケアマネジャー4人、社会福祉士1人、事務員8人（常勤4人・嘱託1人・非常勤3人）

[利用者数] 平均20人／1回

[設置主体] 大学

[開設日] 2015年4月

[所在地等]
〒470-1131 愛知県豊明市二村台3-1-1 54棟1階106号
TEL：0562-95-0311

まいへの支援実施のためには"地域住民と課題共有や連携する場"が重要である」と考えていました。そこで2013年に豊明市と包括連携協定を、そして2014年にはUR中部支社と包括協定を結びました。

秋山正子先生の「暮らしの保健室」の取り組みのことは知っていて感動していたこともあり、地域包括ケアの中でも、医療と介護に加え、さらに予防・生活支援・住まい支援できる場所を地域の中で探していたとき、URから声かけをいただいたのです。そして、2015年4月、豊明団地内54棟1階の106号室で、大学運営による「ふじたまちかど保健室」はスタートしました。

開設に当たり、施設の改装費や家賃は大学が払い、ただし、豊明市・URと連携して減額の財源を捻出しました。運営における人件費は、大学が訪問看護ステーションを持っているため、その収益を地域に還元するという目的で、そこから人件費を賄っています。

現在の活動内容

保健室の「場所」は、「住民がふらっときていただけるところ」を考えていたので、団地の空き室を選びました（写真1）。広さは約50平方メートルあります。

「開設時間」は、月曜から金曜の10時〜15時で、土曜は講座があるときのみオープンします。

「利用者」は、独歩可能な高齢者で、女性が9割を占めています。

「スタッフ」は14人。前述の地域包括ケア中核センター同様に多職種で担っているほか、住民のボランティアを多く登録しています。

「プログラム」は、下記の通りです。

- 30分ミニ講座（毎日2回：午前と午後）
- 住民講座（特技を持った住民）
- 学外講師による講座（専門職団体、民間企業、NPO、いろいろ）
- 豊明市との共同事業（健康麻雀、認知症予防体操、アクティビティや交流会など）
- 社会福祉協議会とのイベント（引きこもり者支援、こども食堂開催）
- 住民相互の生活支援「ちゃっと」の講習開催
- 市内全域への無料出張保健室
- 体力測定会など

「保健室」の相談内容と利用理由

開室から4年近く経過した時点の累計で来室者20,605人、健康講座12,487人、個別相談1,134件です。「相談内容」は本人・家族の健康不安が約8割で、30分以上じっくり相談されます。

保健室を利用する理由は「医師には遠慮して聞きづらい」「この症状が病院にかかるほど悪いのか自分では判断できない」などです。

交流することで元気になる「保健室」の効果

30分で行う「健康ミニ講座」の内容は日替わ

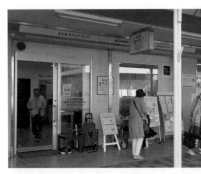
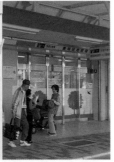

写真1 「ふじたまちかど保健室」外観

りで、講師は医療介護専門職が務めます。介護予防体操は最も人気があり、近くの集会室を借りて月5回実施しています。

特技を持っている地域住民に講師として講座を依頼することも多いです。

要支援認定や認知症・運動器疾患がある人は、民生委員や地域包括支援センターからの紹介で、「保健室」にてボランティア活動をしています。毎日交流することで元気を取り戻し、以前よりも活動的に過ごす人が多く見られます。具体的なケースを2例紹介します。

● 住民相互の交流から元気を取り戻したAさん

団地内の80代独居男性Aさんは、要介護状態でうつ症状もあり、引きこもりがちでした。そこで地域包括支援センターの紹介で「保健室」でボランティア活動を週1回半日から始めました。すると下肢筋力が向上し、活動的になってきました。

Aさんは週2回に活動を増やし、ほかにも外出する機会が増えてきました。歴史に詳しいので、得意の歴史に関する講座を「保健室」にて複数回開催するまでにお元気になってきたのです。今では、市内の別の歴史団体に所属し、屋外にて活動的に動くようになっています。

「保健室」という地域の場が介在して、住民相互の交流から、1人の住民が元気を取り戻し、再び活動的になってきたケースです。

● 唯一の外出・交流先が確保されたBさん

団地内の70代独居の女性Bさんは、認知症（ピック病）のために幻視・幻聴・幻臭があり、近隣とトラブルがあり、地域包括支援センターの職員が自宅に伺うことが何度かありました。「保健室」を利用しているときにも、ほかの利用者に対して「臭い！」と言葉にしてしまうため、利用者との間を仲介するなど工夫が必要でした。

Bさんは症状が進行し、自宅での生活や近隣との関係性が崩れてきましたが、それに対し、「保健室」のスタッフは早い段階から地域包括支援センターと連携して伴走していました。そのため、かなり遠方の家族への伝達、独居の限界点の共有ができていました。やがて、Bさんは遠方に引っ越し、施設に入所しましたが、その準備などにも、この連携が役立ちました。

他者とトラブルが続いていたBさんですが、「保健室」スタッフの介在とモニタリングにより「唯一の外出先と交流先」が維持確保されていました。このため、進行する症状に合わせて、独居生活の限界点を早めに関係者が共有できたのです。そして、大きなトラブルなく遠方の親族に皆が納得できる形で連携して、引っ越すことができたと考えています。

「学生居住おとなりプロジェクト」の展開

2015年には、豊明団地の課題共有と解決の場「けやきいきいきプロジェクト」を発足しました。行政が中心となり、大学・UR・団地内自治会・団地診療所医師・民生委員・地域包括支援センター・社会福祉協議会・民間企業など20人以上が毎月定期会議（けやき会議）を開いています。

そのような中、「ふじたまちかど保健室」では、おそらく全国でも唯一と考えられる取り組みを行っています。それが「学生居住おとなりプロジェクト」です。

これは、本学学生と教職員が豊明団地の4階・5階の空き室に居住しながら地域課題を共有し、課題を解決・支援する取り組みです。

◉学生が団地に住むことで変化が……

「保健室」開設と同時に、「団地周辺の地域貢献活動を行うこと」を条件に、家賃を1～2割引きにして、学生に居住を勧めました。居住する学生は増え続け、2018年度には70人が居住しています。保健衛生学部看護学科やリハビリテーション学科（理学療法専攻・作業療法専攻）の学生を中心に、現在では全ての学部学科の学生が居住し、地域課題解決に貢献しています。地域貢献活動に費やす学生1人当たりの時間は平均42時間となっています。

学生らによる活動は、団地の住民に大変喜ばれています。夏祭り、防災、文化祭、もちつき大会、高齢者との食事会などのイベントに学生たちが協力するため、高齢化する自治会メンバーからは「若者が積極的に活動に入ることで、以前のように活気が戻った」との声を多く聞きます。

一方、学生側は多世代とのコミュニケーションが上達し、食事や会話の交流の中で「病気だけでなく生活をみる視点や地域課題」を学ぶことができています。

◉さまざまなイベントに学生が参加

学生主催イベントも多数あり、「子どもまつり」「クリスマス会」「小学生学習支援の寺子屋」などのほか、防災倉庫やAED利用時間帯の調査も行いました。市防災課と協力し避難所運営訓練や消防体験を団地の学生が行い、避難所運営や避難所

まで来られない方への食料運搬などを手伝える体制を準備しています。

人気があるのは、学生が作成したバリアフリーマップを利用して楽しめる「けやきいきいきウォークラリー大会」（写真2）です。毎年開催し、100人近い参加があります。

また、地元の豊明高校生と連携した「熱中症予防合同イベント」、「認知症グリーンカフェ」、近隣小学校への学生派遣「放課後教室」、社会福祉協議会「こども食堂」、「引きこもり支援サポーター」、住民相互の短時間生活支援助け合い「ちゃっと」（後述）の担い手支援など、多くのプログラムに学生が協力しています。

◉学生が掘り起こした住民ニーズが
　新規民間サービスを開発して市内外へ拡大

豊明団地の独居高齢者と学生が食事会をしたときに、高齢者から

「買い物は生鮮品など特に自分の目で確かめたいが、持ち運ぶことが困難」「栄養よりも、持ち帰れる大きさや重さを気にしてしまう」

などの声が聞かれました。そこで学生が発案して「学生買い物支援活動」が生まれました。団地の高齢者と一緒に買い物し、帰り道に高齢者と話をしながら玄関先まで同行して、荷物を運ぶ支援で好評です。高齢者に費用はかかりません。

この取り組みは学生の休みの日に限られるため、「平日にも民間事業所の協力が得られないか」と「けやき会議」でとりあげられました。そして、「コープあいち」に来てもらい、午前中に購入した生鮮食料品を自宅まで配達してもらえるように依頼しました。

この取り組みの宣伝・広報をすること、そして食料品を購入する住民を確保するために、行政・地域包括支援センター・自治会、そして「保健室」

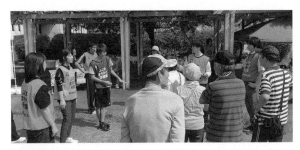

写真2 学生主催の「健康ウォークラリー」

などが協力し合い、今、この新しいサービスは市内全域や市外に広がって、約800人が利用するようになっています。

「保健室」の活動が市の新総合事業等にも波及

豊明市の新総合事業は、2016年3月より開始されました。豊明団地で「保健室」が実践している住民主体型の介護予防運動教室をモデルに、市内3中学校圏域に20カ所の「まちかど運動教室」が住民運営により設置されました。

これは、市内住民全てが歩いていける場所に週1回（1時間）の運動プログラムを展開します。平均3070人と、満員に近い参加があり、市内高齢者の約14％に当たる2000人以上が毎週1回、住民主体の運動教室に参加しています。

2016年4月には、行政主催の「多職種合同ケアカンファレンス」（地域ケア個別会議）にて、症例検討が始まりました。これは個別のケアプランチェックをするのではなく、事例を通した学びの場です。参加者は職種代表者を指名したり、嘱託せず、自由参加形式で、毎回30〜50人近くの市内外多職種が集まります。

多職種合同ケアカンファレンスで議論される事例のうち、豊明団地に住む高齢者のケースは2020年には10件あがりました。その事例におい

ても、インフォーマルサービスとして、また地域の見守り拠点として「保健室」に通うことが、多くの人のケアプランに組み込まれています。

「保健室」には医療職が常駐するため、心疾患や認知機能低下など疾患をもった方でも、安心して通える場となっており、多くの関連機関などから利用紹介があります。豊明団地や「保健室」での取り組み内容がケアカンファレンスで紹介され、地域包括支援センターやケアマネジャーが知ることで、団地外から「保健室」に新規の利用者が訪れるようになってきました。

活動を維持・拡大するための公的保険外サービス

● 外出意欲を支援するサービスを生み出す

あるとき、隣接市の民間温浴施設が、市内に無料巡回バスを走らせていることに気づきました。そこで施設と協力して、サロンや運動教室終了者に施設の割引チケットを配布しました。また、市、地域包括支援センター、大学、医療・介護職員が「保健室」や、ほかのさまざまな場面で温浴施設の利用を宣伝しました。団地の横を無料バスが走るため、団地でも積極的に宣伝し、半年ほどで温浴施設の送迎バス乗車率は対前年比250％になりました。

● 住民主体の互助による生活支援「ちゃっと」

地域福祉組織化支援として、30分250円の住民相互の生活支援と時間貯金の仕組みである「ちゃっと」を立ち上げました。介護保険やシルバー人材センターでは担えない「ちょっとした手伝い」が主です。

例えば、病院や外出の付き添い、掃除、ゴミ出しなど、依頼は家庭内外で起こることだけれども

介護保険では担えない「スキマにある困りごと」も多く、ニーズは多岐にわたります。

2019年4月時点では、1カ月で54人から（のべ227人）依頼を受けました。「ちゃっと」の市内登録サポーターは211人でそのうちの73人（のべ237人）が活動しました。また、団地居住の大学生も43人が登録サポーターとなり、登校する際にゴミ出しや郵便物のポスト入れなどを手伝って喜ばれています。この「ちゃっと」は、保健室の来室者にたちまち評判となり、独居の方は多く利用されています。

● オンデマンド移動支援「チョイソコ」

団地の「けやき会議」では「外出したいメニューと同時に、外出を可能にする手段の両輪が必要である」と検討されてきました。そこで、市の健康長寿課は、2018年7月より高齢者に移動の自由と健康を届ける仕組みとして、市内一部地域でオンデマンド移動支援の「チョイソコ」の設置を考え出しました。これは民間ハイヤーによる乗り合い送迎運用サービスで、バスとタクシーと協力関係にあります。

住民がアテンダントへ電話依頼し、希望目的地への最適経路と予想時間を算出し、乗り合い場への迎え時間や目的地までの到着時間を知らせ、利用者が合意すれば送迎開始となります。大変な人気で市内全域に拡大しています。保健室に来る方も増え、団地住民が保健室で新しい移動手段を知って外出する機会も増えました。

コロナウイルスがもたらした「暮らしの保健室」の再認識

「ふじたまちかど保健室」は緊急事態宣言下でも従来通り、平日は毎日開所を続けました。理由は多くの方が「正しい情報」「ゆるやかなつながり」「小さな交流」を望まれたからです。

緊急事態宣言が出されると、愛知県でも自粛の中で、自治体のイベントや自治会・近所の交流もなくなりました。近所のスーパーですら「買い物で顔をあわせても会話しない」雰囲気になり、特に独居や高齢世帯の方々には、さみしい毎日だったようです。

現在の「保健室」の来室者は2019年より半減し、毎日約10人前後です。保健室では感染対策と入室者数を制限し「できること」を続けました。以前よりも個別相談の割合は増加、イベントの多くは屋外活動に形を変えて続けました。

屋外散歩コースを複数設定し、歩いた軌跡をぬりつぶす「ひとりで気ままに散歩」のほか、「距離をあけてみんなでポールウオーキング」、保健室に来た足跡を手帳で閲覧確認できる「みんな元気だよ」、そして「学生主催ゆるーいウオークラリー」「おひとり様限定寺子屋」などです。

住民の方からは「保健室があって、人と話せるからありがたい」という声が多く寄せられています。人の生活において重要なコミュニケーションの1つに「実際に会い、話し、ゆるやかにつながりを感じる」ことがあらためて大切だと認識しています。コロナ禍の中でも「保健室」を通して続けて支援していくこととしています。

＊

「ふじたまちかど保健室」の活動を通して地域住民のニーズをうかがうことで、「住民が求めていること」を正確に把握できました。

「暮らしの保健室」には「地域ニーズを知る」という大変重要な機能があり、「ふじたまちかど保健室」においても、これからも大切にしたいと考えています。

地域の常設型保健室で
住民の覚悟と日ごろの生活を支援する

中村 悦子 ● Nakamura Etsuko

社会福祉法人弘和会
訪問看護ステーションみなぎ 管理者
コミュニティナース

□ 金沢医科大学付属高等看護学校卒業後、市立輪島病院に勤務。透析室（内科病棟）、訪問看護、地域医療連携室、栄養サポート室などを経て、2019年に社会福祉法人弘和会 訪問看護ステーションみなぎ管理者となり、現在に至る。

石川県輪島市の公立病院に長く勤務していた中村さんは、常に「地域」を意識しながら看護実践を積み重ね、病院を飛び出したときの退職金を資金として「暮らしの保健室」を開設しました。

ここでは1人のナースでも「保健室」を実現できた経過を、コミュニティナースでもある中村さんに紹介していただきます。

ショッピングセンター内に「暮らしの保健室」を開設

私は地元の公立病院で、在宅医療や退院調整、そしてNSTとして活動していました。そのときに「こういった活動は病院内だけにとどまらず、地域の住民も巻き込んだ形での啓発が必要である」と思っていました。

2007年には能登半島地震を経験し、2011年にはキャンナス（全国訪問ボランティアナースの会）の登録ナースとなり、東日本大震災では、被災地である気仙沼にも足を運びました。そのとき、「日ごろの生活を大事にしていれば、いかなる状況に陥っても医療に頼らない身体づくりが可能であり、万が一医療が必要となったり、障がいが残っても受け入れることができる地域づくりが重要である」と痛感しました。

折しも、「さわやか福祉財団」のインストラクターとして「居場所づくり」を学ぶ機会もあり、だん

だんと「医療・福祉・保健の専門職と地域住民が気軽に語り合える居場所をつくりたい」という思いがふくらんできました。

その思いを断ち切ることができず、私は定年を待たずに病院を退職しました。そして、2015年4月、輪島市の地元商店が集結しているショッピングセンターの中に「一般社団法人みんなの健康サロン海凪」を設立し、同時に「みんなの保健室わじま」（以下：わじま）と「キャンナスわじま」の活動をスタートさせました。

「わじま」の開設場所として、ショッピングセンターを選んだのは、私の想いに賛同してくださったテナントさんが自ら借りている場所の一部を提供してくださったからです。そこで、「ショッピングセンターに専門職が出入りする、気軽な居場所をつくろう」と思いました。

また、地元の病院には専門医も少なく、60kmから100km先の大病院に通院している方も多い現状があるため、病院内での「保健室」開設をしても、来所に迷う人もいると考え、それならば"地域"でつくろう、と思いました。なお、開設準備の資金には、私の退職金を充てました。

「保健室」という名称、ショッピングセンターという場所の落とし穴

「わじま」は、食支援を強化した常設型の保健室

です。地域の共生の居場所であり、当初は「そんな居場所をたくさん増やしていきたい」と考えていました。しかし、あるときから、「保健室」という名前に抵抗を持っている人がいることがわかってきました。やがて「あそこは病んだ人や、困っている人しか行けない」という情報が飛びかいました。

そこで、「保健室」に併設したランチスペースを「みんなのカフェわじま」と名付けて「老いても、病んでも、障害が残っても、気軽に集えて、いつ来てもいいし、いつ帰ってもいい」常設型であることをPRしました。

ところが、買い物帰りに気軽に寄れる空間は、逆にオープン過ぎて相談の人が来にくくなり、常連さんも買い物客にジロジロ見られているような気分になってきました。また、空調もあまりよくない状況でした。さらに、消防法による規定で閉鎖された「個室」も用意できず、プライバシーが守られにくいことが気になるようになりました。

やはり空き家を探せばいいのだろうかと思案していた矢先、地元の社会福祉法人が声をかけてくれました。その法人が、障がい者のグループホームやショートステイのために設立した「地域生活支援ウミュー ドゥ ソラ」の地域交流スペースの中で活動することになりました。

素晴らしい環境に恵まれて新たな「保健室」が動き出した

現在、私はこの施設の中で、「訪問看護ステーションみなぎ」を設立し、「みんなのカフェわじま」での食支援や「みんなの保健室わじま」での交流を監修しています。

食事をつくってくれるのは施設の職員さんで、利用者さんと一緒にコミュニケーションをとりながらバランスがとれたランチを提供してくれています。

70畳ある1階のスペースは床暖房付きの和室なので、高齢の利用者さんも表情が穏やかになったように思います（写真1、2）。とても素晴らしい環境で「暮らしの保健室」や訪問看護ステーションに取り組めることに感謝しています。

「居場所がない」と言って訪れた障がい者や高齢

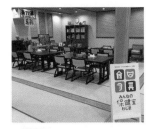
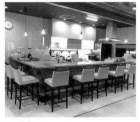

写真1 みんなの保健室 わじま　　**写真2** カフェスペース「みんなのカフェわじま」

弱者と、日ごろの生活についてお聴きしながら食事をとっていると、その方たちが笑顔になってきます。「ここは私がいてもいい場所だ」と感じてくれるのでしょう。また、HbA1cなどの検査データが改善した人もいます。経営が下手な私はお金はなかなか増えませんが、心は豊かです。

「保健室」の機能の実践と今後の取り組み

「わじま」では、6つの機能の全てに取り組んでいると言っても過言ではないと思います。「わじま」はまさに地域に開かれた常設型保健室であり、そこに滞在する私は「コミュニティナース」を自負しています。コミュニティナースは"住民の覚悟"と"日ごろの生活"を支援しています。

2020年の新型コロナウイルス対応では、仕方なくカフェを閉めました。すると、とたんに利用してくれていた皆さんの足腰が弱ってしまい、カフェの再開時に歩けなくなっていた方もいました。独居の方には簡単な体操のメニューや免疫力アップのレシピなどを配布していましたが、同居家族がいる人は「出歩くな！」と行動を制限されて「コロナフレイル」に陥りました。

常連さんからは「次にコロナ騒動があっても保健室は閉めんといてや」とお願いされています。今後は正しいコロナ対策を身につけていただき、何があっても安心して集えるコミュニティをめざします。

これからも引き続き、地域栄養ケアを学び、伝え、実践していきます。そして、「しっかり食べて、すっきり出して、颯爽とお出かけし、お喋りをして笑い、ぐっすり眠る」を支援し続けられるよう、適宜、軌道修正をしていこうと考えています。

訪問看護・助産院・おまかせうんチッチが一体となった「暮らしの保健室」

榊原 千秋 ● Sakakibara Chiaki

合同会社プラスぽぽぽ 代表
保健師・助産師・看護師
保健学博士

□ 町役場や在宅介護支援センターの保健師、ケアマネジャーを経験し、2005年に金沢大学大学院地域・環境保健看護学分野系の講師を経て、2015年に「合同会社プラスぽぽぽ」を立ち上げ、ちひろ助産院や訪問看護ステーションを開設。排便ケアの専門家「POOマスター」の養成を全国で展開している。

　「0歳から100歳を越えても朗らかに楽しく過ごしてほしい」という思いを持って、「とことん当事者」「人として出会う」を大切にコミュニティケアを展開している保健師・榊原さん。コミュニティスペース「ややのいえ」と「とんとんひろば」という2つの「暮らしの保健室」を活用して、その思いを実現するために前に向かっています。ここでは、地域に密着した榊原さんの「暮らしの保健室」を報告していただきます。

「小松に復帰」して地域のよりどころをつくりたい

◉熱烈応援団からの素敵な提案をきっかけに

　2014年、勤務していた金沢大学を退職して「小松に復帰」することを決意しました。「ボクの趣味は榊原千秋です」と言ってくださる清水亮一さん（20代の頃からの応援団で清水不動産サービス社長）から「古い民家があるんだが使わないか？」とお声かけいただいたのです。

　そこは、総合運動公園が目前に広がる小松の中心地で、なんと「末広町88番地」というありがたい住所です。住まわれていた方が大切に使われていた歴史が刻まれている素敵なお家でした。

　「ここを"出会って語り合い、一緒にいて、ともに行動するスペース"にできないかな」と考えた私はお借りすることを決めました。そして、赤ちゃん

の「ややこ」、ちょっと年増のお母さんのことを小松弁で「やぁや」ということも兼ねて「ややのいえ」という名前をつけました。

◉オープンした2つの「暮らしの保健室」

　翌2015年4月1日、「コミュニティスペースややのいえ」（写真1、2）はオープンしました。そして、2018年11月17日には、「ややのいえ」から車で5分ほどの雅松地区に「コミュニティスペースとんとんひろば」（写真3）がオープンしました。

〈コミュニティスペースややのいえ〉

　「ややのいえ」には、「暮らしの保健室」のほかに「ちひろ助産院」「訪問看護ステーションややのいえ」「ことぶきカフェ」「NPO法人いのちにやさしいまちづくりぽぽぽねっと事務局」も入っています。

〈コミュニティスペースとんとんひろば〉

　「とんとんひろば」は、1階に「闘病記やいのちの本」「排泄に関する専門書」「うんちの絵本」などのライブラリーを備え、リラックスできるカフェのようなスペースとなっています。

　そして、2階は研修室となっていて、排泄ケアのスペシャリストである「POOマスター」の養成などを行う「うんこ文化センター　おまかせうんチッチ」の拠点です。ここでは他に「認知症ケアコミュニティマイスター」や「コンチネンスパートナー」の養成も行っています。

　1階のカフェスペース、2階の研修室は、地域の方々に開放し、お貸ししています。

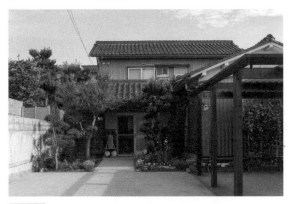

写真1 古い民家を活用した「ややのいえ」

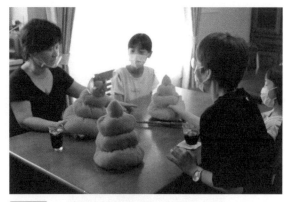

写真2 「ややのいえ」の「暮らしの保健室」スペース

◉「保健室」の概要

〈**開設時間**〉月〜金、10時〜16時を基本としていますが、企画に応じて夜間や土日も対応しています。

〈**利用者と内容**〉利用者は妊娠中の人、乳幼児と親子から高齢者までさまざま。毎月1〜2回の「うんこの保健室」を開いています。また、児童館や認定こども園に「出張保健室」も行っています。毎週木曜日は「ことぶきカフェ」を開き、認知症や障がいを持つ人の生きがいづくりの場になっています。

〈**スタッフ**〉POOマスターの資格をもつ「ややのいえ」の保健師・助産師・看護師・理学療法士・介護福祉士・社会福祉士・保育士のほか、自身が重度心身障がい者の家族のスタッフもいて、全スタッフがそれぞれの得意分野を活かして関わっています。

〈**コロナウイルスの影響**〉2020年3月から9月までは予約のみで対応していました。しかし、2020年12月現在、感染対策を徹底することで「ややのいえ」での対応は元に戻しました。一方、「とんとんひろば」は、1日1グループで、子育て中のママのサロン、ヨガ教室、中学生の勉強室や模擬テストの会場として活用しています。

次に、「保健室」の機能を活かした事例を1ケース紹介します。

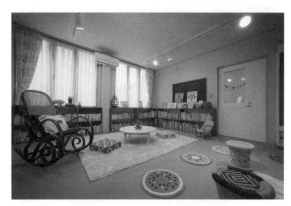

写真3 「とんとんひろば」は排泄ケアの「暮らしの保健室」機能を担う

[事例] 毎週木曜は「保健室」の住人となって服薬管理をすることになったMさん

【Mさん　92歳／女性／独居／要介護1】

Mさんはアルツハイマー型認知症です。2018年1月、「昼食後の服薬確認」を目的に30分の訪問看護の依頼がありました。この冬は36年ぶりの大雪に見舞われた年で、訪問すると、Mさん宅には配食弁当は届かず、デイサービスは迎えに来られず、さらには水道管破裂で水が出ない状況となっていました。すぐに家族とケアマネジャーに連絡して、「ややのいえ」に緊急避難していただきました。

まず、入浴していただき、昼食をとっていると、「ややのいえ」の元の住人だった"正子ばあちゃん"が登場している「梅干しいらんかいね」のポスターが目に入りました。「あら、正子さんじゃないかいね。この人ね、わたしの父親と従兄弟なんや」と嬉しそうに話されます。

Mさんは大雪の状況が落ち着くまでの数日間を「ややのいえ」で過ごして、すっかりなじんでくれました。その後は訪問看護を中止し、毎週木曜日に「ことぶきカフェ」に来所していただき、そのときに服薬確認をすることになりました。

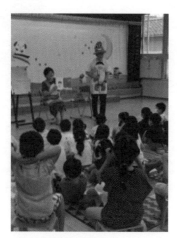

写真4 認定こども園に出張して絵本『そのときうんちは
どこにいる?』の読み聞かせを行う

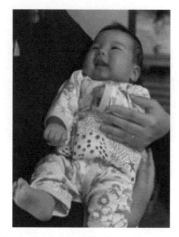

写真5　ホットパック中の便秘の赤ちゃん

　Mさんの言葉「なにがなんやら」「あんたら
の献立にのせられて」「時代やねえ」「ええがけ
〜」は、2018年の「ややのいえ」の流行語大
賞になりました!
　穏やかな日々が続いていましたが、2020年
のコロナ禍で「ことぶきカフェ」を3カ月間
中止している間に、Mさんはグループホーム
に入所されたとお聞きしました。デイサービス
もヘルパーも利用中でしたので、「自分らしく
いられる場」があることの大切さを感じました。

「保健室」の全ての機能を実践

　「ややのいえ」と「とんとんひろば」は、地域の
方から「何かあったときは頼むぞ」と言っていただ

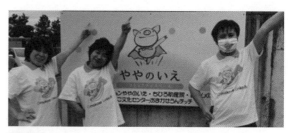

写真6　おまかせうんチッチのTシャツとマスクを身につけ
た「ややのいえ」の看板スタッフ

ける場になりました。この取り組みにおける「暮ら
しの保健室」の6つの機能を考えてみると、全てを
網羅しているように思います。以下、6つの機能ご
とにまとめてみました。
[①相談窓口]　よろず相談／健康相談／介護相談／
育児相談／うんチッチ相談　など
「②市民との学びの場」　いのちの学校／市民公開講
座／介護のしくみ共生(ともいき)講座／出張保
健室(写真4)　など
[③安心な居場所]　子育て中の親子支援(写真5)
／訪問看護ステーション・助産院との連携／緊急
避難の場　など
[④交流の場]　認知症や高齢者のための「ことぶき
カフェ」／レッツぴあふれんど(重度心身障がい
児・者、医療的ケア児・者の会)／聞き書きカフェ
など
[⑤連携の場]　稚松はつらつ協議会(健康・防災・
文化・教育・情報をキーワードとしたまちづくり
関係者)／認知症ケアコミュニティマイスターの
会／コンチネンスケア先進都市こまつ　など
「⑥育成の場」　稚松はつらつ協議会のまちづくり人
材の養成／認知症ケアコミュニティマイスター養
成の委託／「POOマスター」「POO伝ジャー」の
養成　など

＊

　私の夢の1つに、世界中に「すべての人が気持ち
よく排泄できるまちをつくること」があります。全
国の「暮らしの保健室」にPOOマスターがいてく
れて、「保健室」と「おまかせうんチッチ」の活動
がコラボした「うんこの保健室」等の活動がもっと
もっと広がってほしいと願っています。
　これからもますます、次世代の育成に取り組んで
いきたいと考えています(写真6)。

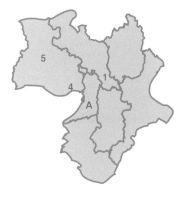

A（大阪市）
2.3

各地の保健室レポート

近畿ブロック

東京・新宿の「暮らしの保健室」から飛んで行ったタンポポの種は全国各地で芽を出したかのように地域の中で保健室活動を展開し始めています。「報告4」では、近畿ブロックの「保健室」からのレポートをお届けします。

地域の看護師が取り組む相談室は「地域の保健室」になる

西尾 圭子 ○ Nishio Keiko

訪問看護ステーションにしお 管理者

■ 1974年市立旭川病院付属高等看護学校卒業後、市立旭川病院に勤務。1981年京都市保健所訪問看護指導員、1997年から健光園訪問看護ステーション。2007年に訪問看護ステーションにしおを開業。2016年には「ふらっと相談室」も併設して現在に至る。

京都市で 37 年もの長きにわたって訪問看護を実践してきた西尾さんは、さまざまな相談ができ、安心できる "場" の必要性に気づき、自ら「ふらっと相談室」を立ち上げました。開設から 3 年、地元にも定着してきた「看護職が立ち上げた地域の保健室」について報告していただきます。

　私は、京都市右京区で 37 年間、訪問看護活動を続けてきました。今までに約 1000 件のお宅に訪問をしています。

　15 年前の 2006 年 9 月、「訪問看護ステーションにしお」を開業しました。2016 年には、ごく近所に事務所を新築し、同時に「ふらっと相談室」（以下：相談室）を併設しました。開設に当たっては、京都府看護協会の基金事業である「安心在宅療養相談事業」の支援を受けました。

　現在、相談室は、訪問看護の利用者と家族、そして、事務所のごく近所でほぼ顔見知りの関係の人がよく利用してくれています。

　「相談室」の西 3 軒隣がスーパーなので、スーパーの利用者の関心はあるようです。スーパーの掲示板に「相談室」のイベントチラシを掲載して

もらうこともあります。

気軽に相談できる場所の必要性に気づく

◎ 「場所づくり」の必要性を感じて

　「相談室」開設のきっかけは、訪問看護活動の中で感じていた下記のようなことでした。

- 地域、隣近所と触れ合うきっかけが少ない
- 気軽にいろいろなことを相談できる場所がない
- 看取り後の家族の居場所づくりが必要
- 地域住民に「生老病死」を考えるきっかけをつくりたい
- 医療・介護が本当に "顔の見える関係" をつくれる場所がほしい

　これらのどれも「場所」があればできることと気づき、このような「場所づくり」の必要性を感じていました。

◎ 盛大な開所式に励まされてスタート

　2014 年 12 月、訪問看護ステーションのごく近所で、メインの通りに面していた土地が空き地になりました。スタッフの後押しもあり、購入を決

意。2階を訪問看護ステーション、そして1階を「相談室」として使用することにして、広い空間を確保しました（写真1）。向かいのお饅頭屋（音羽軒）の奥様は、地域で民生委員をされていて、こちらも購入の後押しをしてくれました。

開設時には、前述した京都府看護協会の「安心在宅療養相談事業」に申請をして得られた資金を活用しました。建設に当たっては、地域の福祉関係の工務店に依頼したことで使い勝手のよい事務所となりました。開所式には、福井オレンジホームクリニック紅谷浩之代表（医師）、内山絵里看護師、そして広報担当の広部志行さんが感動的なビデオを作製してくれました。このビデオは、現在も少し変化を付けながら活用しています。

開所式では、秋山正子さんの勧めもあり、友人の宇都宮宏子さんがメインとなって事例検討会的なディスカッションを行いました。地域の医師・ケアマネジャー・訪問看護師・ヘルパーなど多職種が参加してくれて、また補助金をいただいた京都府看護協会理事の出席もあり、盛大な開所式となりました。

開所式に続いて、地域住民に対する内覧会として、「最期の生き方」と題した講演会を実施しました。私（西尾）が講演し、訪問看護でうかがっていた看取り後の家族も多く参加され、パワーポイントのスライドに映し出された今は亡き故人に涙されていた姿を、今も思い出します。

さまざまなイベントで地域とつながる「相談室」

● 「相談室」の現在の取り組み

開所時間は平日10〜16時です。主な来室者は60〜70代の女性であり、訪問看護ステーショ

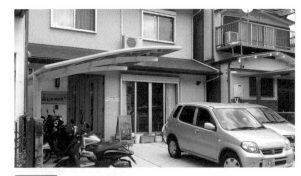

写真1 「ふらっと相談室」前景

ンで看取りのお手伝いをした家族も半数近くいて、「つながり」を感じます。具体的なプログラムには以下のようなものがあります。

《体操教室》

月2回、介護予防教室として開催。参加者は毎回15人程度。京都市の介護予防事業にもなっており、作業療法士の指導で3年目になります。

《さまざまなイベント》

イベントとして、勉強会・講演会・寸劇など、利用者の声をもとにして、さまざまなものを企画し、月1回程度で継続しています。テーマにもよりますが、参加者は平均15人程度です。

また、2018年6月には、元訪問看護師で2年前に脳梗塞になり、今は相談員として復帰しているスタッフが「脳卒中の体験」を講演。血液検査から健康について考えることの重要性を1時間話しました。この回は他のステーションの訪問看護師や地域の人々が多く参加しました。つい最近まで看護師として援助する立場であったのに、脳梗塞で援助を受ける立場になった話は、内容が深く、参加者の心に残ったと思います。

このように、それぞれの相談員が自分の経験を発揮し、豊かなイベントとなっていますが、ほかにも「おしゃれセミナー」、医師による「医療懇談会」、NPO法人みのりのもり劇場の『どらりん劇団』による寸劇、補聴器・眼鏡の専門家による

[スタッフ数] 相談員7人
[利用者数] 平均15人／1回
[設置主体] 有限会社 難病ケア研究所
[開 設 日] 2006年9月 (活動開始日)

[所 在 地 等]
〒616-8156 京都市右京区太秦西野町15-10
TEL : 075-881-3866 (ふらっと相談室)
http://houmonkangonishio.com

「補聴器ってどんなもの？」をテーマにした勉強会など、さまざまな企画に取り組んでいます。

《ふらっと便り》

年3回発行するニュースレターです。毎回60部発送しています。季節の事柄や介護に対する知識をA4用紙両面に記事として掲載。送り相手は訪問看護利用後で看取りをされた家族です。これは思い出と感謝を込め、ひと言コメントを私（西尾）が書いています。

受け取った家族からは「忘れないでいてくれて、ありがとうございます」と、10人程度から返信をいただきます。これは、スタッフみんなの励みになっています。

地域とのつながり

地域包括支援センターのスタッフとは "顔の見える関係" をつくるため、日頃から訪問看護活動において積極的に連携を心がけています。

前述したお饅頭屋の奥様とのときどきの会話も貴重な情報共有です。奥様はお店で接客中に「よろず相談」をされており、「気楽な相談場所」としての先輩です。地域によく精通しており、学ぶ点が多い方です

「地域」でのつながりを示す2つの事例

次に、「相談室」を開設したことにより、「地域」でのつながりを持てた事例を2つ、振り返ってみたいと思います。

[事例1] 健康以外の相談にも関わる

【Aさん　82歳／女性／独居】
[状況と相談内容]

Aさんは、5年前に夫を在宅で看取りました。その後も、時に体操教室に参加されており、家のこまごまな様子から経済的なことも、十分把握できていました。人間関係良好な人です。

〈転居後も「相談室」でつながる〉

Aさん宅は借家であり、急な立ち退き問題が発生しました。当方も法律問題は素人なため、役所の無料法律相談に同行しました。役所では、短時間でしたが、今後の手続きなど丁寧に対応してくれました。

その後、転居に関する書類の作成なども、Aさんと一緒に行いました。そして、3カ月後に和解が成立し、Aさんは転居していきました。しかし、今でもときどき体操教室に出席され、「一生、西尾さんにお世話になります」と笑顔です。

Aさんとは、これからも長いお付き合いになると思いますが、「相談室」などの場でさまざまな相談事に対応していこうと思います。

[事例2] 訪問看護利用者の母を地域の関係者として支える

【Bさん　92歳／女性／独居】
[状況と相談内容]

Bさんは、3年前に、がん末期状態だった50歳代の息子を在宅で看取った人です。訪

問看護でのお付き合いは３カ月程度でしたが、「相談室」とは位置的に近く、３軒隣のマンション住まいです。

亡くなった息子さんの心配事は「母」のこと。私たちは息子さんが亡くなる前にＢさんを支えていくことをお約束していました。

そんなＢさんは、息子さんの死後、経済的な問題で、転居しなければいけなくなってしまいました。

〈訪問看護後の支援は「相談室」で〉

高齢で身寄りもないＢさんを支えるために、「相談室」が中心になって、さまざまな対応をしていきました。まず、Ｂさんが抱えた借金問題に対処するために、各福祉関係者に連絡をしました。そして地域包括支援センター・弁護士・福祉事務所・病院などに介入してもらい、借金問題は解決しました。

その後、Ｂさんは近くの養護老人ホームに入居予定になりましたが、家財道具等が多く、ホーム入所には難色を示しました。そして、個室のある、かなり離れた地域の養護老人ホームに入居となりました。

「相談室」のスタッフは入居後３カ月程度で面会に行きました。認知症もなく、ＡＤＬも自立しており、「退屈」と話し、毎日編み物をしているとのことでした。そこで、「相談室」に来られる皆さんに声をかけ、多量の毛糸を送ったこともありました。

Ｂさんのケースは、亡くなった息子さんとの約束でもある「母」を見守り、次の居場所の移動支援をした事例です。このように、高齢・独居の介護者を、訪問看護が終了した後にフォローすることができるのが「相談室」のよさでしょうか。訪問看護から引き続いて

の支援のため、より身近な対応ができたと思っています。

「相談室」での看護職の役割

▶「相談室」のスタッフと看護職

「相談室」では、現在７人の相談員が日替わりで担当しています。

このうち２人は元・当ステーションの訪問看護師で地域住民と顔見知りが多く、また元保健師は保健所勤務の経験が長いため、地域状況や行政との連携などに強みを持っています。

唯一若い社会福祉士の相談員がいますが、絵が得意で、看板やチラシなどに新鮮な技術を提供してくれています。

「相談室」における看護職の役割を考えてみると、相談の多くは本人・家族の疾病の相談であり、看護師としてのキャリアのある相談員の存在は、利用者にとって大きな安心材料となっています。具体的には、体操教室のときに血圧を測定するのですが、このときに健康相談を行うことが多いと思います。

また、「相談室」では、地域の多職種との本当に"顔の見える関係"をつくるために、デスカンファレンスを開いています。このときにも医療の知識のある看護職だから関係づくりに役立つこともあります。そのような事例を紹介します。

[事例3] 排便が改善し、表情にも変化が

【Ｃさん　70歳代半ば／男性／12歳年上の要介護状態の妻と２人暮らし】
病名：胃がんターミナル、右片麻痺、糖尿病
[状況と相談内容]
Ｃさんには、訪問看護で３カ月間、毎日、

朝・夕2回訪問していました。看護の内容は、胃がん術後の皮膚離開の創処置でした。

右片麻痺で思うようにならない身体に対して、Cさんは怒りが大きく、本人とはなかなかよい関係にはなりませんでした。提供するケアは基本的に受け入れてくれましたが、インシュリン注射だけは自身の足も使いながら本人が管理していました。看護師は何度も介助を申し出ましたが、Cさんは結局最後まで却下されました。「なぜ、そんなに自分で注射することにこだわるのか」、私たちにはわかりませんでした。

〈デスカンファレンスでわかったこと〉

Cさんを看取って2カ月後、「相談室」でデスカンファレンスを実施しました。病院医師・ソーシャルワーカー・栄養士・リハビリスタッフ・往診医・ケアマネジャー・ヘルパーなど、多数の参加者がありました。

このとき病院主治医から、Cさんについて発言がありました。

「Cさんにとって、自分の身体に対して自分で管理できるのはインシュリンだけだった。Cさんは"戦う武器はインシュリン"と言っていました」

糖尿病患者であり、がん患者……。年長の妻を残して逝かなければいけない現状に対し、Cさんは怒り、その怒りをさまざまな人にぶつけてしまったのです。

その怒りをぶつけられた在宅支援者たちは「自分たちの対応がいけないのでは……」と不安を持っていましたが、この病院主治医の話で「自分たちだけが怒られたのではなく、皆が怒られていたのだ」と気づくことができました。みんな、気持ちが少し軽くなったよ

うに思います。

〈病院の医師との意見交換〉

デスカンファレンスの1カ月後、病院医師たちが集まる「糖尿病患者勉強会」に呼ばれました。このときのテーマは「糖尿病の癌患者」で、Cさんの事例検討会です。

私(西尾)は在宅でのCさんの最期の様子を発表しました。1人の利用者のデスカンファレンスがきっかけとなって、病院側と在宅側が意見交換をすることができました。患者・利用者に対する理解がより深まったと感じています。

Cさんとは、訪問時には決して良好な関係を築くことはできず、後悔もありますが、今回の経験で、死後のCさんと近い存在になったと思います。

「糖尿病患者にとってインシュリンは生きる希望であること」を理解できました。病院医師の「西尾さんに本当のCさんのことを知ってほしかった。Cさんは、ただの怒りんぼうだけではなく、インシュリンで武装しなければ現状を受け入れられなかったんです」という言葉が印象的でした。

「暮らしの保健室」の6つの機能との比較

「暮らしの保健室」の6つの機能が実践できているかどうかを振り返ってみます。

「①相談窓口」としては、「相談室」の窓口は毎日開いており、平均して1日に1人か2人の相談者が来ます。また、「相談室」の前の通りがかりに顔を出していく人は何人かいらっしゃいます。

最近、道行く人から「何か困ったことがあった

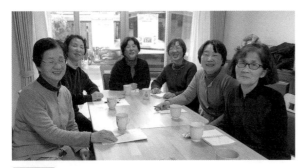

写真2　相談員スタッフ一同

ら"ふらっと相談室"に行けばいい」との声がようやく聞こえるようになりました。開設してから4年経過してようやく地域の人々に認められてきたようです。

「②市民との学びの場」としては、現在、相談員や参加者の声を聴きながら、さまざまなイベントの企画をしています。前述した「補聴器」のイベントも参加者の声をもとに企画したものです。

「③安心な居場所」としては、まだまだかもしれません。事務所的な感じが強く、リラックスには工夫の余地があると思っています。そのため、お花を飾ったり、入りやすくなるようなチラシをつくるなど、工夫を重ねています。

「④交流の場」としては、座談会やお茶会を行いました。参加者が思い思いに話ができて、それぞれの人の知恵・知識を学ぶこともできます。これは今後も継続の予定です。また、相談室に本箱を置き、本の貸し出しをしたり、ウオーキング中の人の中継場所としての活用も考えています。

「⑤連携の場」としては、例えばケアマネジャーから利用者の対応に関しての相談などもあります。同じ地域で37年間、訪問看護をしてきた経験を、"顔の見える関係"で支援・連携していきたいと思っています。

「⑥育成の場」としては、「相談室」が"その場"とはなりませんが、新規ステーションへの実践指導があります。私は訪問看護を長年していますので、新規に訪問看護ステーションが立ち上がるときには、京都府看護協会から紹介があり、訪問看護の実践指導を半日程度で実施しています。この実践指導は、多いときには年3回程度行っています。この実践指導を「相談室」で行えば、この機能も達成できるかもしれません。

運営のための資金と今後

▶補助金の効果的な活用

開設当時から京都府看護協会からの補助金は主な資金となっており、1年目は設備費・人件費・研修費などに活用ができました。京都府看護協会から補助金をいただけるのは、訪問看護ステーションが開設する「相談室」として、京都府内でさまざまな特徴を出しており、地域の看護師だからできる相談室は「地域の保健室」として大きな役割を果たしていると評価していただいているからだと思います。なお、当「保健室」は、2018年度から京都市の健康長寿サロンからの運営資金も活用しています。このように各方面からの資金援助は大きな力になっています。

▶新型コロナウイルスへの対応と今後

2020年の新型コロナウイルスへの対応では開所制限を行い、6月からは平常に開所していますが、講演会などのイベントは中止しています。コロナ禍においても体操教室の参加者は多いのですが、それ以外の「こもりがち」な方々が心配です。お便りに力を入れて、なんとかつながりを切らさず、笑顔を伝える努力をと思っています。

今後、地域で相談室の需要は高まると思っています。細々ながら看板を出し続け、地域での「保健室」活動を継続していきます。

「生きる」を支えるパートナー
看護師とお寺のコラボレーション

高橋 弘枝。Takahashi Hiroe

大阪府看護協会 会長

〈取材〉神保 康子

秋田 光彦。Akita Mitsuhiko

浄土宗大蓮寺・應典院 住職

　日本看護協会が全国の都道府県看護協会に呼び
かけて 2001 年から取り組んできた「まちの保健
室」事業。これは看護協会や既存の福祉施設、商
業施設などに特設ブースを設け、看護師が健康
チェックをしたり、健康や出産・子育て、介護な
どの相談を受けたりする活動だ。全国の看護協会
に活動が広がり、現在はそれぞれの看護協会へと、
その活動主体は移行している。そこからさらに、
より身近な「まちの保健室」へと歩みを進めてい
る、大阪府看護協会と浄土宗大蓮寺の塔頭寺院で
ある應典院の取り組みを紹介する。

　大阪府看護協会では、2002 年から「まちの保
健室」活動を展開。2012 年に公益社団法人になっ
たことでさらに地域貢献を重視し、相談事業に力
を入れてきた。2019 年度には定例の 8 つの活動
拠点の他にイベントなどでの開催も含め、86 回
を開催。しかし、もっと地域に根付いた活動にし
たいと、新たな動きが始まっている。

　「医療と普段の暮らしを支える看護師として、
月 1 回というのではなくて、地域の人がちょこっ
と寄って世間話をしながらも、心配なことを出せ

る場、その話を受け止めた上で看護師が暮らしを
サポートできるような場所があったらと思ってい
ました」と話すのは、大阪府看護協会会長の高橋
弘枝さん。

　看護協会から看護師が出向いて保健室を開催す
るのではなく、地元の人による保健室が立ち上が
るのを支援する役割へと舵を切り始めたところだ。

　「たとえば、UR（独立行政法人都市再生機構）
の方が"保健室のできる場所はあります"と言っ
てくれたときに、地域の医療機関などからいろ
いろな人が手伝いながら、そこを運営していくのが
本当の意味の地域包括ケアなのではないかと思う
のです。看護協会の活動をアピールするのではな
く、地元の人たちによるまちづくりをいろいろな
形でお手伝いするという形に持っていけたらいい
なと思っています」（高橋さん）

　これまで行ってきたような、早期退職や定年退
職をした看護師や退職前後の看護師が活躍する場
という「まちの保健室」のスタイルも大事にしつ
つ、徐々に地域密着へと転換していきたい考えだ。

　そして、地域の病院などにも「保健室のような
機能を」と提案してきた一方で、高橋さんは、地

まちの保健室 應典院 の概要

[スタッフ数]	看護師3人、應典院スタッフ2〜3人
[利用者数]	平均10〜15人／1日
[設置主体]	主催：大阪府看護協会
	共催：浄土宗應典院／協力：浄土宗大蓮寺

[開 設 日]　2020年6月
[所 在 地 等]
〒543-0076 大阪市天王寺区下寺町1-1-27
TEL：06-6771-7641
原則毎月第4水曜日：13時30分〜15時30分

域に根ざした場所であり、高齢者にもなじみ深い、お寺という場についても可能性を感じていた。

「特に大阪は独居の高齢者がとても多い場所です。このあたりでは昔から"月参り"といって故人の月命日にお坊さんが家に来てくれるのですが、そこでの対話がまさに高齢者のグリーフケアでもあるのではないかと思っていました。心の癒しを求めながら集まるところが地域のどこかにあればと考えたときに、お寺は人の集まる場としては大変貴重です」

そんな話を、各地の看護協会の認定看護管理者教育課程の講師もしている、僧侶で医療経営コンサルタントの河野秀一さんにしたところから、お寺での「まちの保健室」の話がトントン拍子で進むことに。"看仏連携"を提唱していた河野さんが、大阪の"開かれたお寺"との縁結びをしてくれた。

お寺のエントランスホールで まちの保健室がスタート

2020年6月から、毎月1回、お寺での「まちの保健室」が始まったのは、大阪市のほぼ真ん中、天王寺区下寺町にある應典院。新型コロナウイルス感染拡大の影響で、2カ月遅れてのスタートになったが、風が通る広々としたエントランスホールに「まちの保健室」のブースができ、健康チェックや育児相談をしに、地域の高齢者や若いお母さんたちが立ち寄る。

應典院の隣には、同院の「親寺」である大蓮寺が約70年前に設立した幼稚園があり、現在約400人の園児が通っている。そのせいもあり、お迎えの時間帯にはお寺も賑やかになるのだ。

この日相談に乗っていたのは、大阪府看護協会に登録している有償ボランティアで、医療機関や保健所などを定年退職した保健師や助産師の方々。園児のお母さんたちの親世代にも近い。そのためか、健康チェックをしてもらいながらもリラックスして、子どもの食事のことなどいろいろな話をする様子が伺えた。

子育てと仕事に忙しく、自分の健康は後回しになりがちな若いお母さんたちにとって、「まちの保健室」は、子連れでもちょっと立ち寄れる貴重な相談の場になっているようだ。仕事の合間の幼稚園バスの運転手さんも相談に訪れていた。

2021年2月現在、新型コロナウイルスの感染拡大は収まらないが、地域の公共資源としての應典院はもちろん門戸を閉ざすことなく、大阪府内の他の拠点では中止が続く中、月1回の「まちの保健室」も感染対策をしながら続けられている。

「生きる」に寄り添ってきた 葬式をしないお寺

天王寺区は、府内有数のターミナル駅・天王寺駅を有する商業地帯。一方で、近年タワーマンションが増え、比較的若い家族も多く、また文教

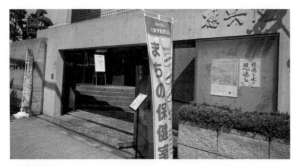

写真1　寺町の入り口に立つモダンな建物が應典院だ

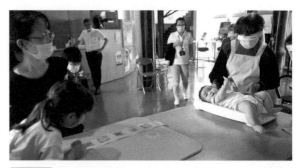

写真2　若いお母さんたちの相談のそばで、赤ちゃんの身長体重測定も

地区としても知られる。應典院のある天王寺区下寺町は、繁華街「ミナミ」からも徒歩およそ10分であるが、大阪を代表する寺町で、規制によって450年前からの街並みが保存されている。

　應典院は江戸時代にこの地に建立され、第二次世界大戦で全焼した後、長く廃寺状態だったが、1997年に再建されたという古くて新しいお寺だ。再建プロジェクトが立ち上がった1995年に、阪神淡路大震災やオウム真理教の事件などがあり、住職の秋田光彦さんたちはお寺の存在意義を問い直し、公共の場・語り合いの場としての役割や公益性といったことに軸を置いた。

　そしてつくられた本格的な照明や音響装置も揃う席数100の劇場型の本堂は、若者による演劇や音楽ほか、さまざまな表現・創作活動の場に。今でこそよく耳にする"開かれたお寺"の先駆けだ。

　「当時としてはすごく変わったお寺だったので、叩かれもしました」と秋田さんは振り返る。葬式をしない、宗派は問わずに誰でも利用できるという方針が、地域からも当初は「怪しい寺」と思われてしまったそうだ。そんなスタートではあったが、やがて年間100以上のイベントが開催されるようになった。

　「自分たちで地域を変えていく、社会をデザインしていくような人たちの拠点になるように」という秋田さんの願いのとおり、学び・癒し・楽しみを活動テーマに、世代を問わない社会参加型寺院として発展してきた。

アートから終活「まちの保健室」まで

　そんなお寺が一体なぜ、「まちの保健室」に行き着いたのだろう。應典院は、あえて人生の最期だけではないつながりに力を入れていたが、その間も少子高齢化の流れとともに、社会的孤立や無縁仏の問題は表面化してきていた。そして、終活という言葉もよく聞くようになり、2010年代後半にはブームのようになっていく。その分野での「知」はお寺の資源でもある。そこで、お寺ならではの活動をと「お寺の終活プロジェクト」を始めたのが、2018年のことだ。

　そのプロデュースを行うのは、應典院主査の齋藤佳津子さん。アメリカの大学で非営利組織の経営を学んだ後、YWCAなどでも活動をしてきた、市民活動プロデューサーだ。

　「どちらかというと若い方の集まるイメージの強かった應典院ですが、再建から20年以上が経ち、最初の頃からのつながりの方々は、親の介護や看取りをされる世代になられて。では應典院の社会的意義として、次に何ができるかと住職とも考えたときに"お寺の終活"という話が出てきま

した」（齋藤さん）。

春と秋に企画した2日間の終活イベントは、仏教よろず相談、お墓ツアー、葬儀デモンストレーション、僧侶によるトークセッションなど、実務的な部分と仏教を基盤とした精神面の両方の終活／宗活を含めたユニークなプログラム。多くの人が集まった。

また、月に1回「おてら終活カフェ」として、市民が僧侶やカウンセラーと話のできる場も用意した。そこに、退職後の看護師が参加することも多く、健康のことについてのちょっとしたコーナーを持ったりもしていたという。

そんな折に、應典院で開かれた"看仏連携"の講演会の流れで看護協会とつながり、お寺での「まちの保健室」が実現したのだ。

「プログラムに参加をされていた方が、病気や介護でいらっしゃらなくなるということがあります。でも、保健室のような場があれば、つながっていけるのではと思っています」（齋藤さん）

次はお寺を拠点に 訪問看護ステーション

大阪府看護協会の「まちの保健室」事業の中では、地域から立ち上がってきたタイプの保健室の支援はこれが初めて。

高橋さんは次のように話し、期待を寄せる。

「人集めもネットワークづくりも、私たちのレベルで考えるだけではなくて、多職種・多業種の発想や考え方がとても大事だと思います。同時に、保健室は地域の中で行ったら必ず人がいるところで行わなければならないとも思っています。お寺はやっぱりSOSが出せるところでもあるので、そこで保健室活動をしていったら、もっと人と人

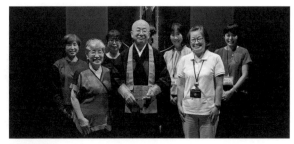

写真3　さまざまなイベントが行われる舞台型の本堂で

が交流できる場として工夫していけるのではないでしょうか」

秋田さんは言う。

「お寺ってもともと学びの場でしたよね、とか、福祉や医療の場でもありましたよね、という話はみなさんよくされます。ただそれは"かつて"お寺は寺子屋だった、駆け込み寺だったと、昔話のように語られること。じゃあ、現代ではどうなのかと問われることが大きな課題でした」

しかし再建から23年の間に、さまざまなプロジェクトを紡ぎながら、お寺のコミュニティケアの機能をひとつずつ復活させているかのようだ。

実は本堂1階を拠点に、訪問看護ステーションも開設準備中。それらの活動とあいまって、保健室はどう発展していくのだろう。大阪府全体の動きとして、地域から立ち上がった、いろいろな「まちの保健室」が増えていくのも楽しみだ。

振り返ればここ10年では、東日本大震災を機に、宗教者としての経験を活かして被災地や医療福祉現場で人々の苦悩や悲嘆に寄り添う「臨床宗教師」の存在が注目されてきた流れもある。

また、多死社会の到来とともに、ACP（アドバンスト・ケア・プランニング：人生会議）が大切と、その啓発活動も盛んに行われている。このような中での"看仏連携"のこれからにも注目していきたい。

コミュニティでの新しい看護活動を見える化させた「よどまち保健室」

※ 2023年現在は閉室

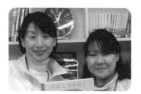

橋本 千佳 ◦Hashimoto Chika

伊丹空港内 JAL グループ健康相談室　保健師
元・よどきり医療と介護のまちづくり株式会社
よどまち保健室　保健師
（左：三輪さん、右：橋本さん）

三輪 恭子 ◦Miwa Kyoko

大阪公立大学大学院看護学研究科 教授／
地域看護専門看護師
よどまち医療と介護のまちづくり株式会社
元取締役

　介護予防や健康維持の住民への啓発を行う施設として全国的に有名な「よどまちステーション」。新型コロナウイルスの影響で活動がかなり制約されましたが、「カフェのランチ会で撮った写真を食卓に置いて、みんなと一緒に食べている気持ちになっている」など利用者からの声が届くだけでなく、利用者同士が地域で声かけをするようになっているそうです。本稿ではコロナ禍になる前までの「よどまち保健室」の取り組みを担当保健師の橋本さんから報告していただきます。

大阪の下町に開設された「よどまちステーション」

◉看護職が中心となって複数の事業を展開

　「よどきり医療と介護のまちづくり株式会社」（以下：よどまち）は、淀川キリスト教病院（大阪市東淀川区・581床）の母体である宗教法人在日本南プレスビテリアンミッションと、官民ファンドである地域ヘルスケア産業支援ファンドの共同出資により、2015年4月に設立しました。

　そして翌年4月、地域包括ケアの拠点の新しいモデルとなるべくオープンしたのが「よどまちステーション」（写真1）です。設立当初から行政機関とも積極的に連携しており、大阪府市医療戦略提言会議のスマートエイジング・シティ具体化推進において、都市部市街地下町的モデル「上新庄・淡路地区を中心とした地域包括ケアのまちづくり」として協定を結んでいます。

　「よどまちステーション」は、看護職が中心となって活動する複数の事業を一体的に展開しているのが特徴です。2階建ての建物の1階に「よどまち保健室」「よどまちカフェ」「よどきり訪問看護ステーション」「よどきりケアプランセンター」があり、2階にコミュニティホスピス「かんご庵」があります。

◉大阪市東淀川区の特徴

　「よどまちステーション」がある大阪市東淀川区（人口約17万人）は、淀川キリスト教病院が戦後の荒れ果てた日本の中で「最も医療を必要とする地域」として選ばれ、米国の教会の献金によって建てられたことからもわかるように、大阪のいわゆる"下町"と言える土地柄です。

　現在でも、区の生活保護率は62.5％（全国

よどまち保健室 の概要

［スタッフ数］	（よどまちステーション全体で）看護職員28人、介護支援専門員4人、ケアワーカー4人、調理スタッフ6人、事務員3人
［設置主体］	よどきり医療と介護のまちづくり株式会社
［開 設 日］	2016年4月

［所 在 地 等］
〒533-0014 大阪府大阪市東淀川区豊新4-26-3
TEL：06-6328-2112
http://www.machi-care.jp/

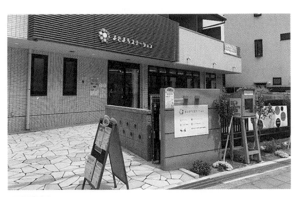

写真1 「よどまちステーション」前景

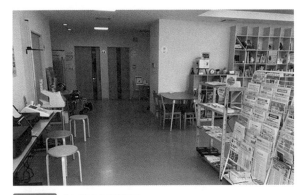

写真2 「よどまち保健室」

16.9％［2016年現在］）と高く、高齢単身世帯が約1万世帯と多いのも特徴です。また、特定健康診査の受診率が低く、住民の健康意識への課題も大きい地域とも言えます。

「よどまち保健室」と「よどまちカフェ」は安心を提供する

「よどまち保健室」と「よどまちカフェ」は、約60㎡のスペースに、医療・介護に関するパンフレットやin Body（体成分分析）測定や、血管年齢、脳年齢、骨強度の健康度を測定できる各種計測機器、よどまちライブラリー、キッチン、面談室があります（図）。

◗ 看護職ならではの視点を大切にした「よどまち保健室」

「よどまち保健室」（以下：保健室）（写真2）には、非常勤の保健師・看護師を配置しており、来室者の生活習慣病の予防や対策、上手な医療のか

かり方、介護サービスの利用など健康や暮らしに関する多岐にわたる相談を受けています。

「元気アップくらぶ」と称する個別支援のプログラムは1回500円、30分の対応の中で、個人の健康課題の自覚と目標達成に向けた専門的指導・助言を行っています。また、健康度測定機器を利用された後や他機関で受けられた健康診断などの結果に関する保健指導も行います。

このプログラムへの参加により「体重減量に成功して健診の検査値が正常化した」「食生活の改善や運動習慣に取り組めるようになった」などの成果がみられました。

無料で開催している「まちの元気塾」（以下：元気塾、後述）は、「よどまちカフェ」のイベントのうち、人びとの健康への関心を高めるための講座ですが、「保健室」の保健師・看護師が、健康教育として講義を担当する以外に、地域住民の健康特性やニーズを踏まえて、他職種・異業種の講師に講義を依頼する場合もあります。いずれの

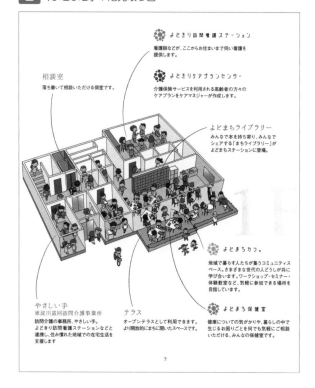

よどきり訪問看護ステーション
看護師などが、ここからお住まいまで伺い看護を提供します。

相談室
落ち着いて相談いただける個室です。

よどきりケアプランセンター
介護保険サービスを利用される高齢者の方々のケアプランをケアマネジャーが作成します。

よどまちライブラリー
みんなで本を持ち寄り、みんなでシェアする「まちライブラリー」がよどまちステーションに登場。

よどまちカフェ
地域で暮らす人たちが集うコミュニティスペース。さまざまな世代の人どうしが共に学び合います。ワークショップ・セミナー・体験教室など、気軽に参加できる場所を目指しています。

やさしい手
東淀川巡回訪問介護事業所
訪問介護の事務所、やさしい手。よどきり訪問看護ステーションなどと連携し、住み慣れた地域での在宅生活を支援します

テラス
オープンテラスとして利用できます。より開放的にまちに開いたスペースです。

よどまち保健室
健康についての気がかりや、暮らしの中で生じるお困りごとを何でも気軽にご相談いただける、みんなの保健室です。

場合も地域の健康課題に即した講座の企画・調整・運営・評価を行うことが「保健室」の役割の1つであると考えています。

「元気塾」以外のイベントについても、介護予防や人とのつながりづくり、多世代交流、地域の健康を支える人材づくりなど、看護職ならではの視点を大切にして開発・展開しています。大阪府の居住支援体制整備促進事業の居住支援法人として、住まいに関する相談も受け、「住まい」という生活の基盤を整えることが健康生活の支援となることも実感しています。

◎「見守りキーホルダー」の活用

このほか、「東淀川区ライフステーション事業」を受託し、「見守りキーホルダー事業」を行っています。「見守りキーホルダー」は、東京都大田区の「おおた高齢者見守りネットワーク（みま〜も）」で発案され、全国に広がっている仕組みです。東淀川区でも現在、約1000人の方々にキーホル

ダーをお渡ししています。

このような事業は、健康増進や高齢者見守りといった本来の目的はもちろんですが、「よどまちステーション」に気軽に立ち寄ってもらう仕掛けの1つでもあります。キーホルダーを受け取りに来た人が「保健室」の相談につながって、重篤な疾病の早期発見に結びついたり、介護保険の利用につながったケースがあります。

この事業に登録された人については年に1度、情報更新のためにフォローアップしながら、日常生活の異変を早期に把握するよう努めています。

「人が集まる仕掛けづくり」を積極的に考える

◎公民館のように老若男女が出入りして活性化する場所をめざして

「よどまちカフェ」（写真3）では、さまざまな対象に向けたアクティビティやセミナーを開催しています。また、貸し会場としても利用してもらっており、町内会や商店会、幼児教室、子育てサークル、アロマセラピスト、大学生がゼミの一環として担当教授とともに、それぞれ企画したイベントを行ったり、専門職団体や企業がセミナーを開催したりしています。区全域で拡充が図られている「100歳体操」は、地域団体と協働して準備を進めていき開催拠点の1つになりました。

「よどまちサポーター」（後述）による寄席や物々交換会、作品展示会など自発的で多彩なイベントも増えてきています。

イベントのない時間は、ランチやお菓子を持ち寄ってのカフェ利用もOK。「よどまちカフェ」が公民館のように老若男女が出入りして活性化することにより、新しい出会いやつながりが生まれ

ることを期待しています。

血縁以外の新たなコミュニティづくり

「カフェ」の開設から4年目を迎え、
「ここに来たら誰かと話せてうれしい」
「1人で食事するのは味気ない。ランチをみんなで食べるとおいしい」
「デイサービスは自由度が少ないけど、ここは自分勝手に過ごせるから気楽」
などの声が寄せられて、狙い通り地域の居場所の1つになってきているようです。

ほぼ毎日のように「保健室」を訪れる女性は、「夫が亡くなって独りぽっちだったけど、ここで友だちができた」と喜んでいます。都市部の孤独な高齢者にとって、血縁以外の新たなコミュニティづくりに寄与することも「保健室」の大切な役割と捉えています。

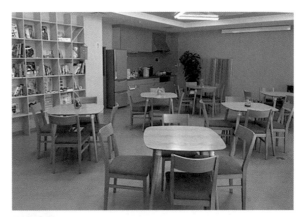

写真3　「よどまちカフェ」

学の教員、企業などからも企画や講師（ボランティア）の申し出があり、住民に直接アプローチできるフィールドとしての可能性も秘めています。

生活の場に出向く「どこでも保健室」

「保健室」には出張依頼をいただくこともあり、「どこでも保健室」と銘打って、地域老人会や高齢者クラブ、UR団地の集会所などの住民の生活の場に出向いて、「元気塾」を行ったり、健康相談に応じています。

出向いた地域の人たちの反応から看護職のパフォーマンスが歓迎されることを実感しています。

ヘルスリテラシー向上をめざす「まちの元気塾」

人びとの健康への関心を高めるために

週1のペースで開催している「まちの元気塾」（以下：元気塾）は、人びとの健康への関心を高めるための講座です。

内容は、医療専門職による疾病・介護予防だけでなく、ACP（アドバンス・ケア・プランニング）や遺言・葬儀に関することなどさまざま。10人前後の小さな会なので、講師に気軽に質問でき、参加者同士の情報交換もしやすいのが魅力です。

参加者は「学生証」のスタンプを集めるのも楽しみの1つ。5個集まれば、心ばかりの記念品を進呈します。

「元気塾」の講師は、「よどまち」や淀川キリスト教病院の医療職だけでなく、地域の専門職や大

地域包括ケアシステムの構築を使命に地域に働きかける

「よどまちサポーター」の誕生

「よどまちステーション」が生まれて3年。さまざまな対象へのアクティビティには、月間延べ500人以上の来室者があります。イベントの準備や植栽の水やりなど、「よどまちの役に立ちたい」とお手伝いをを申し出てくれる方も少しずつ増えてきました。

「保健室」では「社会の中で役割を持ちたい」という来室者の気持ちを受け止めて「よどまちサ

ポーター」と命名することにしました。受け入れ規定を設けて、ボランティア保険の手続きを勧めて登録制とした上で、ボランティア活動の場を提供しています。「よどまちサポーターミーティング」という情報交換の場も設け、サポーターたちをつなぎながら、やってみたい活動や自分の思いを自由に表出し、実現化するプロセスを支援しています。

それぞれの自己実現を後押しすることは「保健室」の担う健康増進へのアプローチと捉えています。ボランティア活動をコーディネート、さらにはマネジメントしていく必要から、区内の福祉施設等で構成する「ボランティアマネジメント連絡会」に参画し、互助・共助の地域づくりにも尽力しています。

◉ 来室者の話をとことん "聴く"

また、「保健室」において、健康や医療の専門職である保健師・看護師と身近な悩みを気さくに話せることの意味は来室者にも大きいようです。「気持ちが沈んで医療機関にかかろうと思っていたが、話を聴いてもらってよくなった。病院に行かずに治してもらったみたい」という言葉をいただくことも……。

相談の際には話し尽くしされるまで、とにかく話を十分聴くことを徹底しています。時間で区切られず、自分の言葉で話すことをしっかり聞いてもらえるということに安心感があるようです。もちろん「医療を要する」と判断した場合には適切に受療につながるよう支援します。「困っているけれど、どこに何を相談すればよいかわからない」という悩みも多く、医療機関等も含め関係機関との情報共有やネットワークを活かして相談に応じることを心がけています。

健康や介護の相談をめがけて来られる人がいる

一方で、イベントに通ってきていた女性から、1年以上たって「実は夫が認知症で……」と相談を持ちかけられることもあり、看護職が密に関われる環境を維持し、信頼関係を構築することの大切さを感じます。

◉ 「保健室」がヘルスプロモーションを 実現する

他にも、ケアラーズカフェ「こぶしカフェ」の運営の際には、専門職同士や専門職と地域住民が立場を超えて本音を語り合えるよう配慮しています。これには他の区域や他市・他県からも参加者があります。

誰もが誰とでも自分が思うままに意見交換をできるようファシリテートするのが「保健室」のスタッフの役目。ここから区域以外の地域資源の活用が生まれるなど広がりが生まれました。

このように地域包括ケアシステムの構築を使命に地域に働きかけることは「保健室」の重要な機能と捉えています。地域保健福祉計画の策定のワークショップに参加したことから、地域団体と連携・協働して「地域の力をつなぐ会」を立ち上げるなど、地域の保健・福祉・医療機関と住民の親和性を高めることに尽力しています。

「保健室」が領域横断的に働きかけられることを強みとして、ヘルスプロモーションの実現の一助を果たせればと考えます。

*

既存の制度や枠組みにとらわれない、コミュニティでの新しい看護活動は、地域住民の健康づくり、つながりづくり、孤立防止、慢性疾患の重症化予防につながっています。

これからも、さらにより多くの地域の人々やコミュニティと交わりながら、健やかに安心して暮らせるまちづくりに貢献していきたいと思います。

「利用者をお客様にしない」を目標に一緒に考える「保健室」を実現

松本 京子 ●Matsumoto Kyoko

NPO 法人神戸なごみの家 理事長
緩和ケア認定看護師

■ 熊本県出身。阪神淡路大震災を経験し、在宅看護の道へ。訪問看護ステーション・有床診療所ホスピス勤務を経て、2008年訪問看護ステーションあさくを経て、2009年ホームホスピス神戸なごみの家を開設。現在は、長田区・兵庫区で3軒のホームホスピスと暮らしの保健室運営に従事。2008年緩和ケア認定看護師の認定取得、2012年日本福祉大学大学院社会福祉学研究科社会福祉学専攻修士課程修了。

神戸市で3カ所の「ホームホスピス」を展開している「神戸なごみの家」では、ホームホスピスという「まちづくり」につながる取り組みを通して「暮らしの保健室」が必要と気づき、今では平日欠かさずオープンしています。利用者と共につくっていくことを特徴としたその取り組みを責任者の松本さんが報告します。

訪問看護とホームホスピスで緩和ケアに取り組む

●ホームホスピス開設でわかったこと

私は、2008年に独立し、訪問看護ステーションを開設しました。それまで独立型ホスピスで働いていた経緯もあり、「在宅での緩和ケアを提供する訪問看護ステーション」を特色としてスタートしました。

そして、その半年後の2009年2月、任意団体「ホームホスピス神戸なごみの家」（2011年9月NPO法人取得）を開設して、訪問看護で在宅生活を、在宅生活の継続が困難な人にはホームホスピスで最期まで支える仕組みを創りました。

利用者は「緩和ケアを必要とする人」です。しかし、がんに限らず、慢性心不全や呼吸不全など「あらゆる領域の苦痛や生きづらさを感じている人」を対象と考えているので、利用者は多様な病気や生活背景を持つ人が多くいます。

ホームホスピスを開設したとき、利用者は予想に反して病院からの紹介が主でした。「自宅での最期を希望する人を支援するためには、日中の介護負担軽減が必要」ということがわかり、2012年に小規模のデイサービス（定員10人、現在は12人）を開設することになりました。

●「KOMIケア理論」をベースに多職種が“共通言語”で連携する

「ホームホスピス神戸なごみの家」（以下：なごみの家）開設から10年、訪問看護・デイサービス・ホームホスピスと多様な場で活動してきました。幸い、喜びも苦労も分かち合ってくれる仲間が増えたので、2018年に訪問看護・デイサービス・居宅介護支援・訪問介護の各事業を展開する「株式会社なごみ」（以下：なごみ）は後進に委ねることにしました。

現在、私はNPOで運営する「ホームホスピス」

と「暮らしの保健室」を中心に活動しています。「なごみ」のほうは、スタッフの教育計画のみ担当しています。

「株式会社なごみ」のスタッフは、看護師・リハビリスタッフ・介護士・介護支援専門員・調理・事務など総勢40人でNPOとも業務連携しています。大切にしているのは「各職種で役割を縦割りするのではなく、利用者のニーズに沿って、互いが重なり合って仕事をする」ことです。そのため、管理職研修や年4回の「実践報告会」を開催し、相互に学び合う場を持っています。どの部門も共通言語を持っており、「KOMIケア理論」をベースに思考する組織をつくってきました。

「目の前の利用者にとって生命力の消耗となることは何か」

「人間のいのちの仕組みに沿って整えるべき生活は何か」

これらを思考することで、スタッフたちは「医学と密接に連携しながらも、個々の暮らしの可能性を引き出せる力」がついてきているように思います。

「保健室」開設の経緯と現在の取り組み

▶「気軽に相談できる、元気になる、学び合う居場所が必要」と感じて……

今、健康長寿をめざして住み慣れた地域で暮らしながら、人生の最終段階を「どこで」「どのように」迎えるかについて、多くの人が関心を持っているように思います。神戸市長田区と兵庫区では、緊急時の受け入れ先となる病院が、周辺に緩和ケア病棟・市民病院・大学病院・民間病院と揃っており、それらの機関と在宅の地域連携もそれほど悪くない状況にあるので、住民はさまざまな選択肢を持っているといえるでしょう。

ホームホスピスを開設後、全国のホームホスピスを訪問して、さまざまなことを学んできました。そして、単に「受け入れる家を創る」ことではなく、「ホームホスピスは地域づくりである」ことも理解できるようになりました。

特に、市原美穂さん（p.170参照）が始めた「宮崎にホスピスを」から「宮崎のまち全体をホスピスに」という合い言葉で始まった「かあさんの家」の活動の理念からは、"まち"があらゆる人の人生を受け入れて、いのちを慈しむ地域になること、そして、そのような"まちづくり"の考え方を学びました。そこで私は「住み慣れた地域で暮らし続けるためには、気軽に相談できる、元気になる、学び合う居場所が必要」と思い、「暮らしの保健室」を立ち上げました（写真1）。

最初は住宅街にある友人の自宅1階を借りて「なごみカフェ」として始めたのですが、活動の幅を広げていくために商店街の一角で喫茶店だった場所に移転し、「暮らしの保健室　神戸なごみサロン」（以下：保健室）として新たにオープンしました。「保健室」単独では収益がなかったので、建物の改修工事は、県・市・日本財団の助成金を受けました。

移転するときには、それまでの「保健室」の利用者や地域包括支援センターのスタッフ、さらに在宅医も移転場所探しに奔走してくださいました。「なごみカフェ」として開いていた2年近い期間に、「保健室の必要性が理解されていたんだ」と感じ、とても嬉しく思いました。

▶さまざまなプログラムを開催、講師はすべて地域の専門職ボランティア

「開室曜日」は、当初私自身が訪問看護にも従

なごみサロン 暮らしの保健室 の概要		
[スタッフ数] 3人	[所 在 地 等]	
[利用者数] 平均17〜18人／1回	〒652-0042 兵庫県神戸市兵庫区東山町2-7-4	
[設置主体] NPO法人神戸なごみの家	TEL：078-578-3112	
[開 設 日] 2016年4月（活動開始日）	http://kobe-nagomi.com/	

事していたので、「保健室」は週3日の運営でしたが、現在の場所に移転後は月曜日〜金曜日、平日は毎日オープンしています。

「開室時間」は11：00〜17：00で、プログラムによって参加者はさまざまです。圧倒的に多いのは女性で、女性の輪の中に入れない男性はカウンターで過ごされることが多いようです。

元喫茶店なのでカウンター席があってよかったと思っています。静かに話をしたい人には丁度いいのです。

「専任スタッフ」は3人で、看護師2人と資格のない人が1人です。3人は「なごみの家」に勤務するスタッフが兼務していますが、療養相談は責任者である私がほぼ受けています。

「プログラム」は、月1回の「体操教室」（講師はボランティア）、週1回の「ランチ会」（うち1回はお誕生日ランチ）、月1回の「映画鑑賞会」などのほか、「ハンドマッサージ」などを定期的に計画してきましたが、コロナ禍の状況では、絵本会や脳トレプリント等、静かな活動をしています。なお、ランチは2020年2月以降休止しています。そして、これらの講師はすべて地域の専門職でボランティアです。

◉嬉しいことが多い「保健室」の日常

「保健室」の運営では、あまり苦労を感じることはありません。むしろ嬉しいことが多く、地域の住民がさまざまな協力を惜しまず助けてくださいます。「ランチの日」は私たちがつくるより、

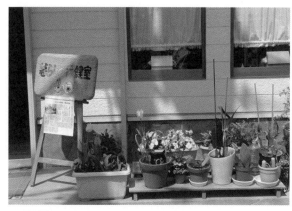

写真1　なごみサロン 暮らしの保健室

人生の先輩に教えていただきながらつくるほうが美味しくできるし、「保健室」は市場の入り口近くなので季節の食材も安く買って提供できるようになりました。

今、利用者が以前の3倍以上に増えています。利用者が新たな人を誘って来室を勧めてくれたり、地域包括支援センターも気になる人に「保健室」を紹介してくれたり、近くのクリニックの在宅医も外来診療の際に勧めてくれています。

◉積極的に「地域」とつながる

「保健室」では、地域とつながるために、毎月のスケジュールカレンダーを地域包括支援センターや医療機関に持参しています。

また、さまざまな資料を「保健室」の入り口に置き、誰でも自由に必要なものを持って帰れるようにしています。「エンディングノート」についての資料などが関心があって、通りがかりに立ち止まって見ている人もいます。

そのほか、「コミュニティボランティア養成講座」の実習生や社会福祉協議会からの相談事例を受け入れるなど多様な人とつながっています。

「保健室」に立ち寄る人は、さまざまな社会資源を活用している人も多く、どこの事業であっても連携して相談できるように関係構築に努めています。その結果、地域の専門職や活動するボランティアともつながってきたと感じています。

2019年2月、10周年を迎えた「なごみの家」では、記念講演会と祝賀会を開催しました。この会には、「保健室」を利用している住民や地域包括支援センターのスタッフなど多くの方にご参加いただきました。

「保健室」のやりがいを感じた事例

次に「保健室」を始めてよかったと思った事例をご紹介します。

[事例] 身近な「保健室」の存在が自宅での看取りを可能にした

【Aさん　75歳／男性】

Aさんは抗がん剤治療中で、病状が深刻化していました。そんな中、病院のMSWはAさんに訪問看護を勧めました。しかし、Aさんは自営業のために「仕事を休んでまで自宅で訪問看護は受けられない」と渋っておられました。

そんなAさんは自宅のすぐ傍に「保健室」がオープンしたことを知り、病院のMSWに「保健室が向こうからやってきた」と喜んで報告しました。そして、仕事を継続しながらお昼の休憩時間には「保健室」に体調の相談に通っていました。

徐々に状態が悪くなっていく中、Aさんの家族は「最期をどうするか」で悩まれ、「保健室」に相談に来ました。そして、「このまま家で看ていくこと」を決められました。

いよいよ動けなくなったAさんは、最期の1週間は自宅で訪問看護を受けて、自宅での看取りになりました。

体調が不良になっても「子どもに迷惑をかけたくない」と受診を控える高齢者は多いのですが、適切な治療を受けることにより、まだ元気に過ごせることもあります。

「ここ（保健室）があってよかった。今日も人と話して笑って楽しく過ごせた」と言いながら帰られる方も多く、「保健室」のような気軽な相談窓口があれば、適切な医療につながるケースも増えるのではないかと思います。

「保健室」の看護師の役割と意思決定支援

「保健室」には、毎日看護師がいるわけではありません。そのため、在室しているときは、住民の皆さんのほうが心得ていて、「今日は血圧が高いようで気分が悪い」など自分の体調について話をします。そこで、看護師は血圧測定や、気になる痛みについて話を聴いて対応します。

あるとき、1人暮らしをしている親を心配する子どもたちが来室されました。そして「母が保健室に行っていると思うと安心するんです」と話してくれました。

「看護師」という資格を持っていることは、「保健室」の利用者には安心材料になるようです。一方、さまざまな相談に対応するには「看護師とし

て人の話を聴けること」が大切だと思います。

相談する利用者の中には「何が困りごとか」「自分はどうしたいのか」「何が自分の意思なのか」がわからない人もいます。そんなとき、看護師は「自分の意見」をアドバイスするのではなく、「利用者が話を聞いてもらいながら自分の気持ちに気づく」ように寄り添うことが大切でしょう。それは利用者の意思決定につながると思っています。

この「意思を形成し表現する支援」を日常的に行うことが、本当の意思決定支援ではないかと私は考えています。

「なごみサロン」における 「暮らしの保健室」の機能

「保健室」では、私やスタッフが運営を管理するのではなく、集まってきている住民の皆さんからの豊かな発想や提案を積極的に取り入れるようにしています。それは「利用者をお客様にしたくない」からです。そのために、何も規則をつくらず、何かあれば、その都度、住民とも相談して、どうするかを決めています。

そのような運営の中で、「暮らしの保健室」の6つの機能と照らし合わせてみます。

「①相談窓口」としては、在宅療養をしている人、死別後の悲嘆から回復する段階にある人などさまざまな人が訪れ、気軽に相談をしてくれる場となっていると思います。

「②市民との学びの場」については、社会資源や健康についての講座を開いています。これは、地域包括ケアシステムの植木鉢の図の最下段にある「本人の意思と本人・家族の選択」のためには、さまざまな情報を提供する必要があると考えているからです。「当時者として、生き方や住まい方

を選択できるようになっていただきたい」と思い、積極的に開催しています。

また、「保健室」の前を通りがかりに毎月のカレンダーを取りに立ち寄る人もいます。そして、自分で受けたい内容を選んでおられるようです。

「③安心な居場所」については、人と関わることが好きな人はもちろん、前述したカウンターでの会話など、自宅にこもりがちな人やにぎやかなことが苦手な人にとっても安心できる居場所となっていると思います。「保健室」は自分の意思で自由に参加できるために、気が向けば「保健室」に立ち寄っているうちに、自然に行動が変化する人もいます。

今、「保健室」は人であふれて狭く感じるくらい参加者が多くなっています。皆さんが「保健室」を「安心な居場所」として感じてくれているからではないでしょうか。

「④交流の場」については、「ここへ来れば人と話ができる」「1人では聴かなくなったCDをみんなと一緒に聞きたい」など話される人もいて、電気製品も増えました。また、「あの人、最近来ていないね？」と気にする人もいます。そんなときは、つながりのある人に安否を尋ねたり、「最近、市場で見かける？」などさりげなく聞いています。「これまで市場に行っても誰とも会話なく買い物だけしていたけど、知り合いができて立ち話をするようになった」という人もいます。だれでも自由に参加できる交流の場としての機能は果たしていると思います。

「⑤連携の場」については、専門職や地域で活動する人たちが集うときに「保健室」を利用してくれていますし、近所で活動してきたヘルパーさんも休息に来て、「保健室」の看護師と情報共有などもしています。

「⑥育成の場」については、「自分の地区でも新たな居場所を創りたい」と考えている人の見学に対応したり、ボランティア育成への協力なども少しずつ始まっています。

運営資金と今後の展開

▶補助金などの積極的な活用も視野に

「保健室」運営の資金については、単独では収支がとれませんが、NPO全体でみると問題なく推移しています。また、住民の方々にもバザー品を作成して販売するなど、積極的に支えていただいています。

住民の方々から寄せられた貴重な品々もたくさんあります。ミシン・アイロン・着物の生地・お抹茶の鉄窯なども、さまざまなプログラムの中で活用させていただいています。

しかし、そのような「保健室が継続できる手助けになりたい」という住民の皆さんの善意に頼るのではなく、今後は積極的に助成金を活用するなどして、例えばプログラムの継続的な講師確保に役立てるなども検討しています。

▶高齢者だけでなく
「子育て支援」の場としても

今後ですが、今は高齢者中心の居場所になっていますが、地域の数少ない子どもや子育て中の人が立ち寄れる場所として、「保健室」を子育て支援の場として活用していくことも考えています。例えば、2019年4月から「折り紙教室」を開催することにしました。

「なごみの家」のホームホスピスの1つ「中津庵」でも週1回、サロンを運営しています。中津庵は昔からその地域にあった家を活用しているので、ご近所さんとの気軽な関係ができており、小規模ながらサロンを継続しています。「暮らしの保健室」とは銘打っていませんが、このような取り組みも続けていきたいと思っています。

また、新たなプログラムとしては、保健室を「絵手紙など趣味の会場としての活用」することも考えています。

▶国際交流も見据えた新たな目標づくり

そして、「ぜひ取り組みたい」と思っていることを最後に述べます。

それは、この地域に長く住んでいる住民たちが大切に育んでこられた季節の行事やしきたりを活字化し冊子として残したい、ということです。例えば、他の土地から嫁いできて教えられ、守ってこられた季節の行事や言い伝えを、嫁として地域の住民として話してもらい、それを書き留めることは貴重だと思うのです。

2019年3月に、私はハワイの「なごみホーム」を視察させていただきました。ここは日系人の方々が暮らすホームで、「保健室」の皆さんがたくさんつくった、はばたく鶴やチューリップなどの折り紙をお土産に持参しました。ハワイの方々は「私たちも折り紙をしたい」と大変喜んでいただきましたので、今後も「折り紙交流」などで国際的な活動をすることも考えています。

そのときに日本の季節の習慣などを冊子にして送ってみたい。これは新たな目標づくりになると思います。

災害復興住宅の身近な健康相談
県内全域の地域包括ケアへ

成田 康子 ●Narita Yasuko

兵庫県看護協会 会長
認定看護管理者

〈取材〉村上 紀美子

■ 兵庫県立塚口病院、加古川病院、尼崎病院、西宮病院、こども病院、がんセンター等の看護部長・副院長を経て、2018年兵庫県看護協会長。兵庫県立看護大学院で、看護管理学を学ぶ。趣味は簡単手抜きでもおいしい料理づくり。

　台風、大雨、地震、津波、大雪、噴火……自然災害の多い日本。1995年の阪神淡路大震災の後、兵庫県と兵庫県看護協会は協力して、災害復興公営住宅での身近な相談の場「兵庫方式まちの保健室」を展開しました。各地の災害の備え・被災地支援の参考にもなる、その活動を取材しました。

行政判断から被災者への健康相談支援を開始

　阪神淡路大震災後の「災害復興公営住宅」からスタートした健康相談支援活動、それが兵庫県と兵庫県看護協会が協力して取り組んだ「兵庫方式まちの保健室（以下：まちの保健室）」です。

　1995年1月の震災により被災した数万の人々は、避難所から仮設住宅、そして復興住宅へと、数年ごとに住み替えを迫られました。そのたびに、あちこちから来た知らない人同士が隣近所になり、なじまない環境での落ち着かない生活で、1人暮らしの不安や悩み、閉じこもりなど、新たなコミュニティづくりへの大きな課題が浮かび上がったのです。

　このため兵庫県は2001年より復興基金による支援として、災害復興公営住宅（8市20カ所）に、気軽に相談できる「震災復興まちの保健室」を置きました。県看護協会の協力で看護ボランティアを募り、被災者が暮らしを取り戻す支えとしたのです。

　「震災による住宅の変化や、1人暮らしに伴う心身の不安や悩みを持つ高齢者に対して、ゆっくり語れる場を提供し、気軽に相談できる場」として役割を果たすことができました。2011年の東日本大震災などの災害時には、被災地からの要望を受けて「まちの保健室」の立ち上げ支援に入ったこともあります。

　また、平時からのコミュニティのつながりが、被災時の協力や助け合いに大きな力を発揮することもわかってきました。

「まちの保健室」は少子高齢化に対応する地域の社会資本

　県は、災害復興公営住宅での実績をみて、身近な健康相談ができる「まちの保健室」を「少子高

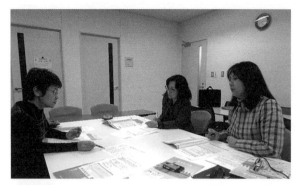

写真1 兵庫県看護協会にて、まちの保健室の地区コーディネーター、会長、担当職員（左から）

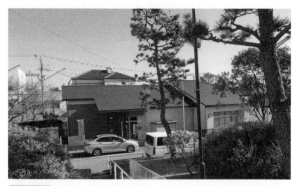

写真2 狩口台地域福祉センター。コロナ禍になる前は「まちの保健室」を春夏秋冬の3ヵ月ごとに開催していた

齢化に対応する地域の社会資本」と考えました。そして2005年から、地域包括ケアシステムに位置づけた「まちの保健室」による健康づくり推進事業として、全県下への普及をめざしました。中学校区に1カ所（県下約500カ所）が目標です。

◉県下全域への普及拡大

県看護協会が実施主体となり、「まちの保健室」推進特別委員会などを設けて、全県下の実施体制を整えました。看護ボランティアの募集や登録や研修に取り組み、県内9支部に看護コーディネーターを置きました。各開催拠点やイベントから「まちの保健室」開催依頼を受け、ボランティアへのチーム編成や必要物品の手配など連絡調整を行います（写真1）。

災害復興支援のほか、高齢者などのニーズにも対応し、介護予防や子育て支援、認知症、健康相談などへと活動の幅が広がりました。2019年には県内全域約140の活動拠点で、年間約900回も開催されました。

登録ボランティアは約2000人。ボランティアに応募するのは、病院勤務の看護職、看護大学教員など。ベテランから新人ナースまで、また退職後の社会貢献として。病院勤務者が地域に出る面白さを味わうチャンスにもなっています。多くは本業が休みの時間に活動し、交通費程度が支給されています。

◉「拠点開催」と「出前開催」

「まちの保健室」は、①拠点での開催、②イベントなどへの派遣（出前）での開催の2つのスタイルで展開しています。

「拠点開催」は、人が集まりやすい商業施設や公共施設など県下約140の施設から協力を得ました。道の駅、復興公営住宅、駅、医療福祉系大学、地域包括支援センター、福祉センター、公民館、自治会館、体育館、保育園、郵便局、図書館、公共温泉、ショッピングセンターなどさまざまです。もちろん、病院や県看護協会の会館なども。

「出前開催」は、健康フェア、こども祭り、看護フェア、さくらまつりなどのイベント主催者からの要請に応じて出かけます。「出前開催」を重ねるうちに定期化して、「拠点開催」に移行するケースもありました。

「まちの保健室」への参加者はもちろん無料ですし、開催者は費用負担なく依頼できるので、大変感謝され、広く普及できたのです。

◉費用は、県と協会が負担

開催費用は、会場での健康チェック用の検査機器を貸し出すための機器の購入やメンテナンスや配送料、それにボランティア看護師の交通費等や研修会を開く費用など。開催数が多いので、かなりの額になります。

この費用は県の公費と県看護協会で分担します。

兵庫方式まちの保健室 の概要

［スタッフ数］	約2000人（登録ボランティア数）
［利用者数］	140会場、900回開催（2019年）
［設置主体］	兵庫県／兵庫県看護協会
［開設日］	2001年（2005年に全県下に展開）

［所在地等］
兵庫県下全域（県看護協会ホームページ参照）

公費は、当初は県予算（一般財源と復興基金）で、2015年度からは県の地域医療介護総合確保基金です。このように県が運営費用の一部負担を続けることが後押しとなって、官・民間団体・個人それぞれが持てる力を発揮し続けています。

「互いに支え合って暮らせるまちづくり」を支える

◉「開催拠点」での「まちの保健室」を訪ねて

開催拠点の1つ、神戸市と明石市にまたがるベッドタウン明舞団地での活動を紹介します（2020年1月、コロナ禍前の状況です）。

緑豊かな丘陵地に4～5階建ての公団アパート、県営住宅、一戸建てが建ち並んでいます。歩いて行ける範囲に大きなショッピングセンター、医療機関などが一通りそろう便利な環境です。団地開発の約半世紀前（1964年）に入居した若者は、今は高齢化が進み、1人暮らしや元気老人となって、約4000戸に1万人が住んでいます。

ここの「狩口台ふれあいのまちづくり協議会」（以下：まちづくり協議会）からの依頼で、「まちの保健室」がもう6年も続きました。

まちづくり協議会のリーダーは、もと民生委員経験者の元気高齢者（70代、80代）。「互いに支え合って暮らせるまちづくり」を目的として、ふれあい喫茶（講座と身近な相談など、毎月）、フィットネス（隔月）、健康体操、健康教室、映画会、防災訓練、餅つき・ひな祭り・七夕など季節の行事、ゴルフなど、楽しい活動を定期開催していました（コロナ禍により変更あり）。

その1つが「まちの保健室」というわけです。

◉住民グループと看護師のチームワークで

「まちの保健室」は、狩口台地域福祉センター（写真2）を会場に春夏秋冬の3カ月ごと年4回、開催しています。土曜日の13時から15時、来訪者は70～80人になるので、スムースに気持ちよく受け入れる役割分担が大切です。

県看護協会の担当は、血圧や血管年齢など健康チェックに必要な検査機器を配送。ボランティア看護師4～5人のチーム編成は、ベテラン数人が毎回ほぼ同じ顔ぶれになり、そこに新人が数人加わって慣れていけるよう留意しています。

まちづくり協議会の担当は、広報（コミュニティ新聞でのお知らせ、自治会の回覧板や掲示）、会場設営、受付から会場案内、健康チェック（体組成・骨密度・血管年齢などの測定）と、各自のノートの記録、片付け等すべて。「自分たちのできることは全部自分たちでするので、看護師さんは健康相談に集中してください」と明快です。

参加者が多いため、健康チェックの後、相談コーナーまで立ち寄る人も10人は超えます。でも看護師が4～5人は行くので、相手が納得するまで20分でも30分でも（時には1時間でも）ゆっくり話を聴くことができます。

回を重ねて常連さんも増えました（写真3）。健康状態を継続的に把握し、顔なじみになり「看護師の○○さんに会いに来ました」という声を聞く

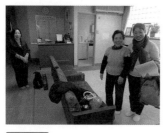

写真3
狩口台地域福祉センターにボランティア看護師が入ると常連さんとバッタリ。話が弾みます

こともあります。この地区の看護コーディネーターは、病院での「指導」よりも、「そうですね」と、その人の話を「終わりまで聴く」ことの大切さがわかってきたそうです。

　毎回の反省会は、全員参加で、話が弾みます。「まちの保健室」は、主催のまちづくり協議会メンバーとボランティア看護師の息の合ったチームワークで運営されていました。まちづくり協議会のメンバーにとっては、「まちの保健室」の会場設営や受付や場内整理など運営に携わることは、自分たちの張り合いでもあり、参加者をさりげなく見守り続けることによって、「互いに支え合って暮らせるまちづくり」につながっています。

感染防止の新たな活動スタイル

　活動と感染防止の兼ね合いは、どの「保健室」でも悩みどころですが、兵庫県看護協会でもいろいろチャレンジしています。

〈若いママの子育て支援はリモート開催〉

　子育て支援の集まりは、若いママたちが対象で、日頃からSNSを使い慣れているので、リモート開催に切り替えました。日時や会場は以前のようにセットして、助産師が進行します。ママたちは自宅からタブレット等で参加し、画像を見ながらおしゃべりが弾みます。

〈高齢者はリアル開催で、体操の動画も〉

　新型コロナウイルスの影響で、高齢者はステイホームで閉じこもりがちによるフレイルが懸念され、予防が急務です。

　しかしリモートは慣れてないので、「まちの保健室」は感染防止策を講じて試みました。県看護協会を会場に、直接の接触を減らすため、健康チェックの測定などはストップ。話や相談は、マスクをして、距離を取って。フレイル予防体操を考案して体を動かします。自宅でもできるよう、体操の動画をつくって、看護協会のホームページで公開しました。

〈しばらくは活動をストップ〉

　「まちの保健室」のボランティア登録者は、休日に活動するという現役の病院看護師がほとんどです。このため病院でのコロナ感染者対応が急増する中、活動が難しくなっていきました。

　そこで県看護協会はボランティア看護師が本業を優先できるように、「まちの保健室」活動を当面の間ストップするという方針を、2020年9月に宣言しました。再開が待たれるところです。

〈家庭内での感染防止の啓発に協力〉

　2021年になるとコロナ感染が、家族内で広がり、陽性者の自宅療養が増加しています。

　兵庫県から「家庭での感染防止について"まちの保健室"で広めてもらえないだろうか」と依頼が来ました。「まちの保健室」に登録しているボランティア看護師が、地域の自治会や婦人会の集まりに出向き、家庭生活の中での感染防止の知識を普及していく計画です。自治会からは「教えてもらったら、やります！」という意気込みも届いています。

　「まちの保健室」に、またひとつ大切な役割が加わりました。

※この記事は厚労省令和元年度老人保健健康増進等事業「専門職による健康相談・保健指導の提供を行う地域に根付いた窓口に関する調査研究事業」（研究代表者・藤田冬子）の協力で作成しました。

報告 5

各地の保健室レポート

中国・四国ブロック

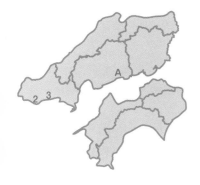

A（福山市）
1.4

東京・新宿の「暮らしの保健室」から飛んで行ったタンポポの種は全国各地で芽を出したかのように地域の中で保健室活動を展開し始めています。「報告5」では、中国・四国ブロックの「保健室」からのレポートをお届けします。

地域密着型特別養護老人ホームで人々が集える安心の場「暮らしの保健室」

田原 久美子 ● Tahara Kumiko

社会福祉法人 祥和会
地域密着型特別養護老人ホーム五本松の家 施設長
看護師・保健師・精神保健福祉士・介護支援専門員
コミュニティナース

■ 奈良県立五條病院付属看護専門学校・奈良県立保健婦学院卒業後、奈良県・広島県内の行政保健師として勤務。2002年より急性期の脳神経センター大田記念病院にて退院支援・看護師教育・地域連携に携わっていた。2017年より現職。

〈取材〉米澤 純子

　広島県内で初の「暮らしの保健室」が2017年6月、地域密着型特別養護老人ホームの入り口に設けられた開放的なスペースで始まりました。「暮らしの保健室ふくまち」は、高齢者とその家族はもちろん、子育てママや子どもたちなど、地域のさまざまな人々が出入りできる"地域の安心の場"となっています。

ふらりと集える、元気をささえるみんなの居場所

◉特養の入り口のオープンカフェで「よろづ相談」

　穏やかな瀬戸内地方、温暖で災害も少ない暮らしやすい城下町・福山市。広々とした運動公園に隣接した住宅街の中にある地域密着型特別養護老人ホーム「五本松の家」（定員29人、ショートステイ20人、デイサービス25人）では、地域交流スペースで「暮らしの保健室ふくまち」（以下：ふくまち）を展開しています（写真1）。

　地域交流スペースは、施設の玄関横にあるガラス張りの部屋です（写真2）。天気がいい日は窓ガラスがはずされ、広い空とそよ風を感じる気持ち

のよい空間。普段は「四つ葉カフェ」として、100円で美味しい珈琲も提供され、地域の人々が自由に出入りしています。

　「ふくまちよろづ相談」は、天気のいい日はオープンカフェのスタイル。個室も用意されていますが、希望する人は多くありません。月・水・金の午前中に「ふくまち」オープンの看板を出し、近くの地域包括支援センターの職員や退職した保健師のボランティアが相談対応をします。相談内容は、「施設や介護保険について知りたい」「病院をどうやって選んだらよい？」「リハビリはいつまで？」「健診結果について相談したい」「介護や看取りについて語り合いたい」などさまざまです。

◉地域の人々と共に「おしゃべり体操教室」

　毎週金曜日の午後には、「おしゃべり体操教室」を開催しています。初めて開催したときは、関係機関の見学者が大勢集まりました。その後、地域の回覧板や口コミで参加者がどんどん増え、今では会場いっぱいの参加者が集まります。

　プログラムは、30分体操を行った後、30分のお茶を飲みながらのおしゃべりタイム。準備も片づけも参加者が積極的に行います。おしゃべりタ

地域密着型特別養護老人ホームで人々が集える安心の場「暮らしの保健室」

地域密着型特別養護老人ホーム五本松の家の概要

[スタッフ数]	49人		
[利用者数]	入居者（特養）29人、ショートステイ20人 デイサービス25人		
[設置主体]	社会福祉法人祥和会		
[開 設 日]	2017年6月		

[所 在 地 等]
〒720-0824 広島県福山市多治米町6-14-26
地域密着型特別養護老人ホーム五本松の家
TEL：084-999-6321
※同市沖野上町の虹の会訪問看護ステーション幕山台
サテライト内に「暮らしの保健室ふくまちin幕山」がある。

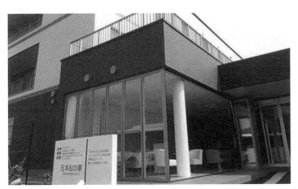

写真1 「暮らしの保健室ふくまち」がある「五本松の家」入り口

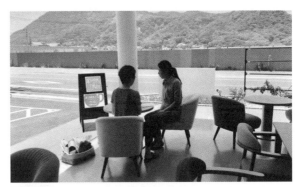

写真2 明るく開放的な地域交流スペース

イムには、近くの地域包括支援センターの職員が相談に応じてくれるので、高齢者にとって安心の場にもなっています。一方、職員にとっても、一軒一軒訪問しないでも対象の様子が把握でき、早期に必要な支援につなげられる貴重な連携の場になっています。

また、「おしゃべり体操教室」は、特養の理学療法士等が当番制で担当します。20代の若い男性スタッフは高齢女性に大人気。地域の皆さんに大切にされて、集団教育の講師の経験もできるので、職員の人材育成の場にもなっています。

● 「特別企画：スナック五本松」で語り合う

施設長の田原さんは、急性期病院の連携室に勤務していたとき、「認知症が重度になって入院する人」「介護保険のことを知らなくて家族だけで無理して介護をしてきたが、難しくなっていきなり施設を探す人」「脳卒中で倒れる働き盛りの人」などを見てきました。「働き盛りの若い世代に少しでもアプローチしたい。元気なときから"もしもの時"を考えてほしい。もしもの時に相談でき

る場があることを知ってほしい。本人のことは家族が決めることではない」ということを知ってほしいという思いから、特別企画として、2カ月に1回、「特別企画：スナック五本松」を企画しました。

スナックと言えば"ママ"。でも、「スナック五本松」のママは毎回変わります。最初は田原さん、次に病院の看護部長さん、そして法人の男性理事長もママを引き受けました。地域の運動会に出向いた看護部長さんに、子どもたちから"ママだ！"と声がかかるほど、「スナック五本松」のチラシは町内会の回覧でも大人気です。

参加費は500円。基本的にはお酒とおつまみですが、地域の方が手作り料理を差し入れてくれたり、本人が持ち込んだり、盛り上がります。医療や介護の学びの場ですが、お酒も入るので、砕けた雰囲気で医師とも話せる貴重な機会です。

「スナック五本松」の参加者は、地域住民、利用者・家族、ボランティア、市役所職員、他の病院の職員、ケアマネジャー、大学生など20〜70

歳代まで年代も幅広く、参加したことがある人は今では50人以上と広がって、住民主体の健康づくりの活動として新聞にも取り上げられました。

子どもたちが出入りできる高齢者施設をめざして

特養の交流スペースに「暮らしの保健室」ができたことで、高齢者施設に子どもたちが関わってくることが増えました。

〈ほんとうのことが知りたいママクラス〉

「雑多な情報に惑わされずに、本当のことが知りたい」という子育てママの声を受けて、助産師の協力を得て、月1回、相談を受けていました。このママクラスの参加者は普段のときにもお茶を飲みに来て、スタッフや入居者と交流しています。

〈たじめ寺子屋〉

地域交流スペースを多治米（たじめ）小学校区の「まちづくり推進委員会」に加盟する団体に貸し出し、地域の方々に気軽に来所してもらう活動を行っています。夏休みには子ども会と合同で寺子屋を開催。公民館に出向いても行っています。

〈小学校の総合授業や中学生の職場体験〉

子どもたちが勉強したり、遊んだりする場所となったことから、小学校6年生の「総合的な学習の時間」の場に発展しました。子どもたちが自分で企画したものを高齢者に対して提案しに毎月来所しています。また、中学生は年に1回、職場体験に訪れ、仕事を学びます。

〈地域の小さな子どもたちと高齢者との交流〉

地域の小さな子どもたちが施設に出入りできるように夏休みの体操教室も開催しました。これは、デイサービスの高齢者にも協力してもらい、ヨーヨーつりや金魚すくいをデイサービスと一緒に開催しました。地域の母親たちの話を聞いたり、子ども同士が触れ合ったりできる高齢者施設になりました。

地域の多機関との協働して顔のみえる関係づくり

▶ 公民館と協働した「サロン事業」

地域の公民館は福山駅前通りの北側に位置し、「ふくまち」は駅前通りの南側に位置しています。「南側の人々が公民館に行きにくい」ということから、「ふくまち」でサロン事業を展開することになりました。

公民館主催ということから、行政保健師によるフレイル予防の話、地元のスポーツクラブの運動指導士による体操などのプログラムを行います。この準備・運営に町内会の役員が協力し、地域のさまざまな職種や人々が訪れる機会になっています。「公民館だより」でも「暮らしの保健室」が紹介されたことで地域住民に知ってもらえるようになりました。

▶ 「地域ケア会議」への参加

地域包括支援センター主催の「地域ケア会議」にも「五本松の家」の職員が参加しています。そこには社会福祉協議会、民生委員、町内会の住民、行政保健師が集まるので"顔の見える関係"づくりができ、連携がとりやすくなったことで、とても活動がしやすくなっています。

▶ 地域密着型施設としての理念

「ふくまち」の母体である脳神経センター大田記念病院は、1976年に開院。1996年からは訪問看護事業を開始し、急性期から在宅療養、そして終末期に至るまでの円滑な「ケア・サイクル」を実現できるようにと、2016年に社会福祉法人祥

和会を設立。その翌年に「五本松の家」を建設しました。開設前から「絶対に"地域密着型"を実現しようと誓った」という法人の熱意は、地域の多機関と"顔の見える関係づくり"を重視する活動に受け継がれています。

地域密着型にこだわって始めた「暮らしの保健室」

▶ 子ども会役員の経験から

「ふくまち」の構想の原点は、法人理事でもある看護師の大田章子さんと、施設長である保健師の田原久美子さんのお2人が子ども会の役員の経験をしたことに始まります。お2人とも「役員を頼まれたときは、"忙しいのに何で"と思ったけれど、役員をやったからこそ地域とのつながりが持てたし、地域の人の顔が見えるようになった。やってよかった」と振り返ります。役員をしていた当時、町内会名簿に載っていたお2人の電話番号には地域のいろいろな人から、「病院はどこに行ったらよいだろうか」などの電話が頻繁にあったそうです。それが「地域に相談できる場が必要だ」と気づく貴重な経験となりました。

「地域包括ケアシステムの構築を推進しよう」と言われても、高齢化が進行し、人口も減少する中で、地域活動は衰退していきます。そのような中でも「地域で医療・介護が果たせることはないだろうか」という思いがつのり、田原さんは秋山正子さんの「暮らしの保健室」の活動を知ったことで「暮らしの保健室全国フォーラム」に参加。これがきっかけで「暮らしの保健室ふくまち」の開設へと至ったのでした。

▶ 「ふくまち」の運営と資金

「ふくまち」を開設当初、法人理事長に「専門職が無料で相談するのはおかしいだろう」と言われました。そこで職員を専属で配置しないで運営することにしました。ある程度の職員の人数がいる組織だから、これを可能にしています。

また、地域交流スペースは、地域の長寿会や役員会等の集まりや病院の看護師長会や関係者の会議室として無料で貸していますが、そのときに珈琲を出すことで「珈琲代」を収入源としています。

▶ 地域密着型としての理念を形に

2017年に開設して3年、「この地域の人に活用してほしい」という願いのもとに始めた「ふくまち」の活動は、地域の人々の信頼を得ながら、さまざまなつながりに拡がっています。今では、地域の人々から「ここには"ふくまち"があるから安心」と言われるようになりました。「保健室」として地域とつながることで、利用者だけでなく、手伝ってもらえる職員を紹介してもらえるようにもなり、プラスアルファが多くなりました。

田原さんが「地域密着型」にこだわって始めた「保健室」の活動への思いは、しっかりと地域の人々に受け止められました。地域に信頼され、高齢者はもちろん、働く世代、子育て世代から子どもたちにまで、「ふくまち」があることでの安心とつながりは拡がっています。

▶ コロナ禍でも工夫してオープン

新型コロナウイルス感染拡大によって、休止している活動もありますが、「ふくまち」は地域の人々の元気をささえる拠点としての工夫を惜しみません。

しばらく休止していた「おしゃべり体操教室」を「おしゃべりウオーキング」として再開しました。参加者は久しぶりの再会に、ソーシャルディスタンスをとりながらのおしゃべりも弾み、元気いっぱいです。

身近の人の「あーよかった」が始まり 違和感なく参加できると尊厳を保てる

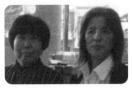

（左：來嶋さん、右：野村さん）

野村 絹枝。Nomura Kinue
今村くらしの相談室 代表／まちなか保健室
責任者
看護師・介護支援専門員・社会福祉士

來嶋 妙子。Kurushima Taeko
今村くらしの相談室／まちなか保健室
看護師

〈取材〉村上 紀美子

　「地域にも、地域連携室みたいな役割をするところがあるとよいね」と、別々の病院の地域連携室看護師だった野村絹枝さんと來嶋妙子さんが、意気投合したことがスタート。信念は「まずは足元から」「大きなことは望まず、身近にいる人が"あーよかった"と言ってくれることが、すべての始まり」。お2人の活動を取材しました。

自宅を活用した「今村くらしの相談室」

◉市の「ご近所福祉サロン」事業に応募

　宇部市には、送り迎えなしで歩いてこられる近隣エリアでの「ご近所福祉サロン事業」があります。野村さんと來嶋さんは病院を退職後に、この事業委託を受けて、宇部市郊外の今村地区にある野村さんの自宅隣に「今村くらしの相談室」をつくりました。2014年のことです。

　「今村くらしの相談室」では、1回500円でお茶とお菓子を用意し、毎週月曜に「サロンもも」（桃はお孫さんの名前から）を開いています。野村さんの姑さんも近所の人に声をかけつつ参加し、近くの元気高齢者が毎回6〜7人。お茶しながらおしゃべりやゲームで楽しく過ごします。80歳代が多く、常連もいれば新しい人も。介護保険のデイサービスに通う人が、デイのない日にやってきたりもします。みなさんよく食べ、好奇心旺盛、楽しいアクティビティで盛り上がります。

　アクティビティ担当は來嶋さんです。デイサービスを立ち上げから運営した経験もあり、「楽しい集いを運営するのが好き」と工夫を重ねます。参加者になじみのある地元新聞を活用して、クイズ（クロスワードパズルや間違い探しなど）をホワイトボードに大きく書いてみんなで解く。これは楽しく盛り上がります。

　トランプで人気があるのは、子どもの頃になじんだ七並べや神経衰弱。クイズ「なんでもかんじ」は「次回は節分なので、節と分のつく熟語を調べてきてください」などの宿題も出て、参加者は辞書を引いて持ち寄り熱心です。今流行のナンプレ（数独）ゲームもみんなで考え、ハーモニカの上手な人の演奏会、体操で体を動かし……。そんな中で自然に、健康や暮らしの気がかりも話題にでて「相談」になっています。

今村くらしの相談室／まちなか保健室 の概要	
［スタッフ数］ 約15人（看護師）	［開 設 日］ 今村：2014年7月／まちなか：2017年4月
［利用者数］ 今村：6～7人／1回、まちなか：定例：週1回、15～20人、巡回：開催場所により数人～100人	［所在地等］〒755-0154 山口県宇部市今村南2-10-52 TEL：0836-51-6233
［設置主体］ 今村：宇部市の「介護予防・日常生活支援総合事業」を受託 まちなか：合同会社「いまむら居宅介護支援事業所」が宇部市の事業を受託	

週に1回の「サロンもも」は、参加者にとっては外出のきっかけで、生活リズムを整え、生活リハビリになります。自宅で会を準備する野村さんや同居の姑さんにとっても、楽しいやりがいです。関わるみんなにとっての介護予防になり、「支える人であると同時に、支えられる人でもある」という循環が自然に生まれています。

● 違和感なく参加できるように

元気に過ごしていても、少しずつ認知症が気になる状態の人には、介護保険サービスを勧めたいところです。でもご本人が「介護保険サービスは受けたくない。自分はそんな状態じゃない」と抵抗することもあります。そんなときに野村さんは「じゃあ、うちのサロンに来ませんか」と誘うと「ここなら行ってみよう」となるのです。行き帰りは、近所の人と誘い合って大丈夫。

自宅でいつも読んでいる新聞のクイズや幼い頃に楽しんだトランプは、「違和感なく参加できるように」という來嶋さんの工夫です。認知症が少々あっても、慣れていることなら自信を持てるし、他の人に教える場面も。「サロンももでは、認知症が進んでも "自分（の尊厳）が保たれる" と感じられることを大事にします」と野村さん。

ケアマネジャーの資格もある野村さんは、地域の高齢者がなるべく元気で過ごせて、調子が落ちたらすぐに介護サービスにつなげられるようにと、合同会社「いまむら居宅介護支援事業所」も2015年に立ち上げています。

市の事業公募に採用「まちなか保健室」

「今村くらしの相談室」を続けるうちに、宇部市が「保健福祉専門職による健康福祉相談事業」を公募しました。野村さんたちはこれに応募。そして「私たちは医療の専門職の強みを生かして、地域の中に地域連携室のような場をつくって、患者になりそうな人に出会ったときに、適切な医療や介護につなげたい」というアイデアで採用されました。

事業は、合同会社「いまむら居宅介護支援事業所」が、宇部市の事業委託を受けて「まちなか保健室」を運営するという形で、野村さんが責任者です。市の委託事業なので、毎月、市の広報紙に「まちなか保健室での健康相談」の開催日時と場所が掲載されます。ありがたいPRです。

「まちなか保健室」は、介護予防の強化を目的として次の4つの活動を行います。

〈定例の健康相談「まちなか保健室」〉

2017年、古くからの商店街「にぎわい宇部」の1店舗を改装して「まちなか保健室」はスタートしました。ところが商店街は徐々に寂れて、来訪者は1日2～3人、イベントで呼び込みをしても5～6人………立地の問題は切実でした。

宇部市は瀬戸内工業地帯の中心都市の1つとして、工業面でも文化面でも栄えましたが、人口減少が続いています。長年親しまれた老舗デパート

が閉店したとき、宇部市はデパートのビルを市街地の活性化の拠点と位置づけ、公共的な商業施設「常盤町1丁目スマイルマーケット」（愛称：トキスマ）として再開発しました。

このタイミングで野村さんは「トキスマに移ってもよいですか？」ともちかけて、「まちなか保健室」は移動しました。

2019年から「まちなか保健室」の場所はトキスマの正面玄関です（写真1）。毎週金曜の11〜15時、テーブルには、血管年齢測定機・血圧計・握力計・体脂肪計・相談先のパンフレット。来訪者は毎回20〜25人ほど。高齢女性に混じって若い人も。月1回、体操の「元気アップ教室」のときには参加者が増えます。

ニコニコ笑顔の看護師が2人、健康チェックをしながら話を聴いています。「うちのおばあちゃん、今は1人暮らしなんですが、どうしたらよいですかね」「まだ要介護じゃないけど、いまこんな風で心配なんやけど」など……。入院・退院の相談、医療費や介護認定手続きなどの相談に地域連携室での経験が生きます。

〈巡回の健康相談〉

市内各所で月1〜2回、看護師2人で出かけます。巡回場所は行政からの依頼や、自分たちで「ここ、健康チェックに入らせてもらっていいですか」と声をかけて開拓した「銀行などに近く、賑わうスーパーマーケット」「観光スポットにあるショッピングセンター」「温泉の、催し会場になる休憩コーナー」「医療機関にいくのが不便な地区の図書館」などです。

図書館での月1回の巡回相談には、がんの治療継続中の人などが毎回来て「今は落ち着いています」とか「少し調子が悪いから病院に行ったほうがよいですか」など、気がかりを看護師に相談。

療養生活が落ち着いて送れるフォローの場となっています。

〈救護看護師の派遣〉

ランニング大会、八十八夜のお茶祭り、老人クラブ、花火大会、シニアスポーツ大会、地元のお祭りなど、行政の行事があれば必ず要請があり、救護所に看護師2人ずつ派遣します。「救護と巡回相談もしてほしい」というときは4〜5人です。民間のイベントからも依頼が来ています。

〈健康講座の講師派遣〉

依頼を受けて対応する活動なので、そう多くはありません。これから開拓したい活動です。

今の暮らしが維持できるように

●「活動してよかった」と思えるように

「まちなか保健室」の活動を担うのは看護師仲間15人ほどのグループです。野村さん、來嶋さんが現役時代に知り合った地域連携室や地域包括支援センターの経験者が5人もいます。「定年退職して家にいるので手伝うよ」と、長年培った専門力と人間力が強みです。

若手は、病院が地域との関わりを推奨しているので興味を持った人、土日のイベントなら行けるという人、訪問看護ステーション勤務でこういう活動が好きな男性看護師など。

「ほぼボランティア活動（1時間1000円程度と交通費300円）ですし、やってよかったね、と思える"利"がないとできません」と野村さん。大変なときは無理しないで代わってもらって休んでよい、というスタンスです。「ここに来ると癒やされるので、活動が楽しみです」と言ってくれる人で活動が成り立っています。月1回は会って情報交換や相談できる「メイト会」も楽しみのよ

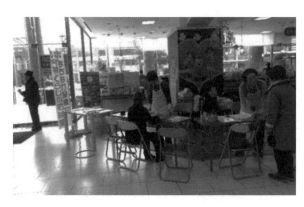

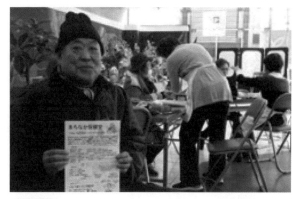

写真1 | トキスマに入ってすぐの場所、毎週金曜日は「まちなか保健室」

写真2 | 「毎週お手伝いしますよ」頼りになる常連さん

うです。

● 自宅療養に役立つ「保健室」への通い

「まちなか保健室」に毎回参加し、準備や片付けを手伝ってくれる男性の参加者の声です。

「10年前に大きな手術をした後、体調不良が続いていました。私は独居老人なので、健康相談やおしゃべりのために、ここに通っています。今は体調がだいぶよくなりました。体力をつける意味と今までの元気をいただいたお礼を兼ねて、毎週金曜日はここで準備のお手伝いをしたり、知り合いを案内してきたりしています」（写真2）

「まちなか保健室」に毎週通って手伝うことが張り合いになって、生活リズムが整い、自宅療養の維持に役立っています。

● 感染防止策をとりながら活動を継続

2020年のコロナ禍、「まちなか保健室」は宇部市の委託事業なので行政と同じ動きでした。4〜5月の緊急事態宣言中は活動を中止し、その後は感染防止策をとって再開しています。

看護師側は、現役の若い人たちは職場が多忙で活動できなくなり、退職して余裕のあるベテランメンバーが以下のように続けています。

〈定例の健康相談〉 毎週金曜日のトキスマは14時までに短縮。机や椅子をビニールで仕切る。マスク着用。最初に体温測定、名前と連絡先を書い

てもらう。相談時にも接近しすぎない。

〈巡回の健康相談〉 毎月継続しているが、小さい商店など密になる会場は中止。ショッピングセンターでの毎年9月のフェスタは迷っていたら「ぜひ来てほしい」と請われ、感染防止策をとって実施（1日減らして2日間として時間短縮）。例年より減とはいえ約170人も参加。

〈救護看護師〉 行事やイベント自体がなくなったため激減。

＊

「まちなか保健室」は、利用者にとって"外出先"であり、そこに自分のことを知ってくれている人がいて、「よく来たね」と話が始まり、健康面も気をつけてくれる場です。話題はなんでもOK。療養相談、自分の最期の迎え方、生活の中での悩み、他では言えないこと……。子どもと同居しての小さな行き違いや気に入らないことなどを思いっきり話していく人もいます。

野村さんと來嶋さんの信念で続けてきた活動が、高齢者の閉じこもりを防止し、介護予防になり、住民の今の健康と暮らしを維持しています。

※この記事は厚労省令和元年度老人保健健康増進等事業「専門職による健康相談・保健指導の提供を行う地域に根付いた窓口に関する調査研究事業」（研究代表者・藤田冬子）の協力で作成しました。

住民のみんながどの健康レベルでも
地元で幸せに暮らせるように

西村 妙子 ◦ Nishimura Taeko

田舎の保健室 室長／看護師

■ 中村女子高等学校専攻科卒業後、1998年済生会山口地域ケアセンターに入職。慢性期病棟などを経験し、10年後の2008年に訪問看護部門に異動。2011年に県看護協会の秋山正子さんの研修で「暮らしの保健室」のことを知る。2019年11月「田舎の保健室」を開室。

　「暮らしの保健室」開設を10年という長い期間悩みつづけながらも、ついにカフェをベースにしてオープンした西村さん。ここでは、あきらめなかった西村さんの心の変遷と今の「田舎の保健室」について語っていただきます。

「田舎の保健室」の開設を思い立ったとき

◉病棟勤務から訪問看護へ

　2008年10月、病棟勤務から訪問看護に配属されました。入職して10年目のことです。病棟勤務のときには、高齢の入院患者の在宅移行支援に関心があり、日々努めていましたが、「一度長期の入院をされた高齢の患者さんが、自宅での生活に戻ることはなかなか難しいな」と感じていた時期の人事異動でした。

　訪問看護に配属されてからは、毎日、利用者の自宅に訪問しながら、自宅での暮らしがいかに素晴らしいことかと実感する日々でした。入院にならないうちにできる看護の役割が訪問看護にはあることに魅力と必要性を感じていました。

◉始まりは、秋山正子さんとの出会い

　訪問看護に配属されて2年目に差し掛かった2010年だった思います。県看護協会主催の訪問看護がテーマの研修があることを知り、参加しました。そのときに講師として来られていた方が秋山正子さんで、その頃は「日本にマギーズセンターをつくりたい」と、その準備を兼ねた「暮らしの保健室」を開設されて、活動されているときでした。私はそのとき初めて「暮らしの保健室」の存在を知りました。

　「暮らしの保健室」の、誰でも予約なしに無料で医療・健康・介護・暮らしの相談ができる場所にとても感銘を受け、山口県でも同じことができたらいいなと強く思い、「暮らしの保健室」のパンフレットと、「マギーズセンター」のパンフレットを1部ずついただいて帰ったったことが「田舎の保健室」開設のきっかけとなりました。

父母をあいついで看取る中、10年間悩んだ末に開設

　開設までには10年間悩み、時間がかかりまし

田舎の保健室 の概要

［スタッフ数］　7人（看護師）
［利用者数］　平均10〜15人／日（カフェ利用者を含む）
［設置主体］　cafe & community 田舎の保健室
［開 設 日］　2019年11月

［所 在 地 等］
〒747-0062 山口県防府市上右田10113-1
TEL：090-1335-3110

た。一番の悩みは「継続的に運営していけるのか」という不安でした。勤めていれば安定した収入がありますが、いざ起業するとなるとその安心感はすべて奪われます。「予約なしで無料で気軽に相談できる」というコンセプトをくずさずに、どうしたら運営していけるのか、情報収集をし続ける日々を過ごしました。そして、病気やケガのために地域で生活ができなくなった人がやってくるのを病院で待つだけでいる私自身に「このままで本当にいいの？」と葛藤し続けていました。

◉父と母の看取りを経験する中で……

そんな矢先、2013年2月に父が倒れ、意識不明のまま4日間を病院で過ごし、そのまま他界してしまいました。自分の家が大好きだった父、私は「せめて最期は大好きだった家で過ごさせてあげたい」と自宅での看取りを希望しましたが、その希望は叶いませんでした。理由はさまざまありました。「何のために、私は今まで看護師をしてきたんだろう……」と自分を見失うほど、後悔はなかなか消えてくれず、心を蝕みました。

そして、さらに3年後には、母が不慮の事故で急逝しました。実はこのとき、私は少しだけ前を向くことができていて、父にはできなかった親孝行も兼ねて、「母と実家で農家レストランを開き、そこで“暮らしの保健室”の活動をしたいな」とぼんやり思い始めていたのです。野菜づくりと料理とおもてなしが大好きだった母、その母が大切にしていた畑で一緒に野菜をつくり始めた矢先の出来事でした。

そのことを私は伝えていなかったため、母はその思いを知らないまま逝ってしまい、私はまた後悔の日々に後戻りをしてしまいました。「もう私には無理……」「諦めよう」と思いながらも、仕事が休みの日には空き家となってしまった実家の片付けや、母がやり残した畑の片付けを行っていました。

◉自分の気持ちをだまし続けるのはもうやめよう

そんなある日、畑で作業をしていたら、地域の方が声をかけてくれて、私の両親との思い出話をしてくれました。私が知らない両親の軌跡、涙が止まりませんでした。両親は本当に地域の方々とよい関係性を築き、生活してきたことをあらためて知り、本当に誇らしい両親だと心の底から思うことができたのです。

地域の方々とのそんなふれあいを続けているうちに、諦めきっていた夢にもう一度チャレンジしようかと少し思えてきた、そのタイミングの2016年10月、「マギーズ東京」オープンのニュースが、夜勤の夕食中につけていたテレビから飛び込んできました。そのニュースは私の背中を押し、「やっぱり両親が残してくれた土地で、両親が築き上げてくれた地域との良質な関係性の中で、みんながどの健康レベルでも地元で幸せに暮らせるお手伝いを形にしたい。私を育ててくれた地元で、恩返しをさせていただきたい。自分の気持ちをだまし続けるのはもうやめよう」と、ようやく

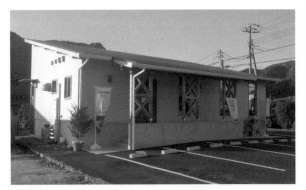

写真1 カフェをベースにした「田舎の保健室」

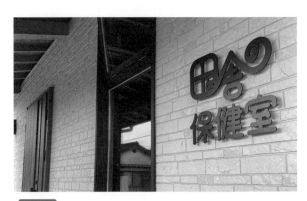

写真2 オシャレな入り口のロゴ

覚悟が決まりました。

創業支援センターとマギーズ東京に励まされ

私は両親が残してくれた土地で「田舎の保健室」をオープンさせることを決心しました。そこからは思いは揺るぎません。2018年4月に20年勤めた職場を退職し、そこから準備を始めました。

そのときに防府市が運営していた「創業支援センター」にも相談に行きました。そこで思いの丈を思う存分伝え、事業計画や融資の段取りなどの支援を受けました。

ことが進むたびに希望と不安が行き来し、一旦は覚悟したはずなのに心が揺れたりもしましたが、現実味が帯びてくるにしたがって私の心も揺るがなくなりました。医療業界のことしか知らない世間知らずな私に丁寧に支援してくださった創業支援センターの存在は今振り返ってもとても心強く、助けられました。

マギーズ東京へも退職した次の日に初めてお邪魔し、「マギーズ流研修」にも参加しました。「地方からこんなに通ってくる方も初めてです」とマギーズ東京共同代表の鈴木美穂さんにも言われたほど、私にとって大好きな場所でした。

多くの人の支えと自らに問い続けること

「田舎の保健室」の開室準備には1年半かかり、2019年11月12日に「cafe & community　田舎の保健室」を無事にオープンさせることができました（写真1、2）。

今、振り返ってみてみると、ここまでたどり着くことができたのは、たくさんの方に支えていただけたことはもちろんのこと、私自身が「何のために開室するのか」を明確にし、自分に毎日問いかけていくことがとても重要で、さらには「田舎の保健室」をオープンさせると決めて動くことが大切だったと心の底から思います。

看護師が駐在するカフェとして運営される「田舎の保健室」

私が暮らす山口県防府市は県のほぼ中央部に位置し、瀬戸内海に面しており、古くから周防国の国府として栄え、また交通の要衝として発展した歴史のある街です。

「田舎の保健室」がある地域は、高齢化・過疎化は進んでいますが、自治会の取り組みにより、高齢者や1人暮らしのお宅の状況はしっかり把握されており、生活の中での配慮も工夫されている温かいところです。

「看護師が駐在するカフェは珍しい」と注目

「田舎の保健室」は看護師が駐在するカフェとして運営しています。一級河川である佐波川が近

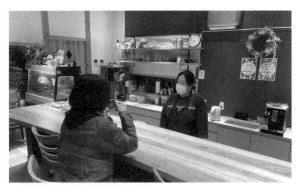

写真3 カウンター席だと「相談」がしやすい

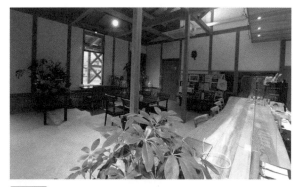

写真4 居心地のよい、ゆったりとした室内

くを流れ、カウンターからは右田ヶ岳を眺めることができる、田んぼの中にあるカフェです。

この地域は高齢化が進み、お米や野菜の生産が先細りはしているものの農作業の合間に、土がたくさんついた長靴を履いたお客様がお昼ごはんを食べに来られたり、デイサービスがない日にコーヒーを楽しみに来る高齢者が来室されます。また、第二の人生を楽しまれている団塊の世代のお客様が多いのも「田舎の保健室」の特徴です。

オープン当初、看護師が駐在するカフェは珍しいと地域新聞に取り上げていただいたことから少しずつ関心を持たれるお客様が来られ、そんなご縁からいろいろな方につながり、相談に来られる方も徐々に増えてきています。カウンター席に腰かけて、コーヒーなどを飲みながら、最初は他愛のないお話からポツポツと自身のことを話し始め、そこから本題の身体や病気などの心配事へとお話が進んでいきます（写真3）。

ランチタイム後のゆったりとした時間に相談

「田舎の保健室」の営業時間は11：00〜18：00までで、予約があるときには夜間も営業しています。利用するお客様は、一般的にランチやカフェメニューを利用になられる方や、ワークショップやセミナー、またはミーティングなどレンタルスペースとして利用になられる方が多く、地域のお客様の中には、親戚が集まる際のお食事会やお弁当などの注文といった利用の仕方もあります（写真4）。

保健室としての「相談」に関しては、主にランチタイムを終えた時間帯に、ゆっくりお話をうかがうことが多いです。

利用者もスタッフも医療・福祉の仲間

「田舎の保健室」のスタッフは、現役の看護師と定年退職後の看護師、合計7人が自分の時間の合間にボランティアとしてお手伝いしてくれています。新型コロナウイルスの感染が深刻化する前には、地域でのイベントで「健康相談」の活動などにも参加して活躍してくれていました。

現在はコロナウイルスの影響で、現役の看護師のお手伝いはなかなか難しくなっていますが、退職後の看護師は相談に来られたお客様の話を聞いてくれたり、医療・福祉従事者の勉強会開催の手伝いや、行事の手伝いもしてくれたりと心強い存在です。

一方、お客様に医療・福祉関係者も多く、中には将来「暮らしの保健室」のようなコミュニティを立ち上げたいと話される方も少なくありません。医療・福祉従事者のさまざまな勉強会の会場としても活用していただけるので、「田舎の保健室」室長の私もちゃっかり参加してしまいます。奥深

い学びや情報共有などの充実した時間を過ごさせていただいています。

最期の1ページに刻まれた「田舎の保健室」

ここで「田舎の保健室」をオープンして、心に残っているエピソードを紹介します。

〈ランチをゆっくり召し上がって……〉

Ａさんとの出会いは、2020年の春先でした。ランチタイムで店内が少しにぎやかな時間帯にＡさんは来られました。「私、お話しに来たの」と言うＡさんは、身体は線が細く、顔色もあまりよくなく、体調が悪いことはすぐにわかりました。でも、とても素敵な笑顔が印象的な女性でした。

カウンター席にお座りになり、注文されたランチをゆっくりゆっくり口に運ばれながら、何気ない会話が始まりました。

「私、もう何年も病気なの。お世話になっている地域包括支援センターのケアマネジャーさんに、ここのパンフレットをもらってね。喫茶店が好きだから来てみたの」と、終始笑顔で話されましたが、病気がとても辛いことは推測できました。

1時間ほどお話しした後、「また話に来てもいい？　楽しかったわ」と言い残し、帰られました。それからもう1度お見えになり、そのときには偶然遊びに来ていたボランティア看護師とも一緒に楽しくお話させてもらいました。しかし、その数日後、入院されたようでした。

〈再会は室内に入れず、車の中で〉

夏の暑さが増してきたそんなある日、民間救急の事業所より1本の電話がありました。「患者さんが"最後の外出に"と希望されました。民間救急でそちらに向かいます」。その電話では、いらっしゃる方の名前をお聞きすることはできませんでしたが、すぐにＡさんだとわかりました。断る理由はなく、来店を待ちました。

Ａさんが来店されたとき、「身寄りがない」と言われていましたが、身内という優しそうな女性が付き添われていて、心のどこかでホッとしたのを覚えています。Ａさんは思っていたより体力を奪われていたようで、民間救急の車から降りることができませんでした。

私は車の中で再会を果たしました。Ａさんは酸素吸入をされていて息苦しさはあるものの、あのいつもの笑顔で「会いたかった〜。連れてきてもらったけど、思ったよりしんどくて。中に入ろうと思ったのだけどごめんね」と話されます。最後まで気遣いを忘れない彼女。5分程度の短い時間だったでしょうか。手を握り、お話をさせていただきました。

その再会から1カ月、Ａさんは旅立ちました。彼女の最期の1ページに「田舎の保健室」を選んでいただけたことはとても光栄であり、とても嬉しかったです。

〈私の宝物となったＡさんとの出会い〉

近年、「人生会議」の重要性が言われていますが、今回のケースでは日頃からのケアマネジャーさんの関わりが、とてもキーワードだったのではないかと思います。Ａさんが大切にしてきた今までの価値観や希望する過ごし方をよくヒアリングされていたのだと、Ａさんの話の中からうかがえたことが何度かありました。

入院されてから最後の外出に踏み切れたことも、Ａさんを中心に医療機関の皆さんの十分な話し合いと支援があり、彼女の望みを叶えることにつながったように思えます。とても貴重な経験をさせていただきました。最後の1ページに「田舎の保

健室」を選んでいただけたことは私の宝物になっています。

気軽に足を運べる「保健室」の夢はさらに広がっていく

「田舎の保健室」をオープンさせて一番感じることは「ここに居る」ということだと思います。「ここに来たら話ができる」「看護師さんに会いに来たよ」などの言葉をいただきます。

また、「ここに居る」ことで、他事業所の医療・福祉従事者やその他の関係者がそれぞれ集まりやすく、必要なときには紹介ができ、横のつながりができることも多々あります。これからも「田舎の保健室」は、事業所という枠組みを超えて集まれる場所として、そしてつながる拠点としてありたいと思っています。

地域の方の中には、定休日でも店に電気が付いてると「電気が付いとったから来てみた」と笑顔で入ってこられるのも「田舎の保健室」の特徴です。それだけ気軽に来ていただけるような環境づくりも保健室の看護師の役割だと感じています。

◉新型コロナウイルスへの対応

「田舎の保健室」は基本的にはカフェなので、国や自治体が出している飲食店の新型コロナウイルス感染拡大予防対策のガイドラインに従って運営しています。客席やカウンターには飛沫感染予防のパネルも設置するなど、マスクを外して食事や飲み物を口にされる際にも安心していただけるようにしています。

イベントやワークショップの際には、基本的には主催者側で準備してもらいますが、検温や健康チェックや行動歴の質問表なども準備しています。

相談に来られる際にもリスクを最小限にするために適宜事前に連絡いただいたり、お問い合わせいただいたりと、相談者自身も気をつけてくださっています。

◉夢は「田舎の保健室」が営む医療施設

2020年11月で1周年を迎え、振り返ってみると、地域支援や行政OB、企業経営者、商業支援OB、農業関係など、さまざまな形で活躍されているお客様が多くいらっしゃいました。今後は、そういった方々とのつながりを大切にし、どの健康レベルの人も、社会的ハンデがある人もみんなが一緒になってそれぞれが自立した上でお互い助け合える仕組みづくりをディスカッションできる拠点として動きたいと思っています。

また、「田舎の保健室」の半径5キロ圏内には医療機関がなく、高齢者が多い地域でもあります。2021年2月現在、新型コロナウイルスの感染状況もまだ先が見えない今、病院に行くことを不安を抱えながらも自粛されている方もいらっしゃいます。そのような中、オンライン診療の規制も少し緩和されては来ていますが、高齢者の自宅にネット環境が整っているところは多くはありません。そこで、「田舎の保健室」をオンライン診療のサテライト先にできないかなどの企画も上がっています。地域のニーズもヒアリングしながら、もっと「田舎の保健室」を活用できないか検討していく予定です。

そして、将来は「田舎の保健室」が営む診療所や訪問看護ステーションなども立ち上げたい、とでっかい夢も企んでいます（笑）。毎日カウンター席でコーヒーを飲みに来られる団塊の世代のお父様方たちに、そんな話をしている毎日です。呆れながらも、真剣に聴いてくださるお父様方にいつも感謝しています。

社協の "ふれあいサロン" と連携
町内の自然な集まりを大切に

羽田 冨美江 Hada Fumie

鞆の浦・さくらホーム 施設長
理学療法士・介護支援専門員・認知症介護指導者

〈取材〉村上 紀美子

◻ 病院勤務20年の後、鞆町で義父の在宅介護。2000年から福山市鞆地区社会福祉協議会「福祉を高める会」事務局長。2004年鞆の浦・さくらホーム（認知症グループホーム、小規模多機能型居宅介護サービス、放課後等デイサービスなど）を福山市鞆の浦と兵庫県相生市で展開。

　長年慣れ親しんだ自然や町並みや祭りなどには、地元愛がいっぱい。でも若い人は街を出て行き、移住者は少なく人口減少が続いて、高齢化率はうなぎ登り……。こういう地区での「暮らしの保健室」の可能性を、広島県福山市の鞆の浦地区で探ります。ヒントは「社協のサロンとのコラボ」でした。

年齢を重ねても障害があっても、居場所となれるまちづくり

▶ 昔懐かしい町並み、人口減少と高齢化

　観光が盛んな瀬戸内海のまち・鞆の浦。地元愛たっぷりの住人は結束が強く、小さい商店があり、町内会が機能し、新しもの好きで外からの人を受け入れる気風があります。毎年200人ほど人口が減少し、2020年には約3700人、高齢化率50％に。後期高齢者率は約30％にもなります。

　そんな鞆の浦地区で、築300年の醸造酢製造所の伝統建築を改造した「鞆の浦・さくらホーム」が懐かしい雰囲気を漂わせています。開設から約15年で鞆の浦の各所に、居宅介護支援事業所、認知症グループホーム、小規模多機能型居宅介護事業所、地域密着型デイサービス、重度心身障害児の多機能型事業所、放課後等デイサービスのほか、制度外の駄菓子屋やお宿＆集いの場まで展開して、地域の暮らしを支えています（図）。

　「さくらホーム」のミッション（使命）は「年齢を重ねても、障害があっても、居場所となるまちづくり」。つまりは、地域共生のコミュニティづくり、介護の地域化です。羽田さんの著書『超高齢社会の介護はおもしろい！』（ブリコラージュ発行）には、その詳細が述べられています。

▶ ふれあい・いきいきサロンへのスタッフ参加

　「居場所となるまちづくり」活動の1つとして、町内で10以上点在する福山市社会福祉協議会（以下：社協）の「ふれあい・いきいきサロン（以下：サロン）」への「さくらホーム」スタッフの参加があります。サロンは地元社協がサポートして「住民がつくる地域交流の場」。目的やつくり方は自由で、月1回～週1回程度集まって、安心して過ごせる、出入り自由なゆるやかな居場所です。だれでも対等におしゃべりできる場だからこそ出てくる相談もあり、自然な学びが生まれます（2020年～コロナ禍で活動を休止中）。

　羽田さんは福山市の鞆地区社協「福祉を高める会」の事務局長でもあります。住人主体のNPO法人「鞆の人と共にくらしを」（稲葉繁人代表、地域の居場所、互助・介護予防の拠点活動）や、民生委員などと協力しながらサロンを次々に立ち上げてきました。

「安心」「相談」「居場所」保健室の機能が自然発生

　羽田さんが話してくれたエピソードです。

あるサロンで近所の人のことが話題になり、「あの人近頃、町をうろうろしとるけど、もう1人暮らしは危ないんやない？」「それは家族が看たらええ」と話が進んだとき、1人がつぶやいたのです。「うちも息子や娘は都会に出てる。私もああいうふうになったら、この町にはおれなくなるんかな〜」

それを聞いてハッと気づいたみんな「そうじゃないよね」「みんなで見守らんといけんね」と話は転じました。おしゃべりの中で「あの人の課題」ではなく「それは私たちの課題」になっていきました。

サロンに「さくらホーム」の医療介護スタッフが加わると、「暮らしの保健室」にそっくり。そこには、6つの機能のうち「①相談」「②学び」「③安心」「④育成」があります。

◉ 頼りになる社協の支援

福山市社協の福祉のまちづくり課の鳥海洋治さんはこのエピソードを聞いて「これこそ住民主体の活動ですね。サロンでは、参加者が対等に話して、そうか〜と納得して、住民主体を形成する場になっていますよ。社協がめざしているのも、これなんです」と話します。

サロンは普段は、住民主体で自由に運営しますが、何か困ったことがあると、社協に連絡しては助けてもらう間柄です。羽田さんたちがトイレをつくりたいと困っていたとき、鳥海さんに相談したらタイミングよく実現。それ以来のご縁は10年になります。

社協は、地域社会の福祉を推進する全国的な組織です。全国津々浦々で、地域活動の支援をしています。福山市社協のさまざまな支援を、鳥海さんに聴きました。

- 活動費の一部助成「ふれあい・いきいきサロン」のほか「喫茶店風サロン」「居場所づくり」の事業があり、年15000円〜20万円を支援
- 地元の町内会など適切な団体や人につなぎ、町内の回覧板や掲示板などで広報
- 生活支援コーディネーターが地域の集まりに参加して専門家としてアドバイス（この役割で「さくらホーム」のスタッフが参加している）
- レクリエーション道具（カラオケなど）の貸出
- 登録されている出前講座の講師を紹介（豆腐会社の社長さんが豆腐を使った健康の話など）

鳥海さんは「これから動き出そうとしている事業所

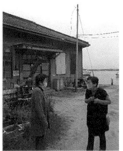

写真

海の見えるサロンで世話役の民生委員さんと立ち話

があれば、先行ケースでうまくいったノウハウをもらって普遍化していくのも社協の役割」と語ります。例えば地域の中で「難しい面倒な人」と敬遠される住人がいたら、「こんな風に声かけしてみては？」という「さくらホーム」のノウハウをもらって「それならできそう」と取り組んでいけるように。

◉ 地元社協に協力のアプローチ

「暮らしの保健室」を、社協のサロンとの関連で考えると2つの可能性がみえてきます。

A：サロンのお世話役となって新たに立ち上げる

B：今あるサロンに医療・介護専門職として参加・協力する（コーディネーターや講師登録で）

いずれにしろ、地域活動に理解と興味を持つ地元社協の職員と巡り会えると前進します。今すでに地元で活動している人に「集まりによく来てくれたり、相談できる社協の職員はいますか」と尋ねてみるのも1つの方法です。「あの人よいですよ」と名前が挙がったら一度連絡してみましょう。

半径400mの徒歩圏域に拠点 町全体で見守るしくみ

いきいきふれあいサロン(10〜)

● 拠点4つ（さくらホーム）

▲ 病院 3つ

★ たまり場（自然発生）

半径400m

①さくらホーム・原の家

②鞆の浦・さくらホーム

NPO 鞆の人と共にくらしを地域互助・介護予防拠点
（見守り支援・買い物支援・コミュニティカフェ・体操）

市の地域包括支援センター出張所

③さくらんぼ 放課後等デイサービス

④さくらホーム・いくちゃんの家

● 各地の保健室のみなさんのホスピタリティに癒され

　いろいろな保健室を訪問し、地域の人が「用事がなくてもつい立ち寄ってしまう」そんな気持ちがよくわかるような気がしました。場の力もさることながら、その迎え入れられるような雰囲気をつくっているのは、やっぱり人です。背景も成り立ちも、地域によってさまざまな特色があるけれど、その部分は全国共通だなと思います。単なるハコモノではない保健室の不思議な力を感じながらの取材でした。いつでも立ち寄れて、寄らなくてもそこにあると思うだけでほっとする、そんな場が増えていくことに、この本が少しでもお役に立てばと願っています。

（神保康子）

● へこたれず、柳に風と切り抜ける、知恵と技とネットワーク

　北海道から九州まで長年かけて、たくさんの暮らしの保健室をお訪ねしてきました。どこもとてもチャーミングな場づくりと人柄で、楽しくなってしまう雰囲気です。ただ開設や運営にはどの保健室もかなりの苦労を経ておられます。それでもへこたれず、柳に風という風情でうまく切り抜ける知恵と技とネットワークは感心・感動ものでした。そのあたりを「開設・運営の7つの知恵袋」でお伝えできていたらうれしいのですが……。今は、みなさんの知恵の詰まったこの1冊を参考にすれば、私の地元でも、暮らしの保健室を始められそうな気がしています。

（村上紀美子）

● 多様な地域社会の特色を活かした「暮らしの保健室」が花開いていく

　「暮らしの保健室」の調査で各地に伺って、日本は本当に広いなあ、と思いました。暮らし・働き方、家族のあり方、子育ての仕方、人と人のつながり方、お墓の持ち方に至るまで、「考えてみたこともなかった」と思うことしきりです。どの地域にもこれまでの歴史と積み重ねがあり、そうした根っこのある生活を受けとめて支えている「保健室」の活動はとても大切なものを育んでいる、と反芻しているところです。日本は本当に多様な地域社会を持っていて、その特色を活かした「暮らしの保健室」が花開いていくことが楽しみでなりません。

（森さとこ）

●「暮らしの保健室」は訪れる人の力をひきだし、その力は地域を元気にしていきます

　最初の取材で伺った肝付町の皆さんは、その後、保健室フォーラムではオンラインで歌を披露し活動報告を果たされ、新宿のボランティアさんは自らの地域で「保健室」の活動を始められました。ちょっとした不安を相談でき、安心できる居場所である「保健室」は、支援を受けられる場でもあり、活動できる場でもあります。コロナ禍で外出控えや人々との交流が少なくなっている今こそ、「保健室」は地域での大切な資源です。全国に拡がった「暮らしの保健室」の活動はどれも素晴らしい！　できることから活動を始め、地域の元気と笑顔を生み出してみませんか？

（米澤純子）

各地の保健室レポート

九州・沖縄ブロック

東京・新宿の「暮らしの保健室」から飛んで行ったタンポポの種は全国各地で芽を出したかのように地域の中で保健室活動を展開し始めています。「報告6」では、九州・沖縄ブロックの「保健室」からのレポートをお届けします。

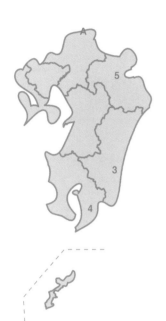

A（北九州市）
1.2

1　暮らしの保健室 in 若松　こみねこハウス　　　（福岡県北九州市）

2　暮らしの保健室 in 小倉　　　　　　　　　　　（福岡県北九州市）

3　 NPO法人ホームホスピス宮崎 暮らしの保健室　（宮崎県宮崎市）

4　肝付町暮らしの保健室　　　　　　　　　　　　（鹿児島県肝付町）

5　一般社団法人 湯のまち　　　　　　　　　　　（大分県別府市）

「人を迎え入れる温かさ」を持つ家で「暮らしの保健室」に取り組む

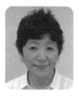

杉本 みぎわ ● Sugimoto Migiwa

暮らしの保健室 in 若松 代表
福岡女学院看護大学 実習担当教員

■ 日本バプテスト看護専門学校卒業後、日本バプテスト病院に勤務。聖路加国際病院混合外科病棟などを経て1998年から西宮訪問看護事業団をスタートに訪問看護に従事。2012年から「暮らしの保健室」看護師に。2015年6月に北九州に移り、福岡県立大学看護学部助手。2016年10月に「暮らしの保健室 in 若松 こみねこハウス」を開設し代表を務める。

　築90年の古民家で、月に2回の開催という無理のないペースで「暮らしの保健室」を継続している杉本さん。「介護保険を利用する前の独居高齢者等の居場所」の大切さをあらためて感じています。異業種の人も含めた開設準備から、現在の取り組みについて報告していただきます。

地域に定着してきた「こみねこハウス」

　「暮らしの保健室 in 若松」は、有志のボランティアで運営している任意団体です。現在、北九州市若松区で「こみねこハウス」というセカンドネームをつけた「暮らしの保健室」を月に2回（第2土曜日、日曜日）、空き家を利用して開室しています（写真1、2）。ベースの事業はありません。

　ボランティアで登録しているスタッフは14人おり、毎月の開室日に当番制で対応しています。職種は、訪問看護師・ケアマネジャー・理学療法士・作業療法士・栄養士・社会福祉士・保育士などの専門職のほかに、昼食づくりを手伝ってくださる地域の人たちがいます。最近、近くに住む病院の看護師、美容院の経営者なども「こみねこハウス」に興味を持って参加してくれるようになり、バラエティーに富んだメンバー構成になってきています。

高齢者が多く、利用者は平均12～13人

　開設から4年目を迎えますが、まず地域の人々に知っていただくために、毎回の開室日にいろいろなイベントを企画し、興味を持っていただくようにしてきました。

　例えば、周囲には独居の高齢者が多いので、「昼食を一緒に食べること」を目的として、ワンコイン（500円）で昼食の提供を行います（写真3）。このとき、元気な高齢者には手伝いもしていただき、これは生きがいにもなるのではと考えました。

　特にサービス対象者を限定することはなく、誰でも来ていただけるように、さまざまなイベントや講習会などを企画してきましたが、年齢的にはやはり高齢者が多く参加される状況です。月によって変動はありますが、平均12～13人の利用者が来られます。

高齢者の「生活力」を知ることのできる場

　月に2回だけの開室なので、「相談」を目的と

暮らしの保健室 in 若松 こみねこハウス の概要

[スタッフ数] 14人（登録スタッフ数）
[利用者数] 平均12〜13人／1回
[設置主体] 暮らしの保健室 in 若松
[開設日] 2016年10月

[所在地等]
〒652-0042 福岡県北九州市若松区迫田町1-6
TEL：080-5498-9825
facebook 暮らしの保健室 in 若松 こみねこハウス

して来る人はまだ少なく、「暮らしの保健室」の機能の1つである「相談窓口」としての役割は十分に果たせていません。しかし、独居の人々と昼食を一緒にとりながら、生活の様子を伺い、そのたくましさに驚くとともに、教えられることもたくさんあります。高齢者の「生活力を知ること」が私たち自身の仕事上での関わりに大きく影響していることを感じます。

今では、毎月の催事のチラシを自治会の回覧に入れさせていただけるようになり、地域の人々にも周知されたように思います。「こみねこハウスさん」と呼ばれるようになり、愛着を持っていただけているのかなとうれしく思っています。

在宅医療が根付きにくい 若松区の住民意識

● 人口が減り続けている北九州市

「こみねこハウス」がある北九州市は、政令指定都市ですが、2015年に人口100万人を切り、その後も緩やかに減少を続け、2019年3月1日現在の推計人口は94万5061万人です。この1年間で5785人の減少で、ここ数年ずっと減っており、自治体としても危機感を持っています。

北九州は7区に分かれ、「こみねこハウス」がある若松区は主に炭鉱の輸送と工業で栄えたところです。地形的に島のように海に囲まれた地域のためか、古くから独自の文化や気質が培われてき

ました。また、小高い丘に洞海湾を望む風光明美な土地のため、かつての炭鉱王や財閥が好んで土地を購入して建てたお屋敷も多く、住人亡き後、「空き家」になった豪邸をリノベーションする事業も行われています。というのも、高齢になって坂の多い環境で生活がままならず、市街地に移り住む人が増えて空き家が多くなったからです。

● 高齢化率40%超の地域で起こっていること

「こみねこハウス」は若松区迫田町にあります。この迫田地区だけでいうと、高齢化率は40%を超え、独居世帯も5割強と厳しい状況にあります。坂が多いこの地区には、各戸の玄関まで10段以上の階段がある家が多く、隣家に行くのにも階段の上がり降りをしなければいけません。高齢になると気軽に立ち寄れなくなって、近隣のつき合いを遠ざける要因にもなっています。

そのような状況のため、自治会の加入世帯も減少傾向にあります。そして、独居世帯ほど脱退が増えていることは、高齢者の引きこもりにつながる問題となっています。このような地域に、「こみねこハウス」のような介護保険を利用する前の独居高齢者が集まれる「居場所」があることはとても大切なことです。

一方、住民には「何かあれば病院へ」という意識が強く根付いています。北九州市は鉄工業を背景に労災系の医療機関が多く、「住みやすいまち」の上位にある理由の1つに「病院が多い」ことが挙げられているのを見ても、在宅医療はやや遅れ

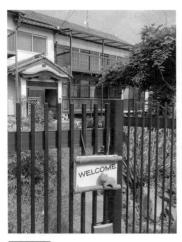

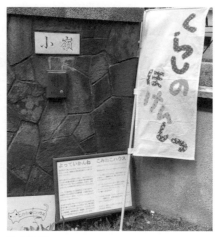

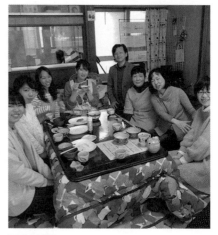

写真1　「こみねこハウス」入り口　　写真2　「暮らしの保健室」ののぼり　　写真3　ワンコインの昼食を一緒に食べる

をとっているといえます。病院を主軸にグループ経営で介護施設も多く、今後は「施設での看取り」も大きな課題となってくるでしょう。

「保健室」開設に導いた偶然・思い・異業職

▶ 新宿の「暮らしの保健室」で受けた相談が全ての始まりに

　私は2014年5月まで、東京・新宿の「暮らしの保健室」（以下：保健室）に看護師として勤めていました。「保健室」の開設者である秋山正子さんの下、「地域に根差した看護の在り方」を模索する中で、地域包括ケアの概念を学んでいたように思います。

　そんなある日、都内在住の保育士Kさんが「保健室」に来られ、「私の実家をここ（保健室）のような場所にしたい」とご相談がありました。Kさんの実家は北九州市若松区にあり、数年前にご両親（小嶺様）が相次いで急逝され、現在は「空き家」になっているとのことでした。

　亡くなられたお母様は、地域を愛し、いずれは「ご近所さんが坂の上り下りにひと息つけるよう

な場所にしたい」と言われていたそうです。そして、折しもNHKで紹介された「保健室」の活動を見て、「これだ！」と思い、相談に来られたのでした。そして、奇しくも私は夫の転勤で6カ月後に北九州市に移ることが決まっていました！
この不思議なご縁に驚きつつ、新宿の「保健室」から北九州の「保健室」へのバトンを受け継ぐことになったのです。

▶ 「専門職の鎧を脱いで、地域に出よう」

　このようにして「場所」は与えられました。次は「人集め」です。私は北九州に行ってまもなく「暮らしの保健室」をキーワードにした講演の機会をいただきました。それをきっかけに「保健室」開設に向けて協力してくれる看護師などの専門職が10人ほど集まりました。

　そこで、2016年5月、キックオフ・ミーティングを開催しました。まずは、みんなで集まり、「自分たちが保健室に求めること」「自分たちがやりたいこと」「今の介護・医療に対する思い」などをブレーンストーミング形式で話し合うことにしたのです。そして、そこで見えてきたのは、集まった人たちそれぞれに今の制度の枠組みだけでは、自分たちのスキルが十分に発揮しきれない不

甲斐なさを感じているということでした。

「自分の父親を在宅で看取れなかった後悔」「現在、自分の両親の介護で悩んでいる」といった個人的な思いや課題を抱えながら、今の制度だけでは解決できない状況を何とかよくしたいと思っている熱い人たちが集まったのです。

さらには、自分たちの持っている知識やスキルを「専門職」としてのフィールドから一歩、外に出て、「地域住民として関わることに可能性を見いだす」という点で方向性は一致しました。これはまさに、秋山さんがよく言われる**「専門職の鎧を脱いで、地域に出よう」**ということではないかと思います。

○ 異業職と話し合いを重ねて学んだ思考プロセス

実際に活動を開始するに当たっては、地元の支援団体である「一般社団法人ソシオファンド北九州」（以下：ソシオファンド）の力を借りることができました。北九州市は地元で地域のために活動するNPO団体も多く、ソシオファンドはそのような団体を支援してくれていました。

私たちはソシオファンドの公募型協働プログラム「びびんこ」に応募しました。「びびんこ」とは北九州エリアで社会課題の解決に取り組むソーシャルベンチャーを公募し、採択された団体に対して、返済を求めない助成として資金提供するとともに、団体のニーズに合わせて、多様な知識やスキル、ネットワークを持つ当団体のパートナーが中心となって、それぞれの知識やスキルを活かして経営サポートを約1年間行うプログラムです。採択された私たちは、1年間の組織づくりのサポートと返還義務のない活動資金（1年間のみ50万円）を得ることができました。

異業職の多いソシオファンドのメンバーとの月に2回のミーティングを重ねて気づいたことがあります。それは「ただ、"何かのために""誰かのために"という"思い"先行ではなく、今の社会全体における課題や地域の課題に照らし、持続可能な事業運営を考える」という思考プロセスです。そして、このプロセスが、特に医療職には欠ける部分だと自覚しました。そして、皆で考えてつくった保健室のビジョンは「いのちを育み、見守り、見送る社会」の創造でした。

○ 医療に従事する者だからこそできること

「生老病死に関わる問題を、専門職の手だけに委ねるのではなく、地域住民の手に、生活の中に取り戻そう」という考え方は、地域包括ケアシステムの根幹に通じるものがあると思います。

社会保障費の増大が今後の国家予算の大きな課題であることは周知のとおりですが、財源削減のための社会保障の縮小ということではなく、本来の医療のあるべきかたちを住民と共に考え、住民1人ひとりが自分で選択できるようになること、そのための対話の場としての「保健室」でもあります。それは医療に従事する者であるからこそ対応できるのではないかと思います。

以上の経過を経て、2016年10月8日、「暮らしの保健室 in 若松 こみねこハウス」がオープンしました。「こみねこハウス」というセカンドネームは前述した「小嶺さん」というご夫婦が住んでいた民家を改修させていただいたことが由来となっています。

「こみねこハウス」の日常と地域への広がり

「こみねこハウス」は、その昔、料亭の別邸として建てられたものを小嶺様が購入して住まいに

された築90年近い古民家です。広いお庭と料亭の名残をとどめる佇まいがとても素敵です。猫が大好きだったご主人の集められた猫グッズであふれるリビングは、できるだけ現状のまま使わせていただき、寄付でいただいた大テーブルを中央に据え、来室者は好きな場所に座ります。

決して広いとは言えませんが、来られた人は口を揃えて、「（自分の）家のようでホッとする」と言われます。「人を迎え入れる温かさ」がこの家にはあるのだと思います。

◉参加者同士の励ましが、乳がんの手術を受ける決断に結びついた

毎月2回の開室日には、今までさまざまな催事を企画してきました。医療的な内容の講座だけではなく、折り紙の講師を招いたり、健康によい発酵食品の調理実習、アロマセラピーミニ講座など、地域の人が興味を持ちやすい内容にして参加を呼びかけたり、案外まだ知られていない「訪問看護」について実際に訪問看護ステーションの管理者が説明したりしました。

また、健康であれば、日ごろあまり意識しない「終末期」のことについても、「メメント・モリ（死を想う）カフェ」という形式で、お茶を飲みながら気を張らずに話し合う機会を持つことができました。

そのときのエピソードで印象深いことがあります。2018年に亡くなった樹木希林さんの残された名言をカードにして、「アトランダムに引いたカードの言葉から、それぞれ思うことを語る」という手法でカフェを行いました。初めて参加された人が、自分がひいたカードにあった言葉「身支度をしようと思うの……」を見て、思わず「このあいだ乳がんの診断を受けたのですが、手術を受けるかどうか迷っています……」と語り始めまし

た。すると、ほかの参加者のうち2人が「自分も乳がんの経験者である」と話され、参加者がみんなでお互いに励まし合ったのです。

「大丈夫よ」と元気づけられた、最初に打ち明けた人は「告知されて内心不安で数日眠れなかったけれど、今日お話しして、皆さんに勇気づけられ、心が軽くなりました。安心して手術を受けたいと思います」と笑顔で帰られました。

この思いもよらない展開に、スタッフである私たちも驚きましたが、「これこそピアカウンセリングというのではないか」と思いました。経験者同士がお互いに語り合い、励まし合うことのパワーを傍で感じながら、「専門職ではできない相談支援」が今、この場で行われていることの驚きと喜びを共に感じるひとときとなりました。

◉大工の棟梁だったAさんが来室するようになった声かけの工夫

もう1つ、この場所ならではのエピソードもあります。「こみねこハウス」の近隣には、介護保険を利用しない独居の人の居場所がないと前述しましたが、昔、棟梁だったという85歳のAさんも妻を亡くして引きこもりがちでした。心配した「こみねこハウス」常連のBさんが、「こみねこハウス」で開催するバザーに妻の衣類や食器などを出すことを勧めたのがきっかけとなって、Aさんも来室されるようになりました。

Aさんは難聴もあってコミュニケーションがとりにくく、最初はあまり積極的ではなかったのですが、棟梁の腕を買って、「玄関の小上がりをつくっていただけませんか？」と、お願いしたところ嬉しそうに引き受けてくれました。そして、大工道具を一式抱えてきて、立派な小上がりと椅子をつくってくれたのです。

それからAさんは、毎月、「こみねこハウス」

に来ることを楽しみにしてくれるようになり、今では外回りの掃除などもしてくれます。

このように、ただ「もてなしを受ける」のではなく、「役割がある」ことはとても大切だとあらためて思います。

「こみねこハウス」における看護職の関わり

「こみねこハウス」のメンバーの多くは、訪問看護師や保健師など地域をフィールドにする看護職で、経験の豊かな人も揃っています。しかし、それぞれ仕事をしながらの関わりなので、平日に開室することが今は難しい状況です。

ただし、メンバーに訪問看護ステーション管理者が2人いるので、今後は平日の1日、または半日でも、それぞれのステーションに「保健室」ののぼりを立てて、当番的な関わりをしてもらえないかと考えています。そうすれば「訪問看護の宣伝」にもなり、「保健室としての機能」も果たせてよいのではないかと考えています。

また、最近は病院勤務の看護師の参加もあり、「看看連携」が地域の日常の中で行われることでそれぞれに新たな発見があることを実感します。例えば、病院の看護師と地域の看護師が業務で行われる会議体で出会うのではなく、「地域の中で活動を通して出会う」ことで、本当の意味での"顔の見える連携"ができるのではないかと考えています。

同時に、その関係性を大切にしつつ、事例を通しての学びや研修会などを、この「こみねこハウス」で行うことにも大きな意味があるのではないかと思い、今後、定期的な事例検討会などの企画を予定しています。

「暮らしの保健室」6つの機能の実現をめざして

月に2回の開室でできることは多くはありません。しかし、4年間継続して開催していたことで、「こみねこハウス」が地域に知っていただけた手応えは確かに感じています。

「①相談窓口」としての件数はまだ少なく、その役割を認知されていない部分もありますが、「②市民との学びの場」「③安心な居場所」「④交流の場」にはなりつつあるのではないかと思っています。また、多職種が地域で出会い、顔の見える関係づくりにも「こみねこハウス」は一役買っているので「⑤連携の場」としても機能していると思います。ただ、さらに「共に学び合う場」となるように、今後の工夫がいると思います。

最後に「⑥育成の場」ですが、「こみねこハウス」の開室日に、地域の大学の学生（工学科・地域創生学科など）の参加予定があり、「若い人材を地域で育てる場」としての期待も高まっています。

*

2020年11月には、新型コロナウイルスの影響でオンラインとなりましたが、「第2回暮らしの保健室 九州フォーラム」を開催し、多くの参加者が集まりました。「こみねこハウス」では、「今後の運営・継続」や「ボランティアのみの活動であることの基盤の脆弱さ」などの課題はありますが、この活動が「地域に必要なもの」として地域の人たちに引き継がれていくこと、また、ボランティアとして関わった人たちが、さらにそれぞれの地域において「暮らしの保健室」の活動が広がっていくことを期待したいと思います。

"ご近所さんネットワーク" が活躍する団地の中の「暮らしの保健室」

淺尾 美子 ● Asao Yoshiko

暮らしの保健室 in 小倉 事務局
特別養護老人ホーム春吉園
地域密着型特養とくりき春吉園 施設長

■ 日本福祉大学社会福祉学部卒業後、北九州市障害療育事業団、北九州市教育委員会、北九州市福祉サービス協会等を経て2000年から介護保険に関わる。2015年4月から現職。福岡県社会福祉士会会員（社会福祉士会パートナー所属）、主任介護支援専門員・社会福祉士、社会福祉法人菅生会 業務執行理事。

　高齢者の多い団地の中の診療所で往診をする中で「暮らしの保健室」の必要性を感じた医師により開設された「暮らしの保健室 in 小倉」。そこには各地に存在する団地に必須となるだろう「保健室」の姿がみられます。ここでは、開設当初から関わる淺尾さんに「団地の中の保健室」のよさを報告していただきます。

「暮らしの保健室 in 小倉」の開設まで

◗ 老朽化した診療所の建て替えを契機に

　2018年8月、地域密着型特別養護老人ホーム「とくりき春吉園」の開設と同時に「暮らしの保健室 in 小倉」（以下：保健室小倉）は開所しました。「保健室小倉」は西日本最大のマンモス団地である「徳力団地」（約2300戸）の敷地内にあります。

　徳力団地は1960年代半ばに開発され、当初より団地内に「徳力団地診療所」がありました。2001年に診療所を引き継いだ山家滋医師は、高齢になっても住み慣れた地域で医療や介護、生活支援サービスを一体的に受けられる地域包括ケアの重要性にいち早く着目し、老朽化した診療所の建て替えに当たってUR都市機構（独立行政法人都市再生機構）に協力を要請しました。

　ちょうど、その時期に北九州市による特別養護老人ホーム誘致の公募があったので、診療所を4階建てビルに建て替え、そこに10床のショートステイを併設した29床の地域密着型特養も開設する運びになりました。

◗ 診療所医師の思いで生まれた「暮らしの保健室」

　ここに特養が開設されることになったのは、徳力団地診療所院長であり、社会福祉法人菅生会の理事長である山家医師の功績が大きいと言えます。山家医師は、この地域で20年の間、訪問診療（往診）をする中で、ここに住む方々が最期まで暮らし続けることができる施設をつくること、そして相談や連携の居場所が必要であると考えたのです。そのため、特養の開設と同時に「暮らしの保健室」を開設することを決めていました。

　開設に当たって、「保健室小倉」の事務局を担当する私と、室長になる衣笠明美看護師は、

暮らしの保健室 in 小倉 の概要

[スタッフ数] 3人
[利用者数] 4〜5人／1日
[設置主体] 社会福祉法人菅生会
[開設日] 2018年8月（2020年9月移転）

[所在地等]
〒802-0975 福岡県北九州市小倉南区徳力団地2-2-31-10
TEL：093-383-0736

2018年2月に東京で開催された「暮らしの保健室全国大会」に参加し、そのとき秋山正子さんが開いた「マギーズ東京」も見学し、大きな感動と、その「こころ」を体験してきました。

施設での活動が制限されて "地域"に飛び出す

「保健室小倉」の開設当初は、特養の玄関の一部で相談支援を開始しました。その後、特養にある地域交流スペースを活用して、ボランティアの養成や認知症サポーターの研修のほか、さまざまなイベントや講演会、研修会や映画会などを企画・運営してきました。

しかし、2020年は新型コロナウイルスの感染対策のため、特養などの施設は外部との交流を閉じることとなり、それは「とくりき春吉園」も例外ではありませんでした。家族とも地域の方々とも、そしてボランティアとも一切の交流がなくなりました。「保健室小倉」が実践できる機能は「電話相談」のみとなってしまいました。

地域の「空き店舗」での再スタート

その頃、団地の商店街で空き店舗が公募されたと聞き、急遽、「とくりき春吉園」という施設の中から、地域の商店街へ飛び出すことを決めました。そして、築50年の商店街の空き店舗を利用できることが決まりました（写真1）。

リノベーションするに当たり、居宅介護支援事業所も併設するかたちで運営することにしました。2020年9月、「保健室小倉」は商店街に移転しました。費用は法人が負担しました。

リノベーションに当たっては、「木の香りがする部屋にしたい」「キッチンを真ん中に置いて、みんなで料理をしよう」などなど、戸山ハイツにある元祖「暮らしの保健室」や「マギーズ東京」の雰囲気が設計士に伝わるようにしました。なぜなら、この場所は地域の方々が安心して立ち寄り、元気を出すための居場所だと決めていたからです。設計士の池下成次さんは、限られた費用の中で、私たちの願いが実現するように、たくさんのアイデアを生かしてくれました。

お花屋さんのようなカフェも併設

こうしてオープンした新たな「保健室小倉」は、室内中央に大きな白板がついています（写真2）。これは、さまざまな研修においてプロジェクターを使う時代と思って配慮したものです。

また、カフェも併設することになって「お花屋さんのようなコミニュテイカフェ」を願いの1つにしていたら、池下さんが理想に近い雰囲気に仕上げてくれました。おかげで移転すると最初にたくさんのお花や観葉植物が届きました。

玄関には「珈琲飲めます」というのぼりを立て、さらに「暮らしの中の困りごと相談は無料です」と、入り口前の黒板で告知しました。

開室に当たって、コロナ対策のポスターをはじめ、多くのポスターが届いたのですが、すべて外

してみると、なんだかふんわりした感じになってきました。

3つの「保健室活動」の実現をめざして取り組みを開始

　「保健室小倉」は、日曜を除く毎日10時から16時まで開室しています。活動の主な柱として、「地域ボランティア活動」「地域の専門家としての相談支援」「事業所としての地域包括ケアへの参画」を打ち立てています。

● ボランティア活動「ご近所さんネットワーク」

　その1つである「地域ボランティア活動」では、いつでも、だれでも立ち寄って、暮らしの中の困りごとを話してくれることに耳を傾けることを大切にしました。そのために常駐の職員を配置することにしたら、そのことでボランティアの方々が、自由に毎日出入りしてくれるようになり、話しやすい雰囲気づくりに一歩近づきました。

　このボランティアの皆さんは「ご近所さんネットワーク」（以下：ご近所さん）と呼んでいて、保健室の開設前から特養の施設ボランティアとして出発したメンバーです。現在60歳代から80歳代の方々13人で活動中です（写真3）。

　「ご近所さん」になるためには、3日間の養成講座を受講していただき、「暮らしの保健室」の役割を学ぶことを基本にしました。毎月第3金曜日に定例会を開催しており、その中で「人生百年時代を生きる」ための取り組みを自分たちで行うことにしました。その一環として「ご近所さん」同士で情報交換をしたときは、「コロナの時代をどう生きるか？　話をすることで元気が出た」など好評でした。

● 「専門家としての相談支援」も始まる

　一方、山家医師からも、暮らしの中で困りごとを抱えた患者さんを紹介していただいたり、病院のMSWの参加、地域の栄養士、認知症疾患医療センターのコーディネーターなど、多種多様な職種や経験豊かな方々が、保健室活動に参加してくるようになりました。

　また、北九州で最初に「暮らしの保健室」をつくった杉本みぎわさんをはじめとする「こみねこハウス」（p.160参照）の方々の協力を得て、2020年11月に開催された「暮らしの保健室・九州フォーラム」に報告者として参加しました。

　このような経緯で、今、多職種連携のケース会議なども始まり、「地域の専門家としての相談支援」の取り組みも開始しています。

● 学生の参加による「地域包括ケアへの参画」

　福岡県立大学社会福祉学部の学生との出会いと教授のご協力で「学生ボランティア」「大学院生のフィールドワーク」「北九州大学の大学院生との交流」など、市内の大学生とのネットワークづくりが始まりました。大学や専門学校の専門課程の実習の場として「保健室小倉」が協力するなど、今後の検討課題として浮上してきています。

　将来の看護師や社会福祉士、管理栄養士などの専門職をめざす学生が、地域で暮らす高齢者や子ども、障害のある方たちと交流し、どんな暮らしを望み、どんなことに困っているのかを直に体験することはとても意義のあることで、学びの場所として現役の専門職においてもよい機会になっていくと考えています。

　今、「保健室小倉」では、ALSの母親と、その子どもたちへの支援に取り組んでいます。「エミプロジェクト」と名付けたこの活動では「笑顔の家族の写真を」をめざしてクリスマスに会を持ち

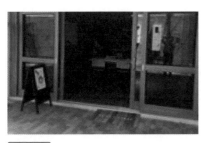
写真1　ケアプランセンターを併設して新たなスタート

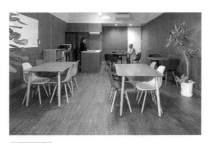
写真2　木の温もりと観葉植物の中で

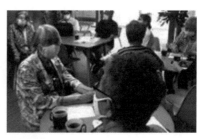
写真3　活気のある「ご近所さんネットワーク」の定例会

ました。いのちの重みを考え、行動する多職種連携の姿は、一緒にいた学生にもよい体験になったと思います。この活動は「事業所としての地域包括ケアへの参画」の1つにもなり、コロナ禍で多世代交流の機会が分断されてしまう時代だからこそ、あらためて新しいカタチの交流や仲間づくりが求められていることを痛感します。

誰かに"話すこと"ができる大切な居場所として

最後に、いつでも誰でもがふらりと訪れることのできる「保健室」だからこそのエピソードをご紹介します。

11月、50歳前後の男性がふらりと「保健室」へやってきました。「コーヒー、いいですか？」と言うその男性に、ボランティアのAさんが珈琲（自家焙煎愛球珈琲）を淹れて差し出すと、「今日、母に会いに来た」と話し始めました。Aさんと大学院生、私とでいろいろなお話をお聴きすると、精神的な病気で薬を飲んでいること、母親とは別居しているが高齢で心配なこと、今日はお別れしようと最期の挨拶に来たが母親は留守で会えなかったことなどをとめどなく話し、最後に「話すとすっきりするね」「こんなとこ（場所）があると知らんかった」と満足そうでした。そして、お話の重い内容から、なんと声をかけていいか心配でしたが「またね」と言ってくれました。

この方は、心配しなくても生きていける方かもしれません。けれど「誰とも"話すこと"がなくなったら、とても寂しいだろうな」と痛切に感じた1日でした。珈琲一杯のご縁が「暮らしの保健室 in 小倉」の在り方を教えてくれたひとときでした。

つながる力を信じて

「保健室小倉」には、毎日、数名が何の宣伝もないのに集まってきては、挨拶とおしゃべりで賑やかです。顔なじみになると、ようやく悩みが少しずつ出てきます。アルコール依存の男性も時々立ち寄ります。ここから私たちの役割が始まる予感がします。

イベントや講習が今はできませんが、人のつながりを温めて、「困ったときはお互い様」と言えるような関係づくりがとても大切です。これからも個別のケースを1件ごと、地域の課題と思って知恵を出し合い、人とつながって「幸せな時間」をつくることをめざしていきます。

また、このコロナの時代だからこそ、訪問看護師さんやケアマネジャーさんなど、事業所の枠を超えてつながることが、共に生きる私たちの使命であると考えています。

地域の新たなコミュニティを生み出す「暮らしの保健室」

市原 美穂 ● Ichihara Miho

認定特定非営利活動法人ホームホスピス宮崎 理事長
一般社団法人全国ホームホスピス協会 代表理事

■ 熊本県立熊本女子大学卒業。1987年夫が宮崎市に内科の無床診療所「いちはら医院」を開業したのをきっかけに、事務長兼裏方として医療現場に携わって現在に至る。1998年「ホームホスピス宮崎」設立に参画。2002年「特定非営利活動法人ホームホスピス宮崎」理事長に就任。2004年「かあさんの家曽師」を開設。現在、市内3カ所にある「かあさんの家」の管理者をつとめる。

「死に直面している患者さんやその家族に対する温かいもてなしの心」を大切にしたホームホスピス「かあさんの家」の取り組みで有名な市原さんが、終末期だけでなく、全ての人に温かなもてなしを提供する「暮らしの保健室」をはじめるのに時間はかかりませんでした。ここでは「暮らしの保健室」開設までの経緯、効果、関わる看護職の意義などを述べていただきます。

　認定特定非営利活動法人ホームホスピス宮崎（以下：ホームホスピス宮崎）は、1998年に任意団体として発足しました。

　現在の主な事業は表の通りです。本稿のテーマである「暮らしの保健室」という場は、これらの事業に何らかの形でかかわっています。

◎「点の整備」から「面の整備」へ

　宮崎市は県庁所在地で2010年に行われた市町村合併で中核都市となりました。2020年12月1日の統計によると、人口総数39万7673人、世帯数18万3496世帯となっています。

　宮崎市は、市全域を単位として個々の施設をつなげる「点の整備」から、身近な日常生活圏域を

表 NPO法人ホームホスピス宮崎の事業

[暮らしの保健室]
在宅療養相談支援事業（宮崎市補助）／ゆるりサロン／ゆるり短歌会／えがおキッチン／セルフお灸教室

[ホームホスピスかあさんの家]
かあさんの家曽師／かあさんの家霧島／かあさんの家月見ヶ丘

[ホスピスボランティア活動]
聞き書き隊の活動／医師会病院緩和ケア病棟園芸ボランティア／患者らいぶらり／大切な人を亡くした方の集い

[がんサロン事業「ふらっとカフェ」の企画運営]
（宮崎県事業委託）

[医療・介護事業]
訪問看護ステーションぱりおん／訪問介護ステーションぱりおん

[人材養成のための教育プログラム]
市民公開講演会／がんカウンセラー養成講座（宮崎県事業委託）／これからライフデザイン塾

11地域に分け、そこに地域包括支援センターと地域自治会を置き、さまざまなサービスの拠点として連携する「面の整備」を進めてきました。

　「面の整備」がスタートしてまもなく、「ホーム

NPO法人ホームホスピス宮崎 暮らしの保健室 の概要

[スタッフ数]　役員（理事・監事）12人
看護師9人、介護職20人、調理業務員3人
事務局7人、ボランティア56人（法人全体）
[利用者数]　利用形態によりさまざま
[設置主体]　認定特定非営利活動法人ホームホスピス宮崎

[開設日]　2016年10月
[所在地等]
〒880-0913 宮崎県宮崎市恒久2-19-6
TEL：0985-53-6056
http://www.npo-hhm.jp

ホスピス宮崎」では、「出前講座」を2007～2008年の2年間、「宮崎市終末期ケア研修事業」の委託で実施しました。市の広報紙で呼びかけ、参加者は、民生・児童委員、福祉協力員、児童クラブ専門員や地区社協、地域包括支援センターの職員など。年間11地域で11回、総数290人の参加がありました。また「市民公開講座」も毎年開催し、テーマは「最後まで安心して暮らし安らかに逝けるまちづくり」で一貫しました。

これらの「市民への啓発活動」もNPOの大きな役割と考え、行政とも協働して少しずつ地域に「死生観を醸成する耕し」をしてきたともいえます。2014年より宮崎市でプロジェクトを組んで始まった「わたしの想いをつなぐノート」の配布で市民の抵抗があまりなかったのは、このような事業が少しは影響しているのかもしれません。

厚生労働省が2018年度に制定した「人生の最終段階における医療・ケアの決定プロセスに関するガイドライン」（人生会議）の審議の中で、宮崎市の取り組みがモデルとして取り上げられました。もちろん「わたしの想いをつなぐノート」を配布する機関として「暮らしの保健室」は登録されています。

◉ 小児の在宅医療を充実させるために

宮崎県は、九州の中でも特に小児科医が少なく、「医療的ケア児の在宅医療」が整っていません。小児をめぐる医療は「危機的状況」と言っても過言ではありません。しかし、医療的なケアを必要

とする小児は増加の傾向にあります。介護しているお母さんたちは24時間の拘束を強いられており、その負担は大きく、就労の機会もありません。

私たちは「宮崎のまち全体をホスピスに」を合言葉に活動を続けて22年目です。2021年、新たに小児在宅医療の充実の一端を担うべく、「たちばな在宅総合支援ハウス」開設のために準備を進めています。これは宮崎大学医学部地域医療・総合診療医学講座と連携して人材を育成しながら、小児（医療的ケア児）の在宅医療を支える診療所を備え、その家族を支えるための小児短期入所を実現するものです。街のど真ん中という立地を活かして、同じ建物内に障がいをもっていても利用できるコミュニティカフェを設けます。ここに専門職による相談事業など「暮らしの保健室」機能を付加していく計画です。

「相談事業」を通して出会ったイギリスの「マギーズ」

◉ 最初の取り組みは「電話相談」から

「ホームホスピス宮崎」を設立して、まず最初に始めた事業は「がん患者とその家族のための電話相談」と「大切な人を亡くした方々の集い」でした。前者では、夫ががんになり、妻は「これからどうしたらよいのか」と不安がいっぱいで、新聞で紹介された記事にあった「ホームホスピス宮崎」の電話番号を握りしめて、夜少しの時間を見

計らって外の公衆電話からかけてこられたこともありました。これは、今から20年前のことで、今は携帯電話ですから、どこからでも電話できます。時代とともに相談のかたちも変わってきているなと思います。

設立当初より「相談事業」は継続されてきました。そして、がんの患者だけでなく、認知症や神経難病など、医療だけでなく介護や家族の悲嘆など「よろず相談」になり、2018年からは、「**宮崎市在宅療養相談支援事業**」として実施しています。相談の内容から、専門の医療や福祉につなぐこともあります。「どこにつなげばいいのか？」「誰に相談すればいいのか？」などにすぐに対処できるのは、これまでの人材のつながりが財産となっているからだと思います。

◉大きなインパクトを受けた「マギーズがんケアリングセンター」への訪問

一方、直接会って相談を受けるためには「その場」「空間」が最も重要です。宮崎でいろいろな事業を進めるために「いろいろなことを包括できる空間が欲しいな」と思っていました。

そんなとき、秋山正子さんに誘われて、イギリスの「マギーズがんケアリングセンター」を訪ねる機会がありました。2009年3月初旬のことです。このときに感じた「空間の安らぎ」と「空気感」は大きなインパクトでした。

これは、私が「かあさんの家」でいつも感じていることでした。「環境と空間が与えるものは大きな力を持っているな」ということを実感し、日本にも、「病院ではない施設ではない空間をつくりたい」とみんなで話し合いました。

◉マギーズのコンセプトが活かされた「新しい相談支援のかたち」が日本に誕生

そのあと、秋山さんは新宿区戸山の団地の一角で「暮らしの保健室」（以下：保健室）を開きました。そこにはマギーズのコンセプトが活かされ、居心地のよい空間が設えられました。この「新しい相談支援のかたち」は、今や全国に野火のように広がりを見せています。

「ホームホスピス宮崎」の本部事務局は賃貸の民家で行っていましたが、2014年に、その民家を所有することになり、これを機会に改築することにしました。もちろん改築に当たってコンセプトにしたのは「"日本の暮らしの空間"で居間にいるような居心地のよさ」でした。マギーズが"イギリスの居間"だったように……。

「暮らしの保健室」の"空間""場"としての力

リファインした空間に「保健室」の看板を上げたのは、2015年3月です（写真1）。「訪問看護ステーションぱりおん」も開設しました。この"場"を得て、いつでも気軽に立ち寄れる「保健室」の相談室ができました。

改築の費用は「民家を改築して地域ケアの拠点として整備する事業」を助成する日本財団に申請しました。また、宮崎県産の木材を使用することで、県の助成金をいただきました。

玄関を入ってすぐにキッチンコーナーを設け、その奥にお座敷をつぶして50㎡くらいの空間をつくりました（写真2、3）。屋根と柱だけを残して壁・床・間取りなど大きくリニューアルしました。大きなテーブルとイスなど、すべて宮崎県産の材木を使用しているため、5年たっても来訪した人たちが「木の香りがする」と和んでくれます。

相談では、電話で話を伺うことが多いのですが、内容によっては直にお目にかかって話をお聴きす

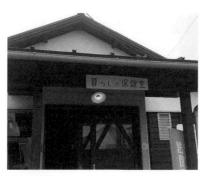

写真1 「暮らしの保健室」玄関

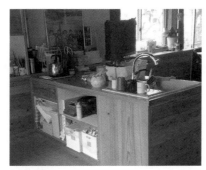

写真2 ミニキッチン

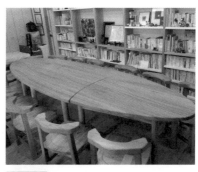

写真3 木の香りいっぱいの空間にある大きなテーブル

ることもあります。相談者の多くは「ヒノキのいい匂いですね」と表情がほころびます。ゆっくりとお茶を入れ、それを飲みながら話を伺っていると、「言いたいこと」「訴えたいこと」がどんどん浮かび上がってくるようです。そして、話すだけでホッとしてお帰りになることが多いのですが、「これは専門家につないだほうがよい」と思ったときには、相談者の目の前で専門家に依頼の電話をします。

多くの利用者が集まる「保健室」の2つのプログラム

さまざまな催しがある「ゆるりサロン」

毎週2回、月・水の10:30〜15:00に開かれている「お茶を飲みながらゆったり過ごせる場所」です。要支援の認定を受けるまでもない1人暮らしの高齢者や、要介護であっても家族が留守でデイサービスのないときに利用する人など、気軽に集ってこられます。

ここに来ると馴染みの顔があり、一緒にお昼ご飯を食べ、おしゃべりをする楽しみが、健康を取り戻し、認知症などの進行を抑えることができているようです。また、顔が見えないと「どうしたのだろう」とみんなで心配して、帰りに立ち寄ってみるという関係性ができ、地域の見守りにもなっています。

主な行事としては、「健康体操」「パッチワーク教室」「音楽療法」、ときにはフラ教室の方々と一緒に楽しんだり、お花見の時期にはお弁当を持って出かけるなど季節の楽しみも企画しています。基本的にお弁当おやつ等は実費負担です。

2018年度は91回開催し、延べ利用者483人になっています。運営を支えるボランティアの延べ人数は429人で、利用者とボランティアはほぼ同じくらいの人数です。ボランティアは、自宅で親を介護して看取った遺族や、退職した看護師、タクティールケア（スウェーデンで生まれた"手"で触れるケア）の資格を取った方、パッチワークの講師など多様です。利用者とボランティア、共々が楽しむ会となっています。

宮崎県ならではの「ゆるり短歌会」

宮崎県は、若山牧水の生まれた処でもあり、短歌を詠む人が多く、その結社も多数あります。「サラダ記念日」で知られる俵万智さんも宮崎に移住されてきて、介護施設などの短歌の集いなどが盛んで、宮崎県の特徴となっています。そこで、宮崎県の事業になっている「老いて歌おう」事務局として介護施設などでお年寄りに短歌を指導してきた方にお願いし、「ゆるり短歌会」を月1回開催しています。評判はよく、「ゆるりサロン」に来られている93歳の利用者は「脳トレになるね

～」と、参加者みんなで一緒に言葉を探して楽しんでいます。2018年には、これまでに詠んだ歌を集めた歌集を手づくりで発行しました。

「保健室」における看護職の関わりとその意義

▶「医療」のわかる職種として

「保健室」は、訪問看護ステーションぱりおん、ホームホスピス宮崎の本部事務局に併設されています。本部事務局は9：00から18：00まで開局しているので、必ず電話には対応できますし、訪れた人への応対は事務局スタッフが担っています。

看護職が相談に応じることが多い「宮崎市在宅療養相談支援事業」は、宮崎市の補助を受けて運営されていますが、その予算には看護師の時間給も計上しています。相談電話はステーション内に設置していますが、もちろん訪問に出ているときもありますから、かかってきた電話には必ず他のスタッフが対応し、後で折り返しの電話をします。

相談における看護職ならではのものとしては、例えば「がんの治療について迷っている」などの相談は、主治医とのコミュニケーションが取れていないことが原因で不安が募っている場合が多く、看護職がじっくり話を聞くことで解決につながります。看護職は「主治医への質問の仕方」などをアドバイスしています。

また、「日常の生活の中で何を大切にされたいですか？」と尋ね、病む人の気持ちに寄り添うことなどは、看護職としての本質的な役割であり、ここに看護職の「保健室」における存在の大切さがあるのではないかと思います。

▶「保健室」を使った看護職の新たな取り組み

今後、ますます多様になるケアのニーズに対応

するために、「保健室」の役割は大きいと思いますが、採算性からみると看護師を常勤で雇用する余裕はありません。そこで、退職をしたOBナースに声をかけて、これまでのキャリアを活かす場にしてもらおうと考えました。そのような看護職が、「保健室」で新たに社会貢献できないかと始めた事業を紹介します。

[えがおキッチン]

長く看護学校の教員をされながら、食に関心をもってスローフードの資格と調理師の資格を取ったナースが、その知識を活かしたいと「えがおキッチン」を始めました。

開催は不定期ですが、メニューづくりから材料の買い出しなど、「保健室」のスタッフと一緒に準備します。メニューによっては、子育て中のお母さんに呼びかけたり、夏休みは小学生向けのメニューをつくります。クリスマス前にはレストランシェフに、お正月のおせち料理のヒントは板前さんにお願いします。地域の専門職との情報交換の場にもなっています。

「えがおキッチン」のときは、おいしそうな匂いに包まれて「保健室」がとても賑やかになります。美味しいものを食べるときは誰でもみんな笑顔になってしまいます。

[セルフお灸教室]

鍼灸師の国家資格を取ったナースが、セルフケアの「お灸教室」を始めました。西洋医学だけでは不定愁訴などには限界があることを感じ、東洋医学を日常の生活に活かせないかと資格を取ったのだそうです。

しかし、それを広げたくても、お灸の匂いがするのでと、一般の会場はなかなか貸してもらえません。そこで、「保健室」を使ってお灸教室を開きました。もちろん施術ではなく、セルフで自分

の体の調子を整えていくという教室です。この教室には男性の参加者の姿もあります。

「暮らしの保健室」は "つながり" の実践の場

▶コロナ禍の中での「保健室」

2020年の年明けに発生した新型コロナウイルスは、あっという間に世界中に拡散し、緊急事態宣言が出され、これまで当たり前に動いていた日常が一変し、さまざまな行事が中止に追い込まれました。

これまでに述べた「保健室」のプログラムは、本来なら実施されている活動内容を記載しています。しかし、2020年4月より縮小または休止になっています。「ゆるりサロン」は利用人数を半分にし、会食を中止しました。「聞き書きボランティア例会」「ゆるり短歌会」はzoomでの開催となっています。どうしても接触する機会が多い「えがおキッチン」と「セルフお灸教室」は中止せざるを得ませんでした。

また、コロナ禍の影響は、病を得た人にも大きな影を落としました。治療を受ける病院はすべて面会謝絶になり、孤独の中で闘病しています。しかし、そのような中でも、口腔がんの患者さんから「同じ病気の人と話したい」と相談があり、「ふらっとカフェ（がんサロン）」に通ってこられている舌がんの方に会っていただき、じっくりお話をする機会をつくりました。公共の場は閉鎖されていますから、「保健室」の場があってよかったと思いました。

「面会できない。だから病状の悪化のプロセスを理解できない」との相談も増えています。人生の最終段階に家族との絆を遮断されたことで、高齢者は認知機能が衰えます。「人は、視覚や聴覚だけでなく、味覚や触覚、嗅覚も使ってお互いの信頼関係をつくるのだ」とあらためて思います。

いまだ、新型コロナウイルスの感染の恐れと命の危険にさらされていますが、人として生きていく上で「何が最も大切なものなのか」を模索してきた1年でもありました。やはり人との "つながり" は手放してはいけないのではないか——コロナ後の地域社会の再生に、まさに「保健室」が "つながり" の実践の場として重要な役割を担っていると考えます。

▶場と人、人と人がつながり、ケアが入っていく

これまで述べてきたように「暮らしの保健室」という "場" は、単に「相談」や「集い」の場にとどまらず、「地域の新たなコミュニティを生み出す場」になっています。そして、何よりも「昔からあった民家」であることが、人を受け入れる器に適しているのだと実感しています。

今、日本国中に「空き家」が散見され、あちこちで、この空間を活かしたさまざまな取り組みが始まっています。

私たちが取り組んできた「ホームホスピス」も「住まい」であることが基本条件で、暮らしの折りたたまれた民家を大切に使っています。そして「保健室」も同じように、大切に使われてきた民家を利用して始めました。きっと地域の住民が「ちょっと○○さんの家にお茶しに……」という感覚で集ってくれて、そこから新たなコミュニティが生み出されていると思っています。

場と人がつながり、人と人がつながって、そこに "ケア" が入っていくまちづくりが「暮らしの保健室」の役割だと思うのです。

住民参画の「暮らしの保健室」は "地域の宝物" になる

能勢 佳子 ○Nose Yoshiko

肝付町役場 保健師

〈取材〉米澤 純子

■ 肝付町で生まれ、1991年3月に宮崎県立保健師助産師専門学院を卒業後、肝付町に入職。2016年に秋山正子さんの講演を聴き、この地で「暮らしの保健室」開設を決意する。現在、地域担当者をバックアップし、保健室活動に関わる。

　秋山正子さんが「自治体運営の保健室」として開設時から注目している「肝付町暮らしの保健室」。町の保健師が仕掛け人となってつくられ、今、住民は「週1回の保健室が開くのが待ち遠しい」と言います。活気に満ちた「暮らしの保健室」の魅力は何か、企画・編集委員の米澤純子さんが取材しました。

住民が活動の中心になる

● 秋山正子さんの講演をきっかけに

　鹿児島県肝属郡肝付町は、大隅半島の中部に位置する人口約1万5000人の町。2018年で高齢化率40.8％と、人口減少とともに高齢化が顕著です。面積は308㎢と広大で、町の北端から南端までは車で2時間以上かかるとのことです。

　肝付町では、2015年2月、多職種連携と住民活動を知る場として "地域ケアを支える仲間たちの集い" に秋山正子さんを招き、「暮らしの保健室」の活動を知りました。

　「相談を受けて、みんなで考えていく "暮らしの保健室" は、この地域に合っているよね。やっ

てみよう！」と、関係者で話し合いを始め、その年の6月には、第1回の「暮らしの保健室」を実現させました。

　その仕掛け人となったのが、肝付町役場福祉課包括支援係地域包括支援センター参事兼係長保健師の能勢佳子さんです。

● 住民が主力の「暮らしの保健室」

　肝付町の「暮らしの保健室」は、岸良・内之浦・高山の3地区で、それぞれ週に1回、開室されます。2019年4月、そのうちの岸良で行われた「暮らしの保健室」を取材しました。

　岸良の「暮らしの保健室」では、看護職と介護職の専任のスタッフのほかに、80歳代の男性・女性を含んだ3人の住民が主力メンバーとなり、ボランティアとしても活躍しています。開室日には「暮らしの保健室」の旗を出し、机をセッティングし、スタッフが揃う前に整った状態に準備してくれています。能勢さんは言います。

　「私はアルマ・アタ宣言でうたわれている "health for all"（全ての人々に健康を）という言葉が大好きです。この中で言われているのは、住民の積極参加と、その国で、その地域で賄える費

肝付町暮らしの保健室 の概要

[スタッフ数] 　4人（看護師2人・福祉職2人）
[利用者数] 　平均12～13人／1回
[設置主体] 　肝付町
[開設日] 　2015年6月

[所在地等]
〒893-1207 鹿児島県肝付郡肝付町新富98
肝付町役場 地域包括支援センター
（暮らしの保健室 岸良・内之浦・高山）
TEL：0994-65-8419

用で運営されるものであると、だから〝ないもの〟をねだって、〝ないからできない〟って諦めてしまうのではなく、あるものを大事にしながら考えて、〝それでできただけでいいよね〟って言いながら、前に進むことが一番大事なことじゃないかと思います」

「保健室」の4つの機能が発揮されている取り組み

肝付町の「暮らしの保健室」を〝6つの機能〟の観点で考えてみました。

◉相談窓口

スタッフは、訪れた方々と世間話を交えつつ、食事の状況や健康状態を聞き、アドバイスしています。「暮らしの保健室」では、病院ではどの科を受診すればよいのか、病院で医師の診察を受けた際に聞けなかったこと、聞き取れなかったこと、わからなかったことなどを尋ねます。

健康診査をもとに検査データの意味や、再検査はどうすればよいかという相談もあります。その中には、読み違えて「悪いところがあった」「再検査を受けなくちゃいけない」と思い込んでいたり、検査を受ける病院一覧表が次のページに記載されていることに気づかず「どうやって、こんな遠くの病院に行けばいいのだろう」と悩んでいたりと、ちょっとした手助けで解決するものもあり

ます。「暮らしの保健室」は、そうしたちょっとした相談が気軽にできる場所になっています。

◉住民との学びの場

「暮らしの保健室」では、さまざまな専門職を講師として招き、健康に関する講座を開催しています。これを肝付町としては、介護予防啓発事業として位置付けています。

この活動は、病院などにいる専門職に「暮らしの保健室」に出向く機会をつくるねらいも持っています。医療機関やNPO等にポスターを掲示していても、暮らしの現場は実際に見ないと雰囲気はわからないためからです。

講師として「暮らしの保健室」を訪れた専門職は、参加した高齢者との活発なコミュニケーションを通して、地域の人々の生活の様子や考えを知る機会になります。中には「暮らしの保健室に来ると、元気をもらえる」と言い、健康教育の依頼が来ることを楽しみにしてくれるようになった人もいます。

また、それぞれの職場で、「暮らしの保健室」に参加した人が「そのことだったら、保健室に来ているおばあちゃんたちに聞けばわかるから、聞きにいったらいいよ」と同僚にアドバイスするなど、1つの社会資源として認識され、「暮らしの保健室」を紹介してくれるようなりました。

「暮らしの保健室」の学びの場は、参加する高齢者はもちろん、関わる専門職にとっても有意義

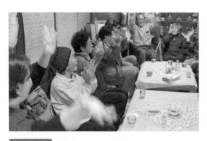 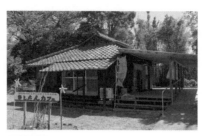 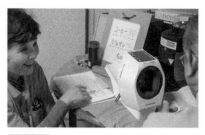

| 写真1 | 秋山さんも一緒になって歌い、盛り上がる | 写真2 | 民家を再生した「きしらの家」を会場に | 写真3 | 血圧チェックのときに健康観察をする |

な学びの機会でもあり、そこでのつながりが地域に広がっているといえるでしょう。

◉安心な居場所

「暮らしの保健室」は、集う人々の力を引き出す場であり、みんなに会いに行こうと思う場となっています。開設当時から参加しているまとめ役の男性は、地域に伝わる古い歌をみんなで歌おうと、母親が歌っていた記憶から歌詞やメロディを自ら書き起こし、音楽の先生の協力を得て、譜面にして皆で歌える歌に蘇らせました。

「暮らしの保健室」の場で、みんなで歌い、帰り際には皆で小指をつないで「来週も元気で会おうね」と、笑顔で解散している様子は、温かな気持ちになる微笑ましい姿でした。

参加された方は「暮らしの保健室に行くことが励みになるね。体操ひとつとっても、スタッフが考えたものを行うのではなく、自分たちの中から掘り起こしたものを形にし、自分たちで形にした体操をします。ここでは、自分は大切されると思えるので、元気が出る居場所となっています」と話します。

◉交流の場

「暮らしの保健室」では、開設した当初から通っている3人が中心になって輪が広がり、毎回、12、3人が集い楽しく語りあう場となっており、今では、集うメンバーにお知らせすることで地域に口コミで広げてもらえる発信力を持つようにな

りました。

2019年度の「RUN伴」（認知症の啓発事業で、タスキをつないで地域の中を歩くイベント）は大きな転換でした。「暮らしの保健室」に集まる参加者に「RUN伴」の話を持ちかけたところ、「やりたい！」との積極的な意欲を示しました。

「暮らしの保健室」スタッフをはじめ、いろいろな人たちを呼びこむことで、人口600人の地域で70人が関わる大イベントとなりました。参加された地元の方は「RUN伴は、いつもは自分たちが応援する側だけど、今日は自分が歩いて、子どもたちに応援されて"気持ちよかった"体験となりました！」と、興奮気味。

まさに、終わったその日のうちに、住民が「またやりたい、やるんだよね！」と口々に言ってくれるほどのイベントを成し遂げました。

「暮らしの保健室」は、自分のやりたいことを言え、人々や社会とつながることで、自分の役割を発揮できる場となっています。忘れていた自分たちの力を取り戻し、自分の力で元気になっていく場となっているといえるでしょう。

◉連携の場

「暮らしの保健室」では、毎回、看護師が血圧測定を行いながら相談を行っています。看護師は薬をちゃんと飲めているかを確かめ、相談の中で医師から処方された薬が飲みにくくないかなどの情報を入手し、それをお薬手帳に書き留めるなど

の活用を通して、医師と連携をとっています。

「高齢者の方が、専門職のところにつながるときに"もっと早ければ"と言われることがありますよね。そこに早く気づくことができるのは、実は住民の方たちです。"なにか変"と住民の方たちがつなげてくださったことを活かせるよう、"暮らしの保健室"のスタッフで訪問対応もしています」と能勢さんは話します。

日頃からの健康や生活の様子を知る機会になる「暮らしの保健室」は、高齢者の少しの変化に気づく機会にもなり、早期に対応することで重症化を防ぐことにつながっています。

肝付町での「暮らしの保健室」その可能性は全国に

▶ 地域には力がある

美しい自然豊かな地だけれども、医療過疎の僻地でもある肝付町で始まった「暮らしの保健室」には、行政保健師の熱い思いがありました。

当時、岸良地区にはデイサービスきしら管理者の平田英子さんしか看護職はいませんでした。平田さんは言います。

「岸良には週に2日午前中のみの診療所しかないので"こんなときはどこの病院に行けばいいのかな"と相談を受けることが意外とあったんです。相談できる場が欲しいなと思っていました」

能勢さんは「地域に1人しかいない看護職にこそ支援が必要なのではないか」と思いました。実際にこの活動により、地域の資源である事業所の専門職と行政の専門職がつながり、緩やかに支援者も住民も支え合える環境が生まれました。

また、能勢さん自身、高齢化率100％の限界集落である大浦地区まで、役場から車で2時間の道

のりを毎月訪問し、人々の暮らしを見守っています。その中で、能勢さんは、地域で暮らす人々の思いの中に真摯な姿勢と覚悟を伴う強さを感じ、その力を信じるようになりました。

「何もない地域かもしれないけれど、地域の力がある」と力強く語る能勢さんの言葉に嘘はありません。実際、「暮らしの保健室」の中の参加者同士のつながりから、おすそ分けや認知症状への工夫など小さいけれどあたたかな支え合いが生まれています。ここに住み続けたいという愛着から生まれる支え合う人々の力が地域にはあり、「暮らしの保健室」はそれをつなぐ場になっています。

▶ 「暮らしの保健室」は地域の宝物

肝付町の「暮らしの保健室」は、介護保険の地域支援事業に位置付けて運営されています。ということは、全国の市町村でも実施可能な活動であることを示しているのです。

一方、能勢さんは「暮らしの保健室のよいところは、四角四面ではない緩やかさ。緩やかなつながりができているところには、人が入ってくるし、情報も入ってきます」と言います。この言葉にあるように、「暮らしの保健室」は、こうでなければという押し付けの場ではなく、その地域の特徴やニーズに合わせて、地域の人々と育んでいく緩やかな活動であることも重要です。

肝付町の地域ネットワーク会議で「地域の宝物を出し合おう」というワークショップが行われたとき、「暮らしの保健室」の名前が上がったそうです。今では、肝付町にはなくてはならないものになっています。能勢さんは力強く語ります。

「暮らしの保健室は、人が寄れる場があって、血圧計が1つあって、専門職が話を聞く力さえあればできるんです」

「保健室」が地域交流の場となり、住民と一緒にまちづくりを構築する

小野 朱美　○Ono Akemi

一般社団法人湯のまち 代表理事
訪問看護認定看護師・介護支援専門員

□ 1984年東京医科大学看護専門学校卒業後、臨床看護師を経て、1997年から訪問看護ステーション勤務。99年介護支援専門員取得。2007年九州大学病院別府先進医療センター病診連携室で退院調整にかかわる。08年日本訪問看護振興財団訪問看護認定看護師教育課程修了。同年4月大分県立看護科学大学看護研究交流センターに入職し、訪問看護認定看護師教育課程専任教員。2010年7月より現職。

　温泉で有名な別府で、一般社団法人「湯のまち」を立ち上げ、訪問看護ステーションを開設した後、「暮らしの保健室」を併設することで、より地域に溶け込んでいる小野さんに、「暮らしの保健室」開設までの経緯を振り返っていただき、事例も含めて現在の取り組みを報告していただきます。

「保健室」開設までの経緯と現在の取り組み

　「住み慣れた地域で安全安心な療養生活とその人らしさを支えます」という理念のもと、2010年5月に「一般社団法人湯のまち」を設立し、7月には「湯のまち訪問看護ステーション」を開設しました。

　そして、2016年4月には「暮らしの保健室」（以下：保健室）を併設しました。その理由として、当ステーションでは開設当初より地域の老人会への普及啓蒙活動として「健康教室」を開催していました。地域住民の多くはなんらかの生活習慣病を発症しており、中には未検診の人もいます。「健康寿命を延ばすためにも、介護予防の取り組みは重要」と考えていたのです。

　また、訪問看護で地域をまわるうちに、高齢世帯や単身世帯により、地域との交流をもたず、不安を抱えながら孤立している現状も見えてきました。

　もともと、秋山正子さんが開いた「暮らしの保健室」の活動には注目しており、住み慣れた地域で暮らし続けられるために制度的な枠にしばられず、「地域ならではの発想が必要だ」と痛感しました。

◉「保健室」に看護職がいる安心感

　地域の中にいつでも気軽に相談できる"場"があり、そこには医療と介護の知識を備えた看護職がいます。話をよく聴いてくれて、個人を尊重し、「生活の視点」を大切にしてくれる看護職がいることは、訪れた人にとっても安心を与えます。

　「保健室」の開設当初は「2016年度別府市協働のまちづくり事業補助事業」の対象となりました。それ以来、行政及び地域包括支援センター等の関係機関、そして地域ボランティア（別府市ボランティア団体）自治会・老人会・婦人会・民生委員等との連携を図りながら活動しています。

　「保健室」はステーション内にあります。幸いにもログハウス調の民家と広い庭が訪れた人の癒しになっているようです（写真1）。

◉「保健室」の概要

《開設時間》　月曜日〜金曜日の10時〜15時まで（土日祝日は休み）。

《利用者》　町内8割、町外2割で、男性3割、女性7割、年齢層の多い年代は70〜80歳代です。

《スタッフ》　地域のボランティア（地域住民、民生委員）5人、訪問看護ステーション看護師2人

《運営資金》　開設初年度の補助金と寄付金と日々の参加費です。相談は無料ですが、サロンのある日はお茶代として一回100円をいただいています。

しかし、材料費や参加費だけは成り立たないので寄付を募り、最近はバザー等による収益も資金として充てています。講師や指導員への謝礼はなく、全てボランティアで対応してくれています。

◉行政と連携した「講話」など多様なプログラム

「保健室」では毎週火曜日に「講話」や「お楽しみ会」といったサロンを開いています。「講話」は、当地区は別府市の中でも検診率が低いため、行政の保健師が生活習慣病や検診についての内容や市の取り組みである「専門職派遣事業」を活用して、管理栄養士・歯科衛生士・理学療法士・作業療法士による講話も計画しています。

また地域住民の関心が高い認知症について、地域包括支援センターや認知症疾患医療センターの相談員の協力も得て、老人会全体で認知症サポート研修を受けました。

そのほか、「リフレッシュ体操」や伝統的なおやつづくり、歌や折り紙などの「お楽しみ会」も開催しています。最近では、高齢者だけでなく、障害のお子さんを抱えていらっしゃる親御さんも相談に来られるようになりました。

次に、「保健室」の機能を果たした事例を1ケース紹介します。

[事例] 引きこもりがちのAさんが「保健室」に通い続けたことで、地域との交流を持つことができた

【Aさん　80歳代／女性】

Aさんは認知症があり独居です。障害高齢者の日常生活自立度はA-2で、認知症高齢者の日常生活自立度Ⅱ-bです。

数年前より、引きこもりがちになり、他者との交流が少なくなっていました。ゴミ収集日とは違う日に出すなど、地域の人から心配の声が上がり、民生委員に連絡が入りました。その後、民生委員は地域包括支援センターの担当者と一緒にAさんを「保健室」に連れてこられました。

「保健室」のボランティアがAさんを知っていたので、笑顔でお出迎えし、お茶を入れて、話し相手になってくれました。次第にAさんの顔もほころび始めました。

その後、Aさんは近所の人や地域包括支援セ

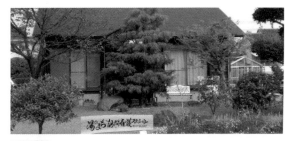

写真1 ログハウス調の民家と広い庭

ンターの担当者の誘いで、「保健室」のサロンに通ってくるようになりました。健康チェックに関心を示し、血圧測定ノートに記載するなど自己管理をされるようにもなっています。

Aさんにとってなじみの人がいたことで、「保健室」が安心の場となり、居心地のよさにつながったようです。今では「保健室」のサロン年間予定表を冷蔵庫に貼り、サロンの日は足を運んでくれます。

「保健室」の機能の実践と今後に向けて

◉今後の目標は「連携」「育成」の強化

現在、「暮らしの保健室」の「6つの機能」のうち、[①相談窓口] [②市民との学びの場] [③安心な居場所] [④交流の場] は備わっていると思いますが、[⑤連携の場] としては「地域包括支援センターとの連携強化」で、[⑥育成の場] としては「まちづくりの構築のために地域のボランティアを増やす」機能を発揮していければと思っています。

◉新型コロナウイルスへの対応と今後

2020年は新型コロナウイルス感染症が発生し、大変な時世となりました。各自が「感染しない、させない」ために、一人ひとりができることとして検温・手洗い・マスクの着用を行い、三密を避けるよう対応しています。ただし、感染拡大に伴う市のイベント中止の際には、サロンも中止としています。

サロンの年間計画は、サロンの参加者やボランティアさんと一緒に考えています。そうすることは地域課題を共有し、対策を考えることにもつながります。これからも安心安全なまちづくりを支える「保健室」でありたいと思っています。

おわりに

　2019年6月に『コミュニティケア臨時増刊号』として出版された「暮らしの保健室のはじめかた」は、全国各地に飛んで行ったタンポポの種が芽を出したかのように地域の中でいきいきと動き出した保健室活動を世に紹介するきっかけとなりました。

　すでに似たような活動をしている方も、また、これから始めようと思った方も、大変多くの関心を寄せてくださり、なんと増刷されるに至りました。

　せっかくの記事が、このまま埋もれるのはもったいないと、「暮らしの保健室」にかかわるメンバーは、日本看護協会出版会のベテラン編集者の望月正敏さんに企画を持ち掛けました。望月さんにもその思いは届き、短期間での企画会議、執筆依頼と、コロナ禍で移動・行動規制が入る中、急ピッチで作業が進められました。

　ベースになる臨時増刊号に載せた記事を見直し、加筆修正。それ以外に、新たな活動を取材しての加筆。北は北海道から南は九州まで、熱い思いで地域のニーズに応えようとして活動を開始した、主には軸となる看護職の声が集められました。

　コロナ禍では、地域の支えあい活動が見直されているところもあり、逆に対面での接触を避けざるを得ず活動の縮小や、休止を余儀なくされたところもありました。

　東日本大震災から10年、発災直後に、組織を超え、地域を支える臨時の拡大地域包括ケア会議が開かれたことを思い起こしました。

　電気も止まり、暖房もないあの時に、中学校の黒板に皆の現状の発表をチョークで書き出して共有したあの光景（陸前高田第一中学校での出来事）。医療も、介護も、障碍者福祉や

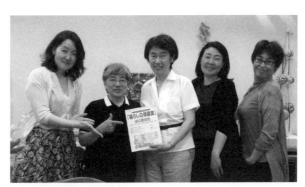

企画・編集委員（左から）
神保康子／秋山正子／村上紀美子／米澤純子／森さとこ

保育も、教育もみんな同じ地域にかかわるものとして当事者
目線＋専門職目線で現状を分かち合い、何ができるかを話し
合ったのです。

　実はコロナ禍でも、同じようなことが起こっている。地域
包括ケアはもちろん、地域共生社会をめざす今、私たちが取
り組む「暮らしの保健室」活動は、分け隔てのない相談窓口
であってほしいと、あらためて強く思います。
　そんな時代に生まれた本書が、それぞれの地域で一歩ずつ
進む皆さまのお役に立てば幸いです。

　超多忙な中、執筆してくださった皆さまに深く感謝します。
　この本が多くの方の手に取ってもらえますよう祈りを込め
て！

2021 年 2 月

東京都新宿区 暮らしの保健室
秋山 正子

※本書は、月刊『コミュニティケア』2019年6月臨時増刊号『「暮らしの保健室」の
　はじめかた』（総編集・秋山正子）の内容をもとに、大幅な新原稿・加筆・修正を加え
　て書籍として発行したものです。
※報告内容等は2021年2月時点のものです。現在の活動については、それぞれの「暮
　らしの保健室」にてご確認ください。

COMMUNITY CARE MOOK

「暮らしの保健室」ガイドブック
「相談／学び／安心／交流／連携／育成」の場

2021年2月20日　　第1版第1刷発行　　　　　　　　　　〈検印省略〉
2023年6月20日　　第1版第2刷発行

総 編 集　　秋山 正子
企画・編集　　神保 康子・村上 紀美子・森 さとこ・米澤 純子
発 　 行　　株式会社 日本看護協会出版会
　　　　　　〒150-0001 東京都渋谷区神宮前5-8-2 日本看護協会ビル4階
　　　　　　〈注文・問合せ／書店窓口〉TEL/0436-23-3271　FAX/0436-23-3272
　　　　　　〈編集〉TEL/03-5319-7171
　　　　　　https://www.jnapc.co.jp
装丁・デザイン　　新井田清輝
表紙装画　　鈴木真実
印 　 刷　　三報社印刷株式会社

©2021　Printed in Japan　　　　　　　　　　ISBN 978-4-8180-2326-0

●本著作物（デジタルデータ等含む）の複写・複製・転載・翻訳・データベースへの取り込み、お
　よび送信（送信可能化権を含む）・上映・譲渡に関する許諾権は、株式会社日本看護協会出版会が
　保有しています。
●本著作物に掲載のURLやQRコードなどのリンク先は、予告なしに変更・削除される場合があり
　ます。

JCOPY〈出版者著作権管理機構 委託出版物〉
本著作物の無断複製は著作権法上での例外を除き禁じられています。複製される場合は、その都度
事前に一般社団法人出版者著作権管理機構（電話 03-5244-5088、FAX 03-5244-5089、e-mail: info@
jcopy.or.jp）の許諾を得てください。